Charlie Morley

BEWUSST SCHLAFEN UND TRÄUMEN

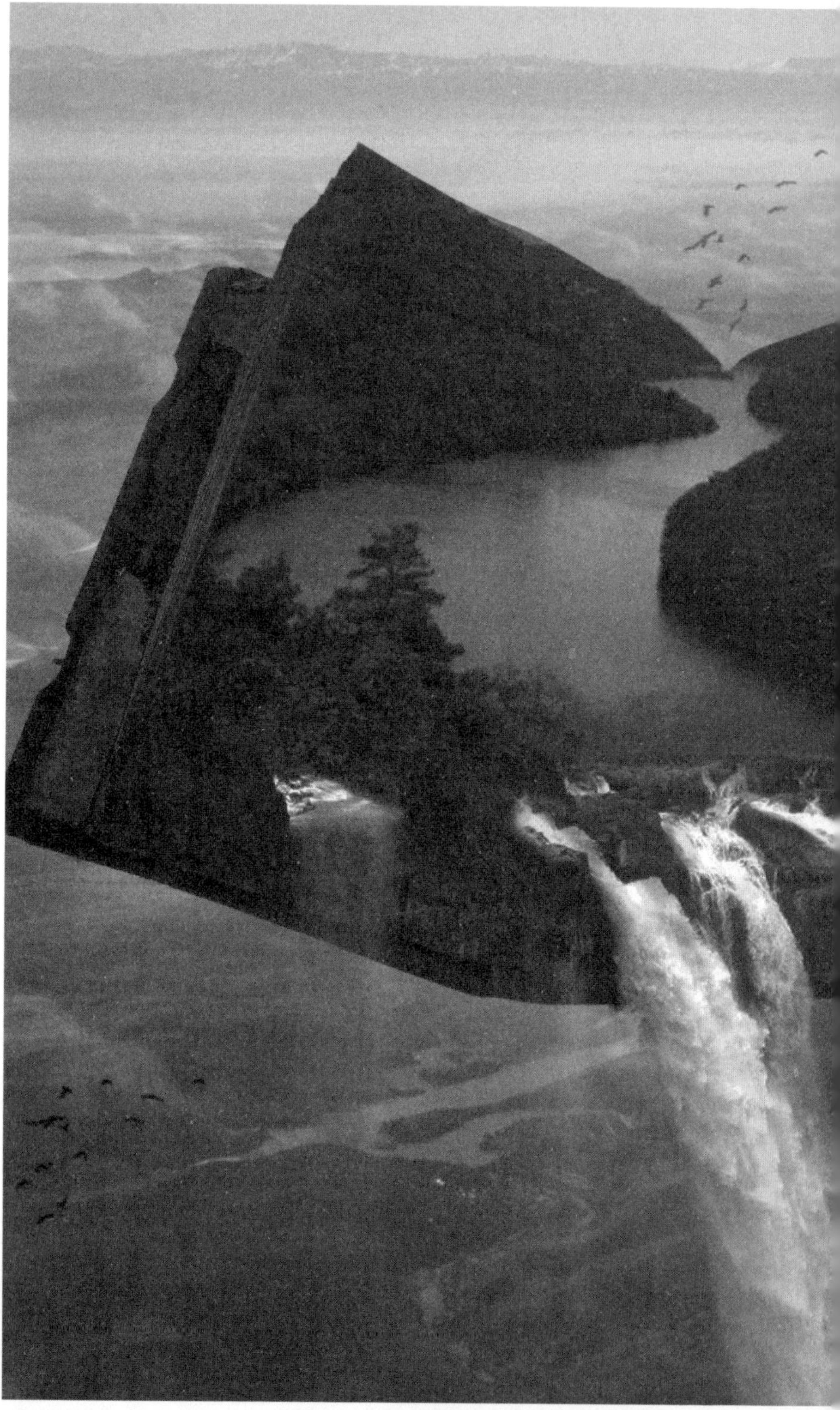

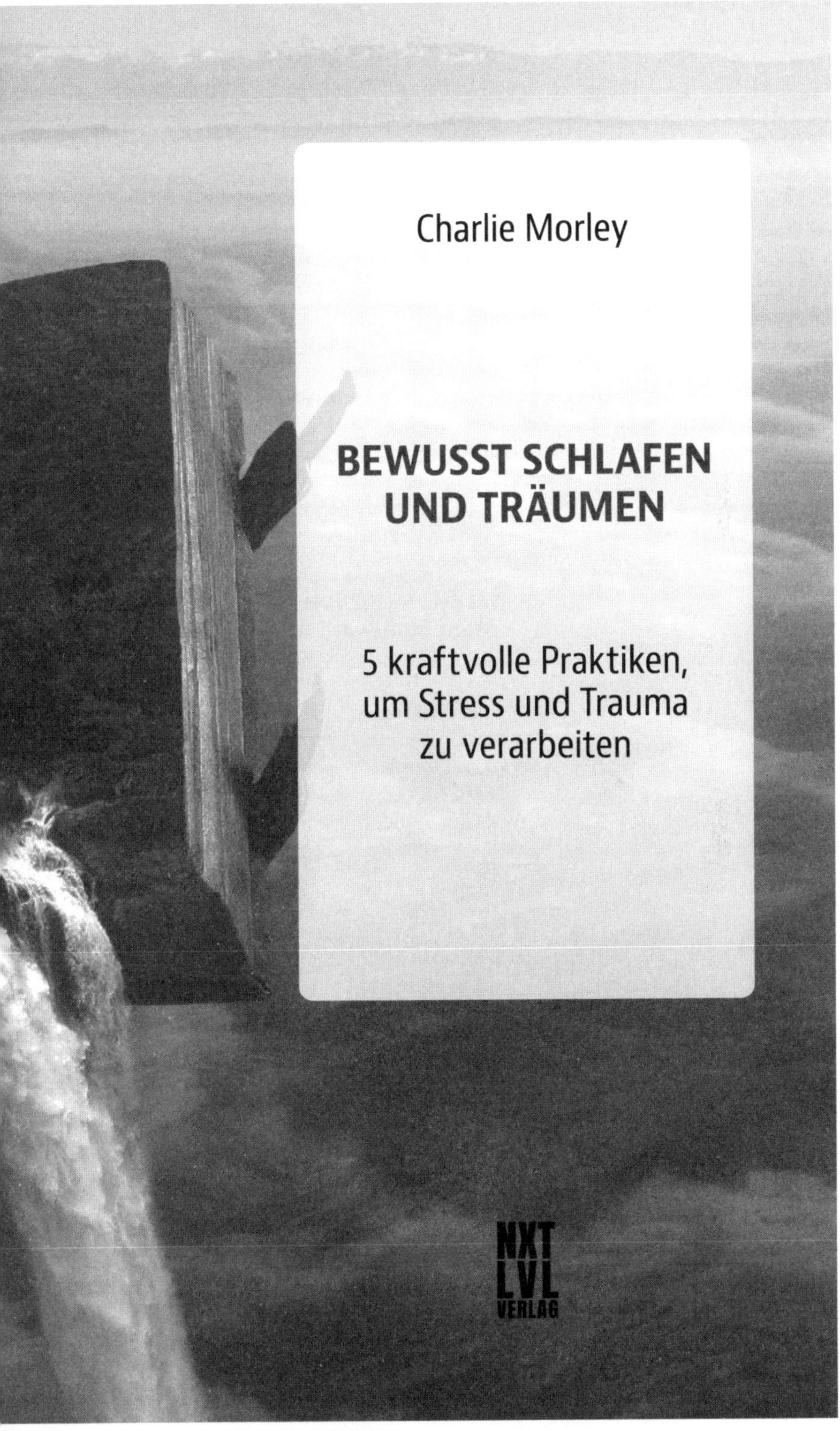

Charlie Morley

BEWUSST SCHLAFEN UND TRÄUMEN

5 kraftvolle Praktiken,
um Stress und Trauma
zu verarbeiten

NXT LVL VERLAG

Wichtige Hinweise

Die im Buch veröffentlichten Empfehlungen wurden von Verfasser und Verlag sorgfältig erarbeitet und geprüft. Eine Garantie kann dennoch nicht übernommen werden. Ebenso ist die Haftung des Verfassers bzw. des Verlages und seiner Beauftragten für Personen-, Sach- und Vermögensschäden ausgeschlossen.

Die Publikation enthält Links zu externen Webseiten Dritter, auf deren Inhalte wir keinen Einfluss haben; für diese fremden Inhalte können wir keine Gewähr übernehmen. Rechtswidrige Inhalte waren zum Zeitpunkt dieser Veröffentlichung nicht erkennbar.

Auch wenn eine gendergerechte Sprache wünschenswert ist, gibt es aus Sicht des Verlages bisher keine befriedigende, gut lesbare Lösung. Der leichteren Lesbarkeit zuliebe haben wir zumeist von der Doppelung männlicher und weiblicher Formen nach dem Muster »der … oder die …«, »er bzw. sie« usw. Abstand genommen. Selbstverständlich liegt es uns fern, dadurch jemanden zu benachteiligen.

Aus dem Englischen von
Maria Müller-de Haën

Titel der Originalausgabe:
Wake Up to Sleep. 5 Powerful Practices to Transform Stress & Trauma for Peaceful Sleep & Mindful Dreams.

Carlsbad/CA, New York City, London, Sydney, New Delhi: HayHouse
www.hayhouse.com

Deutsche Ausgabe:

ein Imprint der MOMANDA GmbH, Rosenheim
www.next-level-verlag.de

Lektorat: Gitta Lingen; Layout: Birgit-Inga Weber
Cover: Guter Punkt, München,
nach dem Cover der englischsprachigen Originalausgabe
Innenillustrationen: pixabay.com (S. 2/3: Rogier Hoekstra;
S. 6/7 u.a.: Hans Braxmeier; S. 22/23: gene1970;
S. 64/65, 114/115: Stefan Keller; S. 151: Darkmoon_Art;
S. 152/153: ImaArtist; S. 190/191: Haykanush Goroyan;
S. 234/235: Carlos Luis R. y Fernandez); Foto des Autors: Mindvalley
Gesamtherstellung: Bernhard Keller
Druck: CPI Moravia Books – Printed in the EU
ISBN 978-3-949458-46-0

Für Keith McKenzie
und alle, die gedient haben

Inhalt

Liste der Übungen

Dr Sunil M. Kariyakarawana
B.A. honours. (Kel), M.A. (Ottawa) PhD (Cornell)
Buddhist Civilian Chaplain to the Military
Chaplains Branch
Headquarters London District

ARMY

Vorwort

Im dritten Jahrzehnt des 21. Jahrhunderts mit all seinen wissenschaftlichen und technologischen Fortschritten durchlebt die Menschheit eine aufregende, spannende Phase in der »Außenwelt«; was unsere »Innenwelt« angeht, scheinen wir jedoch nach wie vor nicht sehr viel zu wissen.

Das erinnert mich an eine alte Sage über eine mächtige Gottheit, die beim Umherwandern im Himalaja das »Geheimnis des Glücks« für die gesamte Menschheit fand, es aber aus Eifersucht vor den Menschen verbergen wollte. *Sollte ich es auf dem Gipfel eines Himalaja-Bergs verstecken? Oder sollte ich es auf dem Grund des tiefsten Ozeans verbergen?*, überlegte der Gott. Schließlich kam er zu dem Schluss, am besten könnte er etwas vor den Menschen »direkt unter ihrer eigenen Nase« verstecken, da sie überall in der Außenwelt suchen würden, bevor sie sich auf die Suche in ihrem Inneren machten.

Es war tatsächlich der historische Buddha, der »außergewöhnliche Mensch«, der entdeckte, dass »das Geheimnis des Glücks direkt unter der eigenen Nase liegt und der eigene Atem ein Tor zum eigenen Herzen und Geist ist«.

Auf Grundlage dieser uralten Weisheit und unter Berücksichtigung der modernen wissenschaftlichen Forschung entwickelt Charlie Morley seit vielen Jahren sein *»Mindfulness of Dream & Sleep«*-Programm. Als junger Forscher und engagierter, praktizierender Buddhist hat er sich sowohl in der Theorie als auch in der Praxis auf diesen Bereich spezialisiert. Charlie arbeitet mit Veteranen und aktiven Mitgliedern der britischen Streitkräfte zusammen, was seine Forschungen auf ein neues Niveau gehoben hat; er hat Pionierarbeit geleistet, und die bahnbrechenden Ergebnisse wurden positiv aufgenommen.

3-Sterne-General und Diversity-Champion Generalleutnant Robert Magowan, Leiter der »Defence Mindfulness Steering Group«, des Lenkungsausschusses für Achtsamkeit im Verteidigungswesen, hat Charlies Arbeit schon immer bewundert:

> *Mit seinem bahnbrechenden* »Mindfulness of Dream & Sleep«-*Programm hat Charlie in der britischen Verteidigungsgemeinschaft bereits große Erfolge erzielt. Zweifellos werden die Techniken und Ansätze, die er vertritt, auch weiterhin von Interesse und Nutzen für all diejenigen sein, die Militärdienst leisten und von denen erwartet wird, dass sie unter schlimmsten Umständen bestes Verhalten an den Tag legen. Ich bin Charlie sehr dankbar für die Arbeit, die er bereits geleistet hat und die er, wie ich weiß, auch weiterhin leisten wird.*
>
> ***Lt. General R.A. Magowan CB, CBE,***
> ***stellvertretender Befehlshaber des britischen strategischen Kommandos und Generalkommandant der Royal Marines***

Die 5 Hauptpraktiken, auf die Charlie in diesem Buch eingeht, sind gut recherchiert und stützen sich textlich auf die alten buddhistischen Weisheiten und Einsichten des Pāli-Kanons. Die dritte der 5 Praktiken – das kohärente Atmen – wurde vom Buddha selbst im Achtsamkeits-Sutra explizit als vierte (»Beruhigung des Atems«) der 16 Stufen auf dem Weg zur Erleuchtung erwähnt.

Als erster buddhistischer spiritueller Betreuer von mehr als 5000 Buddhisten, die in den letzten 16 Jahren in den britischen Streitkräften Wehrdienst geleistet haben, kann ich voller Überzeugung sagen, dass der junge Charlie viel zu bieten hat, nicht nur für die Mitglieder der Streitkräfte, sondern für die gesamte Menschheit, besonders in dieser Zeit, in der wir uns an einem Scheideweg für die psychische Gesundheit und das Wohlbefinden der ganzen Welt befinden.

Dr. Sunil Kariyakarawana
Buddhistischer Seelsorger
bei den britischen Streitkräften Ihrer Majestät
Direktor, Kalyana Mitra: Buddhist Chaplaincy Support Group

Einleitung

Mit 17 erlebte ich zum ersten Mal, wie ein Trauma den Schlaf beeinträchtigen kann.

Ich hatte eine wilde Zeit voller Drogen, Gangs und nächtelanger Raves hinter mir, die mich schließlich auf den spirituellen Weg führen sollte, allerdings nicht vor einer alles verändernden letzten Initiation. Eine versehentlich zu hohe Dosis an Psychedelika führte zu einer ausgewachsenen Nahtoderfahrung, gefolgt von Panikattacken, Albträumen und Rückschlägen – wie ich heute weiß, wohl alles Anzeichen einer posttraumatischen Belastungsstörung (PTBS).

Monatelang hatte ich immer wieder Albträume; ich begann das sogenannte Klarträumen bzw. luzide Träumen zu praktizieren (das heißt im Traum bewusst zu werden und den Traum willentlich zu lenken), und das half mir schließlich, sie zu integrieren. Dank meiner neuen Praxis der Achtsamkeit ließen auch die tagsüber auftretenden Panikattacken nach.

Seitdem habe ich einen Großteil meines Lebens damit verbracht, die Traumarbeit und die Achtsamkeitspraktiken, die mich vor 20 Jahren davor bewahrt haben, den Verstand zu verlieren, zu erlernen, weiterzugeben und auszubauen. Im Alter von 19 Jahren wurde ich ganz offiziell Buddhist, lebte daraufhin sieben Jahre lang im buddhistischen Zentrum Samye Dzong in London und schrieb drei Bücher über Traumarbeit und Schattenintegration.

2008 begann ich, professionell Schlaf- und Traumpraktiken zu unterrichten, und stellte bald fest, dass immer mehr Menschen, die an Albträumen und Traumata arbeiteten, zu den Workshops kamen. In vielen Fällen halfen ihnen die erlernten Techniken, die Albträume zu reduzieren oder sogar vollständig zu integrieren, aber es kam noch ein weiterer entscheidender Faktor dazu: die gemeinsame bzw. geteilte Erfahrung. Mein eigenes Wissen über Trauma-Albträume aus erster Hand schien den Menschen Vertrauen in die Wirksamkeit der von mir angebotenen Praktiken einzuflößen. Es war die Art von gegenseitiger »Verwandtschaft«, die man nur mit Menschen verspürt, die ähnliche Schmerzen erlebt haben. Man liest es sich an den Augen ab, wirft sich einen Blick zu, der besagt: »Du auch? Ja, ich kenne das.«

Bei einem Retreat, das ich 2013 leitete, traf ich einen Mann namens Keith McKenzie. Als er mir von seinen Albträumen erzählte, spürte ich diese vertraute Verwandtschaft, aber als ich ihm in die Augen sah, wurde mir klar, dass ich seinen Schmerz nicht kannte. Und das ist kein Wunder: Keith war ein Veteran des Fallschirmjägerregiments der britischen Armee, außerdem ein Feuerwehrmann im Ruhestand, mit 20 Dienstjahren. Er hatte Dinge erlebt, wie sie mir niemals widerfahren waren.

Keith hatte laut eigener Aussage einen ziemlichen Durchbruch bei diesem Retreat: »In diesem viertägigen Retreat konnte ich mehr von meiner PTBS integrieren als in vier Jahren Therapie.«

Ein paar Jahre später, als Keith ein voll ausgebildeter Lehrer für Achtsamkeitsmeditation und buddhistischer Seelsorger bei den Streitkräften geworden war, fragte er mich, ob ich zu einem der Achtsamkeits-Retreats kommen würde, die er für Militärveteranen organisiert hatte, um ihnen die gleichen Techniken beizubringen.

Ich hatte keine Ahnung, ob die Schlaf- und Traumtechniken, die bei Keith funktioniert hatten, auch bei anderen Veteranen funktionieren würden, aber ich wollte es unbedingt versuchen. Mir war von Anfang an klar, dass die Ziele bei der Arbeit mit Veteranen ganz andere sein würden als bei der Arbeit mit Zivilisten. Unser Hauptziel wäre es, ihnen zu helfen, besser zu schlafen und Albträume zu integrieren – keine komplexen Klartraumtechniken oder esoterischen buddhistischen Theorien, sondern einfach der Fokus auf einen tiefen und ruhigen Schlaf.

Die gängigsten Methoden zur Behandlung von Schlafstörungen bestehen darin, entweder die Symptome durch Medikamente oder die äußeren Bedingungen durch Schlafhygiene zu verändern. Beides ist so, als würde man das Wetter ändern, aber nicht das Klima.[1] Bei Menschen, die *nicht* unter einem hohen Maß an Stress oder Trauma leiden, mag das ganz gut funktionieren. Aber wie ich erkannte, musste bei sehr gestressten und traumatisierten Menschen das eigentliche »Klima« ihres Schlafes verändert werden, anstatt ihnen nur zu helfen, den aktuellen »Sturm« zu überstehen.

Die Schlaf- und Traumpraktiken funktionierten gut, und die meisten der Veteranen profitierten davon. Selbst jene, die nicht so viel damit anfangen konnten, fanden tiefe Erleichterung in den Atem- und Körperarbeitspraktiken, welche die Yoga- und Qigong-Lehrer, die sich mit Traumata auskannten, auf dem Retreat anboten; sie waren, wie ich sehen konnte, für die Regulierung des Schlafs genauso wichtig wie die von mir angebotenen Ansätze.

Die Veteranen-Retreats haben mich tief berührt. Einige der Geschichten, die die ehemaligen Soldaten erzählten, und die Albträume, von denen sie berichteten, haben sich für immer in mein Gedächtnis eingegraben. Diese Männer und Frauen trugen ihre Narben mit einem Mut und einer Würde, die ich nicht für möglich gehalten hätte.

Inspiriert von diesem ersten Retreat, begann ich mit weiteren Veteranengruppen und dann auch mit aktivem Militärpersonal zu arbeiten. Im Jahr 2018 erhielt ich ein Stipendium des Winston Churchill Memorial Trust, um bewährte Verfahren für achtsamkeitsbasierte Ansätze zur Behandlung von PTBS zu erforschen. Diese Forschungstätigkeit führte mich in die USA und nach Kanada, wo ich bei einigen der führenden Organisationen in diesem Bereich ein Studium bzw. ein Training aufnahm, beispielsweise iRest-Yoga-Nidra und *Breath-Body-Mind,* die mich beide so sehr beeindruckten, dass ich schließlich die betreffende Lehrerausbildung absolvierte.

Als ich diese Tiefenentspannungs-, Atem- und Körperarbeitspraktiken zu den Praktiken des luziden Träumens und der Achtsamkeit, die ich bereits unterrichtete, hinzufügte, wurde klar, dass ein sehr wirksames fünfteiliges Programm im Entstehen begriffen war. Als ich dieses Programm, *»Mindfulness of Dream & Sleep«,* mit Veteranen und später auch mit Zivilisten durchführte, waren die Ergebnisse beeindruckend, und zwar so sehr, dass ich 2019 gebeten wurde, sie auf einem Achtsamkeitssymposium des britischen Verteidigungsministeriums in London vorzustellen. Es war eine recht bizarre Erfahrung, vor einem Publikum mit mehr als 250 Angehörigen des Militärs und des Verteidigungswesens über luzides Träumen, Atemarbeit und Yoga Nidra zu sprechen, aber der Vortrag wurde gut aufgenommen, und daraus ergaben sich weitere Möglichkeiten.

Psychische Probleme bei den britischen Streitkräften haben in den letzten zehn Jahren um mehr als zwei Drittel zugenommen, und wie Sie sich vorstellen können, ist das Militär sehr daran interessiert, Wege zu finden, dem entgegenzuwirken. Deshalb habe ich für die beiden Live-Onlinekurse *»Mindfulness of Dream & Sleep«*, die ich im Jahr 2020 durchführte, einen unabhängigen Bericht in Auftrag gegeben, um die Wirksamkeit der Techniken zu quantifizieren.

Mehr als 140 Personen nahmen an dem Programm teil, zwei Drittel davon waren Militärveteranen oder Soldaten und ein Drittel Zivilisten, die sich mit Schlafproblemen herumplagten. Am Ende des sechswöchigen Programms hatte sich bei 87 Prozent der Teilnehmer laut eigenen Angaben die Schlafqualität markant verbessert; 77 Prozent sagten, sie hätten deutlich weniger Angst vor dem Schlafen.[2]

Beim ersten dieser Kurse berichteten 73 Prozent der Teilnehmer von einem oder mehreren luziden Träumen während des sechswöchigen Zeitraums und 70 Prozent von einem »starken Rückgang« ihrer Albträume.

Viele Teilnehmer der beiden Gruppen litten unter einer schweren PTBS; damit war klar, dass die 5 Hauptpraktiken eine äußerst wirksame Kombination für die Behandlung von stress- oder traumabedingten Schlafstörungen darstellen, selbst bei den am stärksten traumatisierten Bevölkerungsgruppen. Diese Praktiken bilden die Grundlage für dieses Buch.

»Mindfulness of Dream & Sleep«

Dieser Begriff wurde ursprünglich von dem Achtsamkeitspionier Rob Nairn geprägt; damit beschrieb er den ganzheitlichen Ansatz zum luziden Träumen, den wir 2008 gemeinsam entwickelt haben. Inzwischen wird damit ein mit großem Engagement verfolgter entstigmatisierender »körperbasierter« Ansatz für stress- oder traumabedingte Schlafstörungen bezeichnet; er baut auf 5 grundlegenden Praktiken auf, die neben den ursprünglichen Praktiken des luziden Träumens auch Atemarbeit, Albtraum-Integration, Tiefenentspannung und Schlafbewusstsein umfassen.

Jede »Grundlage« fokussiert sich eher auf praktische Übungen als auf komplizierte Theorie, und jede Technik wurde ausgewählt, weil sie sowohl angesichts wissenschaftlicher Forschung als auch der Ergebnisse, die sich auf den Workshops zeigten, zu den wirksamsten Techniken gehört, die es gibt.

Die Teile des Buches befassen sich jeweils mit einer der 5 Grundlagen:

- Teil I: Schlafbewusstheit (lernen, wie Schlafen funktioniert)
- Teil II: Ruhe und Entspannung (hypnagoge Achtsamkeit und Yoga Nidra praktizieren)
- Teil III: Und atmen … (das Nervensystem durch den Atem regulieren und optimieren)
- Teil IV: Albtraum-Integration (traumabedingte Träume in einen neuen Kontext stellen und transformieren)
- Teil V: Luzides Träumen (Traumata durch bewusste Traumpraktiken heilen)

Die Übungen in diesem Buch wurden ursprünglich für Militärveteranen entwickelt, wurden aber so angepasst, dass sie für jeden geeignet sind, der unter Schlafstress leidet, und wie ich gesehen habe, profitieren Millennial-Hipster genauso davon wie Vietnam-Veteranen. Seit mein persönliches Leben Ende 2019 aus den Fugen geriet (Diagnose einer unheilbaren Krankheit bei meiner Mutter; das Ende einer zehnjährigen Beziehung mit meiner Frau sowie ein frisch gebrochenes Herz), habe ich aus erster Hand erfahren, wie sie bei Angstzuständen, Schlaflosigkeit, Albträumen und Depressionen helfen.

Tatsächlich wurde die Veröffentlichung dieses Buches um fast ein Jahr verschoben, weil ich den Herzschmerz und die Depressionen aufgrund des schnellen Verfalls meiner Mutter infolge von Alzheimer und des Endes meiner Ehe verarbeiten musste. In gewisser Weise war es jedoch ein Segen: Wer war ich denn, dass ich über traumabedingte Schlafstörungen schreiben konnte, wenn ich so etwas seit fast 20 Jahren nicht mehr erlebt hatte?

Natürlich ist das, was ich durchgemacht habe, nicht vergleichbar mit dem, was so viele Veteranen oder Überlebende sexuellen Missbrauchs, mit denen ich gearbeitet habe, erlitten haben, aber mir wurde zumindest wieder ins Bewusstsein gerufen, wie ein Trauma unser Nervensystem verwüstet und wie diese Praktiken helfen, es zu regulieren.

Weshalb bin ich so zuversichtlich, dass die Praktiken in diesem Buch funktionieren? Weil ich persönlich *weiß*, dass sie funktionieren, nicht nur bei klinischer PTBS, sondern auch bei den alltäglicheren Traumata aufgrund von familiären Verlusten und Liebeskummer.

Ein Buch, das im Lockdown entstand

Obwohl ich die Praktiken in diesem Buch schon seit mehreren Jahren lehre, habe ich den Großteil des Buches im Jahr 2020 während des Covid-19-Lockdowns geschrieben. In dieser Zeit begannen Schlafstörungen sprunghaft anzusteigen, und alle paar Wochen erhielt ich eine weitere E-Mail von noch einem weiteren Journalisten, der eine Erklärung dafür suchte, warum so viele Menschen von Angstträumen und Albträumen berichteten.

Da wurde mir klar: Die Statistiken, in denen davon die Rede war, dass 60 Millionen Menschen in den USA an einer oder mehreren klinischen Schlafstörungen[3] und 30 Prozent der erwachsenen Bevölkerung unter Schlafstress leiden[4], waren *vor* 2020 erhoben worden.

Wenn sich das globale Covid-19-Trauma und die verheerenden Auswirkungen der Lockdowns auf die psychische Gesundheit erst einmal wirklich bemerkbar machen, können wir davon ausgehen, dass diese Zahlen noch viel, viel höher liegen werden.

Einer der vorteilhaftesten Aspekte des *»Mindfulness of Dream & Sleep«*-Programms besteht darin, dass es nicht nur einen wirksamen langfristigen Ansatz zur Heilung von traumabedingten Schlafstörungen bietet, sondern auch eine bemerkenswerte Wirkung auf die Senkung des Stress- und Angstpegels im Alltag hat. Der Schwerpunkt vieler Techniken in diesem Buch liegt auf der Regulierung des durch Stress und Trauma gestörten Nervensystems. Diese Dysregulation ist nicht nur ein wichtiger Faktor bei den meisten Schlafproblemen, sondern spielt auch oft bei Depressionen und Angstzuständen eine große Rolle.

Und da schätzungsweise 80 Prozent[5] der chronischen Schlaflosigkeit im Zusammenhang mit einer sogenannten psychiatrischen Störung auftreten, sind alle Techniken in diesem Buch (mit der möglichen Ausnahme des luziden Träumens in Kapitel 15) für Menschen jeder psychischen Verfassung völlig sicher anwendbar.

Das Ziel dieses Buches ist es jedoch nicht, jemanden zu reparieren. Wir müssen nicht repariert werden, denn wir sind nicht kaputt. Wir sind vielleicht gestresst, traumatisiert oder von der Last chronischer Ängste überwältigt, aber wir sind nicht kaputt.

Vielleicht fühlen wir uns aber doch angeknackst …, und in diesem Fall können wir, ähnlich wie beim japanischen Konzept des *Kintsugi* bzw. *Kintsukuroi,* der »Goldreparatur« oder des »Goldflickens« (der Kunst, zerbrochene Töpferwaren mit einem aus Goldpulver hergestellten Harz zu reparieren), unsere Risse nicht als Fehler betrachten, sondern als Gelegenheit, uns selbst mit kostbarem

Gold neu zu versiegeln, sodass jede geheilte Wunde unseren Wert steigert, anstatt ihn zu schmälern.

Und so ist es mein Herzenswunsch, dass Ihnen dieses Buch zu lernen hilft, wie Sie Ihren Körper, Ihren Atem, Ihren Schlaf und Ihre Träume nutzen können, um sich von Traumata zu heilen und Ängste zu integrieren.

Mögen Ihnen diese Praktiken helfen, nicht nur das Drittel Ihres Lebens, das Sie schlafend verbringen, zu transformieren, sondern auch die zwei Drittel, die Sie wach im Leben stehen.

Mit Liebe und Klarheit

Charlie Morley
Tibetisches Neujahr, 12. Februar 2021, London

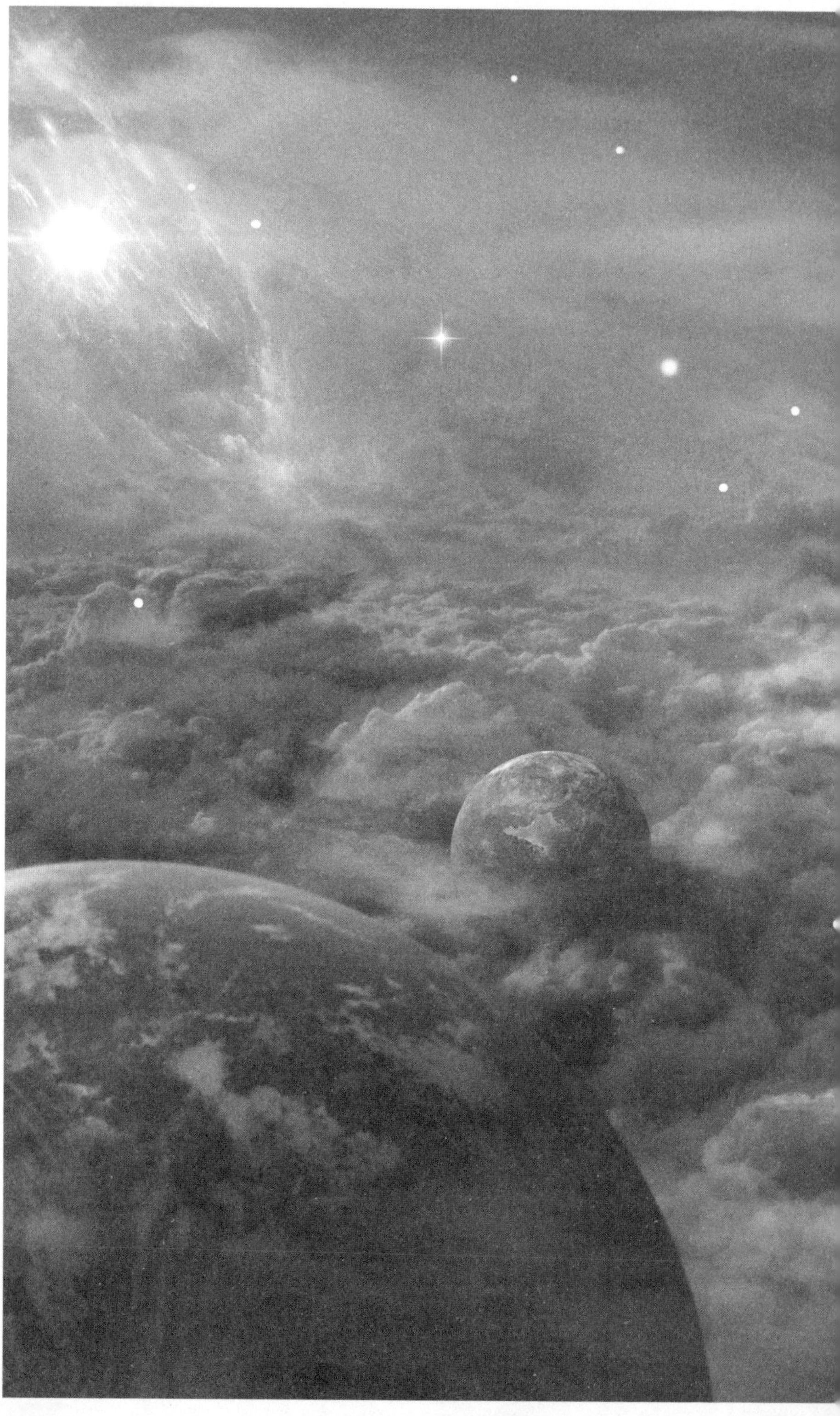

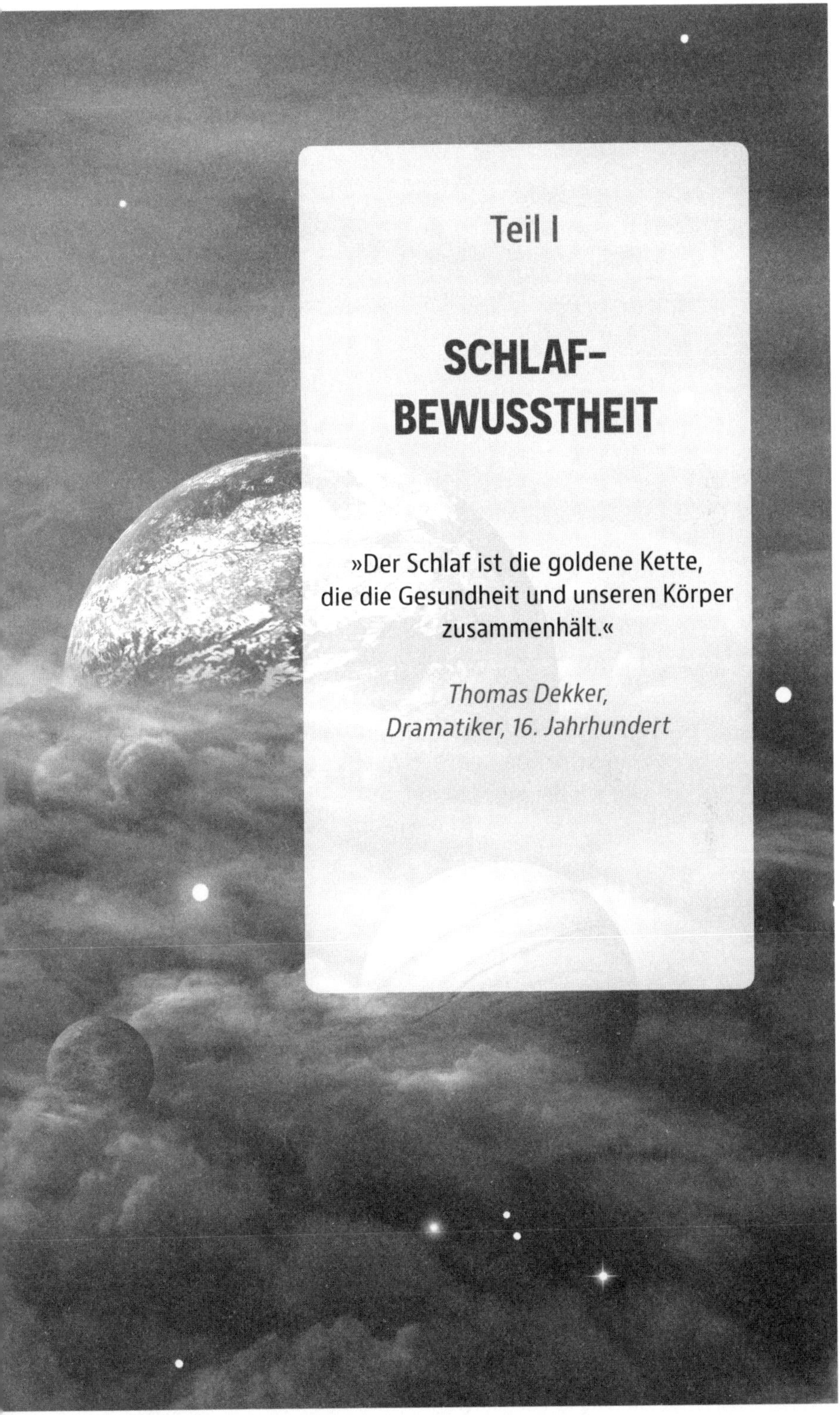

Teil I

SCHLAF-BEWUSSTHEIT

»Der Schlaf ist die goldene Kette,
die die Gesundheit und unseren Körper
zusammenhält.«

Thomas Dekker,
Dramatiker, 16. Jahrhundert

ooooo

In diesem ersten Teil des Buches erforschen wir, wie Schlaf funktioniert, wie Stress und Trauma ihn beeinflussen und – ganz wichtig – dass der erste Schritt zur Veränderung unserer Beziehung zum Schlaf darin besteht, uns bewusst zu machen, wie wir derzeit schlafen.

ooooo

Kapitel 1

Ein Drittel unseres Lebens

»Schlaf ist die beste Meditation.«

Seine Heiligkeit der Dalai Lama

Schlaf tut uns wirklich sehr gut. Wir sind in buchstäblich allen messbaren Bereichen besser, wenn wir ausreichend Schlaf bekommen – und ausreichend heißt, etwa 30 Jahre lang zu schlafen, also etwa ein Drittel unseres Lebens.

Natürlich ist dies eine Spekulation auf Grundlage der durchschnittlichen Lebenserwartung. Interessanterweise lässt sich allerdings tatsächlich anhand des Schlafs genau vorhersagen, wie lange wir leben werden, denn in fast allen Fällen gilt: Je kürzer unser Schlaf, desto kürzer unser Leben. Dieses Buch könnte uns ein paar Jahre mehr verschaffen.

Für Matthew Walker, Professor für Neurowissenschaften und Psychologie an der University of California, Berkeley, und Autor des bahnbrechenden Buches *»Why We Sleep«* (dt. *»Das große Buch vom Schlaf – Die enorme Bedeutung des Schlafs«*), ist Schlaf die beste leistungssteigernde Droge, die es gibt; wir würden Schlange stehen, so meint er, wenn es eine Pille gäbe, die uns 30 Prozent besser in jeder neu erlernten Fähigkeit machen und uns gleichzeitig mehr Kreativität, mehr kognitive Fähigkeiten und mehr psychische Toleranz verleihen würde.[1] Und so etwas gibt es tatsächlich, allerdings nicht in Form einer Pille; vielmehr ist es eine Gewohnheit – die Gewohnheit, mehr zu schlafen als üblich.

Unzureichender Schlaf – laut aktueller Definition der National Sleep Foundation weniger als 7 Stunden pro Nacht[2] – führt zu messbaren kognitiven Beeinträchtigungen und wirkt sich negativ auf sämtliche biologische Funktionen im Körper aus.

Schlechter Schlaf beeinflusst alle Bereiche unseres Lebens: von den kognitiven Fähigkeiten – eine schlaflose Nacht führt zu einer um 40 Prozent geringeren Gedächtnisleistung[3] – bis hin zur Gewichtsabnahme – bei einer Diät unter Schlafentzug werden Muskeln statt Fett abgebaut[4].

Auch das Immunsystem ist davon betroffen: Die Aktivität der Immunzellen nimmt nach einer Nacht mit schlechtem Schlaf um satte 70 Prozent ab.[5] Von dem großen, inzwischen verstorbenen Schlafpionier Dr. William Dement gibt es den berühmten Ausspruch: »Man ist erst dann gesund, wenn man gesund schläft.«[6]

Schlafmangel wirkt sich auch auf die Gesellschaft insgesamt aus: Er steht in direktem Zusammenhang mit Zehntausenden von tödlichen Verkehrsunfällen jährlich sowie einer 170-prozentigen Zunahme schwerer chirurgischer Fehler.[7] Sogar die Weltwirtschaft ist davon betroffen: Mehr als 2 Prozent des amerikanischen Bruttoinlandsprodukts (BIP) – Hunderte Milliarden Dollar – gehen jedes Jahr durch Krankheiten verloren, die auf Schlafmangel zurückzuführen sind.[8]

Es gibt aber nicht nur Schlechtes zu berichten

Wir wollen jedoch nicht gar zu sehr darüber jammern, wie schlecht schlechter Schlaf für uns ist. Lassen Sie uns lieber lernen, wie wir besser schlafen können.

Untersuchungen der US National Sleep Foundation (auf Basis einer Überprüfung von 320 Forschungsartikeln) kamen zu dem Schluss, dass Erwachsene eine tägliche Schlafdauer von 7–9 Stunden anstreben sollten[9] – aber seien wir einmal realistisch: Wenn Sie derzeit im Durchschnitt nur 4 oder 5 Stunden pro Nacht schlafen, wird dieses Buch Sie dann wirklich auf 9 Stunden bringen? Wahrscheinlich nicht, aber vielleicht bringt es Sie auf 7 Stunden, und schon eine oder zwei Stunden mehr Schlaf haben nachweislich tiefgreifende Auswirkungen auf unseren Körper und unseren Geist. Laut Untersuchungen der American Psychological Association können uns schon 60–90 Minuten zusätzlicher Schlaf pro Nacht deutlich gesünder und glücklicher machen.[10]

Außerdem kann er Leben retten. Faszinierenderweise geht jedes Jahr, wenn die Uhren für die Sommerzeit zurückgestellt werden und 1,6 Milliarden Menschen in 70 Ländern eine Stunde länger im Bett bleiben, die Zahl der Herzinfarkte am nächsten Tag um 21 Prozent zurück;[11] auch die Zahl der Suizide und Autounfälle ist dann weltweit stark rückläufig[12]. Eine Stunde mehr Schlaf verhindert also Zehntausende von Todesfällen auf der ganzen Welt!

Wie wir in Kapitel 6 erfahren werden, muss diese zusätzliche Stunde Schlaf nicht unbedingt in der Nacht stattfinden. Auch wenn 7–9 Stunden pro Nacht immer noch angestrebt werden sollten, kann sich ein einstündiges Nickerchen tagsüber stark auswirken und ist für manche Menschen vielleicht eine viel realistischere Möglichkeit, die Schlafdauer zu erhöhen, als zu versuchen, nur nachts mehr zu schlafen.

~ *Schlaf-Notiz* ~

Ein gut getimtes Nickerchen kann Wunder bewirken. Wie eine Studie der Universität von Kalifornien ergab, verbessert ein 90-minütiges Nachmittagsschläfchen die neurologischen Funktionen genauso wie eine ganze Nacht Schlaf![13] Sie müssen den Tag nach einer »schlechten« Nacht also nicht unbedingt abschreiben, wenn Sie zwischendurch ein Stündchen Schlaf einschieben können.

Der Irrglauben über den Schlaf

Noch vor 20 Jahren ging man davon aus, dass die Menge an Schlaf, die jeder von uns braucht, ziemlich subjektiv sei: Wenn wir den ganzen Tag über viel Energie hatten und unser Gehirn nicht gar zu sehr »vernebelt« war, hatten wir genug Schlaf bekommen.

Heutzutage zeigt die neurobiologische Forschung jedoch auf, dass die subjektive Meinung darüber, wie viel Schlaf man *glaubt* zu brauchen, ein schlechter Indikator dafür ist, wie viel Schlaf man *tatsächlich* braucht.[14]

Viele Menschen glauben, sie kämen mit 5 oder 6 Stunden Schlaf bestens zurecht; wird ihre Reaktionsfähigkeit und geistige Klarheit jedoch wissenschaftlich getestet, stellt sich heraus, dass ihre neurologischen Funktionen ganz offensichtlich suboptimal ablaufen. Die Tests zeigen deutlich, wie schlecht ihre Gehirne arbeiten, obwohl es ihnen nach eigenen Angaben gut geht.

Was bedeutet das? Es bedeutet tragischerweise, wir haben so lange unter Schlafentzug gelitten, dass ein suboptimal funktionierendes Nervensystem zu unserem neuen Normalzustand geworden ist. Wir haben uns so sehr an den chronischen Schlafmangel gewöhnt, dass das, was wir als unsere normale »Ich fühle mich gut«-Verfassung empfinden, eigentlich einer kognitiven Beeinträchtigung unter Schlafentzug entspricht. »So bin ich halt«, meinen wir und finden uns unbewusst damit ab.

Der Schlafexperte Dr. Willam Dement hat häufig auf Experimente verwiesen, bei denen gesunde Probanden dafür bezahlt wurden, 7 Tage am Stück 14 Stunden täglich im Bett zu bleiben. Wie die Ergebnisse zeigten, *litten* die meisten dieser Versuchspersonen *so unbewusst unter Schlafmangel,* dass sie nun, da sich die Gelegenheit bot, in den ersten Tagen etwa 12 Stunden pro Nacht schliefen und sich dann auf eine normale Schlafdauer von 7–9 Stunden pro Nacht einstellten.[15]

Dr. Dements Schlussfolgerung lautete: Millionen Menschen führen bedauerlicherweise ein suboptimales Leben und sind weniger leistungsfähig, weil sie durch ein Schlafdefizit beeinträchtigt sind, dessen sie sich nicht einmal bewusst sind.[16]

Aber was ist mit denjenigen unter uns, die zur Arbeit gehen, Sport treiben, ein soziales Leben führen und Großes leisten, obwohl sie nur 6 Stunden pro Nacht schlafen?

Genau! Stellen Sie sich nur mal vor, was Sie erreichen könnten, wenn Sie 7 oder 8 Stunden schlafen würden!

Forschungen zeigen: Wenn Menschen, die 5–6 Stunden schlafen, damit anfangen, regelmäßig eine Stunde länger zu schlafen, werden sie bei der Arbeit effektiver, sozial aktiver, deutlich gesünder und in den meisten Lebensbereichen messbar glücklicher.[17]

Manche berichten davon, in eine Art Superzustand mit hoher Energie versetzt worden zu sein; doch dies ist im Grunde eigentlich ihre ganz normale Verfassung, die sie aufgrund von Schlafmangel so lange unterdrückt hatten, dass sie in Vergessenheit geriet.

Achtsamkeit

Das Programm *»Mindfulness of Dream & Sleep«*, das den Hauptteil dieses Buches ausmacht, basiert auf 5 Grundlagen: Schlafbewusstheit, Ruhe und Entspannung, Atemarbeit, Albtraumintegration und luzides Träumen. Bei all diesen Themen steht die Achtsamkeit im Mittelpunkt; aber was bedeutet Achtsamkeit eigentlich?

Achtsamkeit ist eine Geisteshaltung, in der man weiß, *was* geschieht, *während* es geschieht. Es ist ein bewusstes Gewahrsein des gegenwärtigen Moments.

Schon Achtsamkeit an sich ist hervorragend zum Abbau von Stress und Traumata geeignet, denn mit präsenter Achtsamkeit gelangt der Geist ganz natürlich in ein fokussiertes Gleichgewicht, wodurch alle gestressten oder traumatisierten Aspekte des Geistes allmählich wieder integriert werden können – was ganz von allein geschieht, wenn der Geist voller Gewahrsein ist.

Für viele Menschen ist das Sitzen in der Stille und das Beobachten des Atems eine der einfachsten Möglichkeiten, Achtsamkeit zu praktizieren; dennoch wird diese spezielle Praxis in diesem Buch auffallend wenig vorkommen, und zwar, weil sie für jemanden, der gerade mit einem Trauma arbeitet, nicht unbedingt die beste Wahl sein mag. Obwohl viele Menschen wohl gut damit zurechtkommen, warnt die Psychologin Dr. Tobias-Mortlock: »Zwanzig Minuten in Stille zu sitzen, kann bei traumatisierten Menschen auf unerwartete Weise latente Traumata ans Tageslicht bringen und sie besonders verletzlich machen.«[18]

Da Dissoziation (ein Gefühl der Trennung von unserem Körper oder der Welt um uns herum) bei Menschen, die mit einem hohen Maß an Stress oder Trauma zu tun haben, so häufig vorkommt, müssen wir meiner Meinung nach zunächst einmal lernen, uns in unseren Körper fallen zu lassen, bevor wir uns in unseren Geist fallen lassen.

Daher sind körperorientierte Achtsamkeitspraktiken wie Yoga Nidra (eine Form der meditativen Tiefenentspannung, die in der Regel im Liegen durchgeführt wird) und *Breath-Body-Mind* (eine Sammlung von Atemtechniken, kombiniert mit achtsamen Bewegungen) für Menschen, die an Traumata arbeiten, viel sicherer und bieten gleichzeitig die gleichen neurologischen Nutzeneffekte wie die herkömmliche Achtsamkeitsmeditation.[19]

Und schließlich – ich weiß, das mag fast blasphemisch klingen, aber als jemand, der über sieben Jahre lang in einem tibetisch-buddhistischen Zentrum gelebt hat, kann ich aus Erfahrung sprechen: Die Standard-Achtsamkeitspraxis ist für die meisten Menschen ein bisschen …, nun ja, *langweilig*, und deshalb halten sie sie oft nicht allzu lange durch. Obwohl ich ein großer Fan von Achtsamkeit bin, werden wir also das Sitzen in Stille nicht wirklich viel praktizieren.

Ein körperorientierter Ansatz

Die übliche Herangehensweise an Stress und Trauma ist der sogenannte Top-down-Ansatz: Zunächst erfolgt ein Gespräch mit einem Therapeuten, um uns begreiflich zu machen, was in uns vorgeht und was uns hilft, die Erinnerungen an das Trauma zu verarbeiten. Die grundlegende Theorie, die erstmals Ende des 19. Jahrhunderts formuliert wurde, besagt, dass unser Verstand im sicheren Umfeld eines therapeutischen Zwiegesprächs die schmerzhaften Erinnerungen an das traumatische Erlebnis rationalisieren und loslassen kann.

Eine solche »Gesprächstherapie« kann für viele Menschen ein Geschenk des Himmels sein (so wie für mich, als mein Privatleben vor ein paar Jahren aus den Fugen geriet), und da so viele Schlafprobleme durch allgemeinen Stress und Sorgen (Geld, Beziehungen, Karriere) verursacht werden, kann sie sich auch sehr positiv auf den Schlaf auswirken.

Inzwischen wissen wir jedoch, dass bei Traumata eine Gesprächstherapie allein oft nicht ausreicht, denn die Auswirkungen des Traumas sind, wie wir später noch genauer untersuchen werden, einem Teil des Gehirns eingeprägt, auf den Reden keinen großen Einfluss hat. Tatsächlich haben wir zu diesem Teil des Gehirns *nur über den Körper einen Zugang,* und deshalb ist es wichtig, anhand des Körpers (über Atem und Bewegung) das Trauma vollständig zu integrieren.

Diese »Körperarbeit« muss achtsam durchgeführt werden, denn es hat sich gezeigt, dass Achtsamkeit die Verbindungen zum rationalen Teil des Gehirns, dem präfrontalen Kortex, der bei traumatischen Erlebnissen ausgeschaltet wird, stärkt und sogar dessen Dichte erhöht.[20]

Dies bildet die Grundlage für den sogenannten Bottom-up-Ansatz der körperorientierten Therapie. Die Arbeiten von Dr. Bessel van der Kolk, die polyvagale Theorie von Dr. Steven Porges, das somatische Erleben von Dr. Peter Levine, EMDR (Eye Movement Desensitization & Reprocessing) von Dr. Francine Shapiro und EFT (Emotional Freedom Technique) bzw. Tapping unterstützen alle diesen scheinbar hochmodernen, aber in Wirklichkeit uralten Ansatz der Trauma-Integration.[21]

Eine Gesprächstherapie ist eine großartige Möglichkeit, sich des Traumas, das wir in uns tragen, bewusst zu werden, und hilft uns hervorragend bei der kognitiven Integration des traumabedingten emotionalen Ballasts; doch die durch das Trauma hervorgerufene Dysregulation des Gehirns kann nicht einfach weggeredet werden. Wir müssen den traumatisierten Teil des Gehirns durch Atem- und

Körperarbeit rekalibrieren und die Verbindungen zum rationalen, ich-bewussten Teil des Gehirns durch Achtsamkeitsübungen stärken. *»Mindfulness of Dream & Sleep«* tut genau das.

~ *Schlaf-Notiz* ~

Als Leser oder Leserin dieses Buches sind Sie wahrscheinlich bestrebt, Ihren Stress bzw. Ihr Trauma zu integrieren, damit Sie besser schlafen können; aber was bedeutet »integrieren« eigentlich? Es kommt vom lateinischen *»integrare«*, was so viel wie »ganz machen, ergänzen, zusammenbringen, vereinen, wiederherstellen, erneuern, (geistig) auffrischen« heißt. Das Ziel der Übungen, die wir in diesem Buch erlernen, ist genau das: uns *ganz* zu fühlen, damit wir wieder gut schlafen können.

Lückenhaftes Wissen

Die meisten Menschen wissen sehr wenig darüber, wie sie schlafen, und dieses mangelnde Wissen ist nicht nur schädlich, sondern beraubt sie auch ihrer eigenen Macht. Wie können wir uns überhaupt vorstellen, etwas an unserem Schlaf zu verändern, wenn wir nichts darüber wissen?

Es scheint verrückt: Wir schließen die Schule ab, ohne etwas über Schlaf gelernt zu haben. Wir wissen, dass wir ein Drittel unseres Lebens schlafend verbringen werden und dass jeder Zehnte von uns irgendwann an einer schweren Schlafstörung leiden wird[22] – dennoch denken wir nicht daran, unseren Kindern etwas darüber beizubringen?!

Im nächsten Kapitel werden wir diese Wissenslücke schließen; dort geht es nicht nur darum, wie die einzelnen Schlafphasen funktionieren, sondern wir erfahren auch, wie sich Stress und Trauma auf die einzelnen Phasen auswirken. Doch um zu verdeutlichen, wie wenig wir als Gesellschaft über den Schlaf wissen, wollen wir uns zunächst einmal mit einer faszinierenden Entdeckung dahingehend beschäftigen, wie experimentell unsere derzeitigen Schlafgewohnheiten sind.

So haben wir früher geschlafen

Im Jahr 2011, als ich mein erstes Buch *»Dreams of Awakening«* schrieb, stieß ich auf einen Artikel von Roger Ekirch, Professor für Geschichte an der Virginia Tech, mit dem Titel *»Sleep we have lost: pre-industrial slumber in the British Isles«*[23]. Damals begegnete ich zum ersten Mal dem Konzept des »vorindustriellen Schlafzyklus«. Die meisten Menschen haben bis vor ein paar Hundert Jahren nämlich ganz anders geschlafen als wir heute.

Heutzutage wird in den meisten Industrienationen (mit bemerkenswerten Ausnahmen in den hispanischen Ländern) monophasisch, das heißt an einem (länger andauernden) Stück, geschlafen. Doch wie sich herausgestellt hat, hatten vor dem frühen 19. Jahrhundert – und damit für einen viel längeren Zeitraum der Menschheitsgeschichte – die meisten Menschen definitiv eine gesunde Schlafdauer von 7–9 Stunden pro Nacht, aber faszinierenderweise eben nicht »an einem Stück«. Unter Berücksichtigung der jahreszeitlichen Schwankungen dauerte die erste Schlafperiode laut entsprechender Forschungsergebnisse von etwa 20, 21 Uhr bis Mitternacht und die zweite von etwa 2 Uhr bis zum Morgengrauen.

Was war zwischen Mitternacht und 2 Uhr morgens los? Die Leute haben alles Mögliche gemacht. Sie gingen vielleicht zu einem Freund, um Tabak zu rauchen, sie beteten (Gebetshandbücher aus dem 15. Jahrhundert unterstützen diese These), sie hatten Sex oder dachten womöglich auch über die Träume aus ihrem »ersten Schlaf« nach.[24] Was auch immer sie taten, eines ist sicher: Die meisten Menschen waren mitten in der Nacht für ein paar Stunden hellwach.

Wahrscheinlich haben wir Tausende von Jahren auf diese Weise geschlafen, und viele Völker, die von der westlichen Industrialisierung unberührt geblieben sind, weisen heute noch ein ähnliches Schlafmuster auf.

~ Schlaf-Notiz ~

In einem Bericht eines französischen Missionars aus dem 15. Jahrhundert wird beschrieben, dass brasilianische Stämme nach einigen Stunden Schlaf aufwachen, um zu essen, bevor sie zu ihrem »zweiten Schlaf« zurückkehren, der bis zum Morgengrauen andauert. Da anthropologische Untersuchungen mehr als 500 weitere kulturübergreifende Hinweise auf dieses ausgeprägte »Zwei-Schlaf-Muster« bzw. den Zweiphasenschlaf gefunden haben,[25] kann davon ausgegangen werden, dass es ein fast universales Standardmuster war.

Kaffee, Glühbirnen und Bücher

Wodurch wurde also im frühen 19. Jahrhundert das Schlafverhalten verändert, das wir seit Tausenden von Jahren gewohnt waren? Durch die industrielle Revolution und das Aufkommen des künstlichen Lichts! Da Kerzenlicht nur den wohlhabendsten Familien zur Verfügung stand, gingen die meisten Menschen bei Sonnenuntergang schlafen. Als jedoch die gasbetriebene Beleuchtung aufkam und bald darauf das elektrische Licht, änderten sich die Schlafenszeiten für immer. Hinzu kamen die Einfuhr von Kaffee und, ganz besonders faszinierend, erschwingliche Bücher (sowie eine neue Generation von Menschen, die sie lesen konnten), und plötzlich blieben die Menschen länger auf, tankten Koffein, lasen bei künstlichem Licht Romane, die sie sich leisten konnten, und wachten dann früh auf, um in gasbeleuchteten Fabriken bis weit nach Sonnenuntergang zu arbeiten.

Professor Ekirch schlussfolgerte: »Diese bemerkenswerte neue Form des monophasischen Schlafs ist nicht das Produkt einer urzeitlichen Vergangenheit, sondern auf Kräfte zurückzuführen, die in der Technologie der künstlichen Beleuchtung und der sich im Lauf der industriellen Revolution verändernden kulturellen Einstellung zum Schlaf begründet sind.«[26]

Innerhalb von nur 50 Jahren veränderten diese Faktoren radikal die Art und Weise, wie die Briten schliefen, und wirkten sich in der Folge auf die Schlafgewohnheiten eines Großteils der Welt aus, von der 20 Prozent zum britischen Empire gehörten.

Schlafende Versuchskaninchen

In den 1920er-Jahren war das Konzept des ersten und zweiten Schlafs leider völlig aus unserem gesellschaftlichen Bewusstsein verschwunden; im gleichen Zeitraum kam ein neues Konzept auf: die Schlaflosigkeit. Erst zu Beginn des 20. Jahrhunderts taucht Schlaflosigkeit »als eigenständige pathologische und soziale Bezeichnung in Großbritannien und den USA auf«[27], und ein Artikel in der *»New York Times«* aus dem Jahr 1900 beklagt dieses neumodische Leiden namens »Schlaflosigkeit«.

Es handelte sich auch nicht um irgendeine Schlaflosigkeit. Die am weitesten verbreitete Form war – und ist es auch heute noch – die sogenannte »Erhaltungsschlafstörung«, das heißt, man schläft zunächst ein, wacht aber nach ein paar Stunden auf und hat Mühe, wieder in den Schlaf zu finden. Dieser Zustand wurde in der medizinischen Literatur erstmals Ende des 19. Jahrhunderts erwähnt – genau zu der Zeit, als wir aufhörten, in zwei »Runden« zu schlafen.

Könnte das bedeuten, dass es Tausende von fehldiagnostizierten »Schlaflosen« gibt, die in den frühen Morgenstunden hellwach sind, und zwar nicht aufgrund einer Funktionsstörung, sondern einfach aufgrund eines viel älteren (und möglicherweise natürlicheren) Schlafzyklus? Vielleicht fühlen sich Menschen, die schwören, dass es ihnen nach 4 oder 5 Stunden Schlaf gut geht, *tatsächlich* gut, aber leider gönnen sie sich nicht die zweite Runde Schlaf, die auf sie wartet.

Was auch immer die Wahrheit ist – der Versuch, an einem großen Stück zu schlafen, scheint noch sehr im Experimentierstadium zu sein, und wir sind unwissentlich die Versuchskaninchen.

Die beiden wichtigsten Erkenntnisse aus diesem Abschnitt über die Geschichte des Schlafs lauten:

- Unser Körper hat vielleicht eine natürliche Vorliebe für einen unterbrochenen Schlaf, und so ist es völlig in Ordnung, mitten in der Nacht wach zu sein.
- Wenn wir lernen, uns in dieser nächtlichen Wachheit zu entspannen, können wir vielleicht in den »zweiten Schlaf« fallen, der auf uns wartet, denn diese Art von Schlaf als Normalzustand anzunehmen ist oft alles, was nötig ist, damit wir entspannt in die zweite Runde gehen und wieder einschlafen.

Kapitel 2

Wissen ist Macht

»Das edelste Vergnügen
ist die Freude am Verstehen.«

Leonardo da Vinci

Auch für den Schlaf gilt: Wissen ist Macht. Wenn wir wissen, wie der Schlaf funktioniert und vor allem, wie Stress und Trauma ihn beeinflussen, können wir an diesen Auswirkungen arbeiten.

In diesem Kapitel geht es darum, den durch Stress oder Trauma beeinträchtigten Schlaf zu entmystifizieren und zu entstigmatisieren. Am Ende dieses Kapitels wissen Sie, so hoffe ich, dass es immer eine wissenschaftliche Erklärung und eine Chance auf Veränderung gibt, egal, wie »gestört« Ihr Schlaf scheinbar ist.

Wenn Sie in irgendeiner Weise traumatisiert wurden, sei es durch sexuelle Übergriffe, Kriegserlebnisse, Vernachlässigung oder Missbrauch in der Kindheit, einen Unfall oder den Verlust eines nahestehenden Menschen, werden Ihr Gehirn und Ihr Körper und somit auch Ihr Schlaf höchstwahrscheinlich darunter leiden. Das ist völlig normal.

Viele Menschen gewöhnen sich daran, mit diesen Auswirkungen zu leben, andere wiederum wünschen sich natürlich, dass damit

Schluss ist, und gehen vielleicht zum Arzt. Laut Russell Foster, Professor für Neurowissenschaften an der Universität Oxford, wissen die meisten Ärzte nur sehr wenig über Schlaf, und obwohl »mehr als 30 Prozent der medizinischen Probleme direkt auf den Schlaf zurückzuführen sind, wird der Schlaf in der medizinischen Ausbildung ignoriert«[1]. Wie mir meine Stiefschwester Holly, eine frisch ausgebildete Ärztin, bestätigte, hatte sie während ihrer gesamten sechsjährigen medizinischen Ausbildung nur ein einziges zweistündiges Modul zum Thema »Schlaf«.

Daher empfehlen die meisten Ärzte gerne eben das, was sie kennen: entweder Medikamente, Tipps zur Schlafhygiene[2] oder beides; das kann man ihnen kaum ankreiden. Manchen Menschen mag es durchaus helfen, aber damit werden die Symptome und nicht die Ursache behandelt, nämlich in den meisten Fällen ein von Stress geplagtes Nervensystem.

Um diesen Stress zu verringern, können wir zunächst lernen, wie der Schlaf funktioniert, und uns unseres persönlichen Schlafzyklus bewusst werden.

Die Schlafphasen

Der buddhistische Zen-Meister Thich Nhat Hanh sagt, das Gewahrsein sei wie die Sonne: Es verwandelt das, worauf es scheint. Achtsamkeit *an sich* ist schon heilsam, und so kann allein die Tatsache, dass wir uns bewusst sind, wie wir gerade schlafen, dazu beitragen, unsere Beziehung dazu zu verändern.

Wir wollen nun einmal jede der vier Schlafphasen[3] eingehend untersuchen und erfahren, welche Techniken wir genau anwenden können, um die Auswirkungen von Stress oder Trauma auf diese Phasen zu mildern.

Phase 1: Hypnagogie

Der hypnagoge Zustand ist die Übergangsphase zwischen Wachsein und Schlaf.

Im hypnagogen Zustand sind unsere Augen geschlossen, wir fühlen uns sehr schläfrig, sind aber noch nicht wirklich eingeschlafen, sodass wir die Geräusche im Raum noch hören und unseren Körper im Bett noch spüren können. Für viele ist der am ehesten erkennbare Aspekt dieses »Eintritts in den Schlaf« die hypnagoge Bildsprache: die träumerischen, visuellen wie auch auditiven Halluzinationen, die vor unserem geistigen Auge aufblitzen und verblassen, während wir einschlafen. Diese psychedelischen Bilder setzen sich aus Erinnerungen an den Tag, Grübeleien im Kopf und Offenbarungen unseres Unterbewusstseins zusammen.

In der Hypnagogie kann es zu plötzlichen Körperzuckungen kommen, die als »myoklonische Zuckungen« bezeichnet werden und oft in hypnagoge »Mikro-Träume« einfließen, zum Beispiel das Übertreten einer Bordsteinkante oder der Fall von einem Felsvorsprung. Nach Meinung mancher Forscher handelt es sich dabei um ein evolutionäres Phänomen aus der Zeit, als wir noch auf Bäumen schliefen: Die Zuckungen halfen uns, uns unseres Schlafplatzes bewusst zu bleiben, damit wir nicht vom Baum fielen. Andere halten es für eine Reaktion des Körpers auf den starken Blutdruckabfall, der auftritt, wenn wir ungewöhnlich schnell in den hypnagogen Zustand übergehen. Bei Schlafmangel durchlaufen wir den hypnagogen Zustand tendenziell sehr schnell: Der Körper eilt dem darauf folgenden erholsamen Schlaf entgegen, worauf der Körper manchmal mit diesen kleinen, ruckhaften Bewegungen reagiert. Das ist völlig normal und einfach ein Hinweis darauf, dass man etwas mehr Schlaf gebrauchen könnte.

Neurologisch gesehen geht dieses Schlafstadium mit Alpha- und Theta-Gehirnwellen einher; sie werden mit Hypnose und Tiefenentspannung assoziiert. Somit sind wir in diesem Zustand äußerst beeinflussbar.

Für viele Menschen mit Schlafproblemen ist die hypnagoge Phase eine der schwierigsten Schlafphasen; doch wenn wir lernen, sie zu nutzen, können wir sie transformieren und ihr tiefes Potenzial ausschöpfen.

Wie können Stress oder Trauma den Schlaf der Phase 1 beeinträchtigen?

Bei einem Kickbox-Wettbewerb bin ich vor ein paar Jahren mit einem anderen Teilnehmer kollidiert; wir stießen mit den Köpfen zusammen, und dabei brach ich mir die Nase. Sobald ich in dieser Nacht in die hypnagoge Phase überging, hatte ich Flashbacks von jenem Moment. Ich lag mit geschlossenen Augen im Bett und konnte das Erlebte ganz deutlich sehen und sogar das Knirschen der Knochen hören. Wenn ich die Augen öffnete, hörten die Flashbacks auf, aber sobald ich sie wieder zumachte und in die Hypnagogie ging, fingen sie wieder an.

Manchmal können im hypnagogen Zustand Trauma-Flashbacks auftreten (egal, ob sie so harmlos sind wie mein Zusammenstoß oder so ernst wie das nochmalige Durchleben eines sexuellen Übergriffs). Wenn unser Gehirn von der linearen, logischen, von der linken Gehirnhälfte dominierten Tagesphase auf die intuitive, bildhafte, von der rechten Gehirnhälfte dominierte Nachtzeit umschaltet, tauchen zuvor unterdrückte, unbewusste geistige Aktivitäten oft auf schockierend unzensierte Weise im Bewusstsein auf.

Ich erkläre das gerne mithilfe des Spiels Whack-a-Mole. Whack-a-Mole (das heißt »Hau den Maulwurf«) ist ein Spiel, das früher auf Jahrmärkten und in Spielhallen auf der ganzen Welt zu finden war. Dabei schlägt man mit einem Schaumstoffhammer auf Spielzeugmaulwürfe, die willkürlich, aufs Geratewohl auftauchen und dann wieder in ihre Löcher zurücksinken.

Im Wachzustand geht unser Geist ähnlich mit scheinbar unerwünschten Gedanken um. Ein Teil unseres Verstandes, das egozentrische Präferenzsystem (ein vom Achtsamkeitsexperten Rob Nairn geprägter Begriff), versucht ständig, belastende oder unangenehme Gedanken aus unserem Bewusstsein fernzuhalten. Den ganzen Tag, jeden Tag, spielt es mit unseren Gedanken Whack-a-Mole. Wenn ein belastender Gedanke auftaucht, sagt es: »Nein, das will ich nicht sehen!«, und schlägt ihn mit dem »Schaumstoffhammer« der Ablenkung, Vermeidung, Verleugnung oder Verdrängung zurück. Wenn wir jedoch in den hypnagogen Zustand eintreten, schläft das egozentrische Präferenzsystem sozusagen auf seinem Wachposten ein. Tauchen dann Maulwürfe auf, ist nichts und niemand da, um draufzuhauen und sie wieder verschwinden zu lassen.

Wenn Sie also im hypnagogen Zustand Flashbacks haben oder sich Ihnen traumatische Gedanken aufdrängen, ist das eine völlig normale Reaktion auf ein Trauma, und es gibt spezifische Techniken, mit denen Sie daran arbeiten können.

Auch Stress kann sich auf die Hypnagogie auswirken. Rasende Gedanken, Karrieresorgen, Liebeskummer, die Angst vor Albträumen oder einfach ein überreizter Geist sorgen dafür, dass unsere Stressreaktion aktiviert und unsere Entspannungsreaktion deaktiviert wird. Manche Menschen gelangen nicht einmal in den hypnagogen Zustand, weil sie hypervigilant sind, der Dunkelheit misstrauen oder einfach Angst haben, dass einer dieser Maulwürfe wieder auftauchen könnte.

Doch obwohl sich Stress oder Traumata unangenehm auf die Hypnagogie auswirken können, ist dies andererseits einer der formbarsten Bewusstseinszustände, der schnell und effektiv auf bestimmte Praktiken reagiert.

Hier sind einige der Übungen, mit deren Hilfe wir Frieden im hypnagogen Zustand einkehren lassen können. Später werden wir ausführlicher darauf eingehen; falls Sie sofort damit loslegen wollen, finden Sie in der Liste der Übungen (siehe vorne im Buch) die entsprechenden Seitenangaben.

- Das Nachttagebuch
- Hypnagoge Achtsamkeit / Yoga Nidra
- Kohärente Atmung / *Breath-Body-Mind*
- Kreis der Beschützer
- Der 4–7–8-Atem

~ Schlaf-Notiz ~

Ohne Erläuterung oder Kontext klingen einige dieser Praktiken auf den ersten Blick vielleicht etwas seltsam, aber wir werden jede einzelne später ganz genau erklären. Die kurzen Übungslisten bei den Schlafphasen sind als Referenz gedacht; Sie können sie verwenden, um ein auf Sie zugeschnittenes Übungsprotokoll auf Grundlage Ihrer individuellen Schlafprobleme zu erstellen.

Phase 2: Leichtschlaf

Nach dem hypnagogen Zustand im Halbschlaf treten wir in den leichten Schlaf ein, in dem wir die Außenwelt nicht mehr wahrnehmen und sozusagen das Bewusstsein verlieren.

Dabei geht unsere Herzfrequenz zurück, die Körpertemperatur sinkt, die Augen bewegen sich nicht mehr, und wir gelangen in einen langsameren Gehirnwellenbereich. Träume treten erst später im Schlafzyklus auf, aber oft berichten Menschen, die aus einem leichten Schlaf erwachen, sie hätten über etwas nachgesonnen oder eine Idee näher durchdacht. Das liegt daran, dass der leichte Schlaf eine entscheidende Rolle bei der Gedächtniskonsolidierung von deklarativen Erinnerungen wie Sachinformationen und neuen Wörtern oder Anweisungen hilft; der Traumschlaf wiederum ist mit zuständig für die Konsolidierung komplexerer und emotionaler Erinnerungen.

Auf neurologischer Ebene herrschen im Leichtschlaf Theta-Gehirnwellen vor, die mit Flow-Zuständen und Meditation assoziiert werden, unterbrochen von schnellen, rhythmischen Gehirnwellenaktivitäten, die als »Schlafspindeln« bezeichnet werden.

Auch wenn es nicht gerade die aufregendste Schlafphase zu sein scheint, verbringen wir mehr Zeit im Leichtschlaf als in jeder anderen Phase; er macht etwa 50 Prozent unserer gesamten Schlafzeit aus.

Wie können Stress oder Trauma den Schlaf der Phase 2 beeinträchtigen?

Im Vergleich zu den anderen Schlafstadien haben Stress und Trauma keine größeren *subjektiven* Auswirkungen auf dieses Schlafstadium, könnten allerdings unsere Fähigkeit beeinträchtigen, in diese Phase einzutreten und – ganz entscheidend – dort auch zu bleiben. Mithilfe zweier Praktiken können wir diesen vorherrschenden Schlafzustand regulieren und optimieren:

- Hypnagoge Achtsamkeit / Yoga Nidra
- Kohärente Atmung / *Breath-Body-Mind*

Phase 3: Tiefschlaf

Wenn wir noch tiefer in den Schlaf sinken, beginnt unser Gehirn, sehr niederfrequente Deltawellen zu erzeugen, und wir erreichen die tiefste Stufe des Schlafs.

Im Tiefschlaf ist unser Gehirn hochgradig heruntergefahren. Wenn wir aus diesem Schlaf erwachen, fühlen wir uns in der Regel groggy und desorientiert. In dieser erholsamen Schlafphase verlangsamen sich Herzschlag und Atmung auf ihre niedrigsten Werte, und das Gehirn wird buchstäblich entgiftet, indem die Menge an Liquor, also Rückenmarksflüssigkeit, erhöht wird,[4] wodurch Neurotoxine ausgeschwemmt werden, darunter ein Protein namens Betaamyloid, das mit Alzheimer assoziiert wird. Dieser Prozess verbessert die Gedächtnisverarbeitung und -konsolidierung, optimiert die Immunfunktion und füllt die Energiespeicher der Zellen wieder auf.[5]

Wie Sie sich vorstellen können, ist unsere Gehirnfunktion am nächsten Tag stark beeinträchtigt, wenn kein Tiefschlaf stattgefunden hat.

Der tiefe Deltaschlaf ist auch für die allgemeine Körperreparatur wichtig, denn in diesem Zustand wird das menschliche Wachstumshormon HGH *(human growth hormone)* ausgeschüttet, das für die Zellregeneration und das Wachstum der Haare, Nägel und Muskeln zuständig ist.

Der Tiefschlaf findet größtenteils in den ersten 4 Stunden des Schlafzyklus statt; deshalb kann man mit nur 4 Stunden Schlaf eine ganze Weile überleben. Um jedoch nicht nur zu überleben, sondern auch zu wachsen und zu gedeihen, ist der darauf folgende REM-Schlaf *(Rapid Eye Movement)* unerlässlich.

Wie können Stress oder Trauma den Schlaf der Phase 3 beeinträchtigen?

Im Tiefschlaf kann es zu Parasomnien – wie Schlafwandeln, Schlafgesprächen *(Somniloquie)* oder Nachtangst *(Pavus nocturnus)* – kommen.

Schlafwandeln ist statistisch gesehen ziemlich selten, kann aber als Folge von starkem Stress, Angst oder infolge einer Krankheit auftreten und auch genetisch bedingt sein.

Es handelt sich nicht, wie oft angenommen wird, um das Ausführen der körperlichen Bewegungen, die dem Trauminhalt entsprechen, denn im Tiefschlaf träumen wir nicht.

Wie funktioniert das also? Obwohl das motorische System während aller Schlafstadien gehemmt (und während des REM-Schlafs vollständig unterbunden) ist, werden manchmal die Bewegungssysteme im subkortikalen Hirngewebe während des Tiefschlafs, wenn diese Hemmung des motorischen Systems nicht ganz so ausgeprägt ist, aktiviert, und das führt zu unbewussten automatischen Bewegungen.

Schlafgespräche, also das Reden im Schlaf, können dagegen sowohl im REM-Traum als auch im Tiefschlaf auftreten, und obwohl in der Regel nur etwa 5 Prozent der Erwachsenen davon betroffen sind, ist dieser Prozentsatz in Bevölkerungsgruppen, die an Traumata arbeiten, wesentlich höher.[6]

Nachtangst, auf die in Kapitel 11 ausführlich eingegangen wird, wird oft mit Albträumen verwechselt, obwohl es sich dabei eigentlich gar nicht um Träume handelt, sondern eher um eine Art nächtliche Panikattacken. Sie treten typischerweise innerhalb der ersten 4 Stunden des Schlafs auf. Wie Schlafwandeln oder Schlafgespräche sind sie eine völlig natürliche Reaktion auf Stress oder ein Trauma, und glücklicherweise gibt es viele Praktiken, die helfen können, den Stressauslöser zu integrieren, darunter die folgenden:

- Hypnagoge Achtsamkeit/Yoga Nidra
- Kohärente Atmung/*Breath-Body-Mind*
- Kreis der Beschützer
- Wechselseitige Nasenatmung 4–4–8
- 4–7–8-Atmung

REM: Traumschlaf

Nach einem langen Tiefschlaf wechselt unser Gehirn von seinem passivsten Zustand in einen Zustand, der noch aktiver ist als der Wachzustand: den REM-Schlaf. Das ist die Zeit, in der wir träumen.

Die erste Traumphase haben wir etwa 90 Minuten nach dem Einschlafen. Wir träumen zwar die ganze Nacht hindurch, am meisten jedoch in den letzten Stunden eines 8-Stunden-Zyklus.

Träumen ist ein aktiver Schlafzustand – unsere Gehirnwellenaktivität, unsere Atmung und unser Blutdruck steigen auf ein Niveau, das dem des Wachzustandes nahekommt, während der eigentliche Prozess des Träumens so viel neurologische Energie erfordert, dass er sogar Kalorien verbrennt.

Unser Körper bewegt sich jedoch nicht – die Willkürmotorik ist gelähmt, sodass wir unsere Träume nicht ausagieren. Der Pons, ein Teil des Gehirns, sendet ein Signal ans Rückenmark, um die wichtigsten Muskelgruppen zu lähmen.

Noch vor ein paar Jahrzehnten war sich die neurowissenschaftliche Gemeinschaft nicht sicher, was eigentlich der Hauptzweck des Träumens ist. Inzwischen wissen wir, dass wir träumen, um zu lernen. »Im REM-Schlaf wird nicht einfach nur die ›Speichertaste‹ für Erinnerungen gedrückt; vielmehr werden die Erinnerungen zunächst fest im Gehirn vernetzt, und erst dann werden sie abgespeichert.«[7]

Träumen ist auch eine Möglichkeit, unsere derzeitigen Erinnerungen so auf den neuesten Stand zu bringen bzw. zu aktualisieren, dass sie unser evolutionäres Überleben unterstützen, denn unser Verstand hat so die Möglichkeit, vergangene Szenarien immer wieder abzuspielen und daraus zu lernen und gleichzeitig zukünftige Szenarien kreativ zu proben. REM wurde mit einer Gruppenpsychotherapie verglichen, in der zuvor unverbundene Erinnerungen aufeinandertreffen, sich verbinden und integriert werden, während sich die Mitglieder der Gruppe über ihre Sorgen und Ängste über die Zukunft austauschen.

Ein berühmter Satz des Schlafexperten Professor Matthew Walker lautet: »Wir träumen, um uns zu erinnern, und wir träumen, um zu vergessen.«[8] Wir träumen, um uns an die Details der Erlebnisse des Tages zu *erinnern,* die zu unserem zukünftigen Wohlbefinden beitragen können, und um die traumatischen oder schmerzhaften emotionalen Belastungen vergangener Erlebnisse zu *vergessen* (loszulassen oder zu integrieren).

Obwohl sich nicht jeder an seine Träume erinnert, träumen wir doch alle, und zwar jede Nacht.[9] Das Träumen ist für unsere Gesundheit ebenso wichtig wie der die Neurotoxine beseitigende Tiefschlaf. Bei Schlafmangel gibt unser Gehirn dem Träumen sogar den Vorrang vor den anderen drei Schlafstadien.

~ Schlaf-Notiz ~

Nur um das klarzustellen: Träumen ist so nützlich und wird vom Gehirn so sehr geliebt, dass wir in einer Nacht besonders lange träumen, falls wir die ganze vorhergehende Nacht nicht geschlafen haben. Das zeigt, wie wichtig das Träumen für unser Gehirn ist.

Wie können Stress oder Trauma den REM-Schlaf beeinträchtigen?

Albträume und Angstträume sind die offensichtlichsten Folgen von Stress und Trauma auf den REM-Schlaf. Albträume sind eine völlig normale Reaktion auf Stress und Trauma. Die Kapitel 11 und 13 sind dem *Reframing*, das heißt der Umdeutung dieser Träume und dem Erlernen von Integrationstechniken, gewidmet.

Wie bereits erwähnt, ist unser Körper während des Träumens gelähmt, aber manchmal, wenn wir einen sehr emotionalen Albtraum haben, kann es zu einem »motorischen Durchbruch« kommen: Der Lähmungsmechanismus des REM-Schlafs wird kurzzeitig »durchbrochen«, was zu plötzlichen, meist singulären Körperbewegungen wie Ausschlagen oder Treten führt, die mitunter auch von Schreien begleitet werden.

Manche Menschen wälzen sich gelegentlich im Schlaf herum. Passiert das nur ab und zu, besteht kein Grund zur Sorge. Falls Sie oder ein Ihnen nahestehender Mensch sich jedoch regelmäßig im Schlaf bewegen, und vor allem, wenn Ihre Bewegungen mit dem Inhalt Ihrer Träume übereinstimmen, sollten Sie sich von einem Arzt oder einer Ärztin untersuchen lassen, denn das könnte ein Anzeichen für eine sogenannte REM-Schlaf-Verhaltensstörung sein, die unter Umständen behandelt werden muss.[10]

Es gibt eine ganze Reihe von Praktiken, mit deren Hilfe wir Albträume und Angstträume integrieren können, zum Beispiel:

- Kohärente Atmung/*Breath-Body-Mind*
- Kreis der Beschützer
- 4–7–8-Atmung
- Wechselseitige Nasenatmung 4–4–8
- Albtraum-*Rescripting*
- Luzides Träumen

Das hypnopompe Stadium

Das letzte Schlafstadium ist eher ein Übergangszustand als eine echte Schlafphase: Der Geist geht vom Schlafen ins Wachsein über. In diesem Stadium sind die Augen noch geschlossen, aber wir können die Geräusche im Raum hören und sind nicht mehr am Schlafen oder Träumen, aber auch noch nicht ganz wach.

So wie der hypnagoge Zustand der Einstieg in den Schlaf ist, ist der hypnopompe Zustand der Ausstieg. Dabei gehen uns viel weniger Bilder im Kopf herum als im hypnagogen Stadium. Da wir zwar teilweise wach, aber noch nicht vollständig bei Bewusstsein sind, wird er oft als eine Art breites Panoramabewusstsein erlebt.

Nach den ersten drei 90-minütigen Schlafzyklen gibt es oft eine ganz natürlich auftretende längere hypnopompe Phase. Manche Menschen wachen zu diesem Zeitpunkt auf (ist Ihnen schon einmal aufgefallen, dass Sie etwa 4–5 Stunden nach dem Einschlafen spontan aufwachen?), andere kommen einfach im halbwachen hypnopompen Zustand zur Ruhe.

In dieser Verfassung ist der Geist sehr frisch und wird durch die Verjüngung im Schlaf, der dem hypnopompen Zustand vorausging, belebt. Das zeigt sich in einer Art höherer geistiger Klarheit, und das erklärt, warum wir beim Erwachen oft inspirierte Einsichten haben.

Wie können Stress oder Trauma das hypnopompe Stadium beeinträchtigen?

Angesichts der Ähnlichkeit mit dem hypnagogen Zustand und der Tatsache, dass das egozentrische Präferenzsystem in der Regel noch dabei ist, wieder hochzufahren, kann alles, was wir im Wachzustand unterdrückt haben, auch im hypnopompen Stadium hochkommen. Die gesteigerte Klarheit, die wir erfahren, kann ein Licht in die dunklen Ecken unseres Geistes werfen und sowohl verborgene Ängste als auch inspirierende Einsichten zutage bringen. Wenn wir also mit Stress oder Trauma arbeiten, kann diese besondere Phase unseres Schlafzyklus oft ganz unbeabsichtigt Licht auf etwas werfen – einen Herzschmerz, eine Tragödie oder ein belastendes Ereignis im Leben –, das wir verdrängt haben und an das wir eigentlich nicht denken wollen – die sogenannten »4-Uhr-Dämonen« (diese Zeit wird auch »Wolfsstunde« genannt): Wir haben Angst oder verfallen ins Grübeln; gewöhnlich geschieht das nach etwa 4–5 Stunden Schlaf. Oft schrecken wir dann auf und werden mit den Gedanken konfrontiert, die wir zu vermeiden versuchen.

Im hypnopompen Zustand tritt auch die Schlaflähmung auf, eine oft halluzinatorische Erfahrung, bei der wir aus dem Schlaf erwachen und uns völlig gelähmt fühlen, wobei sich Bilder über unser normales Blickfeld legen. Dies kann eine erschreckende, unheimliche Erfahrung sein, aber der Schrecken ist meist auf das Mysteriöse an der Situation zurückzuführen. In Kapitel 11 befassen wir uns eingehend mit diesem Thema.

Schlaflähmung und 4-Uhr-Dämonen sind ganz natürliche Reaktionen auf Traumata und Alltagsstress; sie treten beide relativ häufig auf. Mit Praktiken wie den folgenden können wir daran arbeiten:

- Nachttagebuch führen und »Sorgen aufschreiben«
- Hypnagoge Achtsamkeit/Yoga Nidra
- Kohärente Atmung/*Breath-Body-Mind*
- Hypnopompe Achtsamkeit

Die Reise durch den Schlaf

Der Schlaf ist eine zyklische Reise, die von der hypnagogen Schläfrigkeit über den Leichtschlaf in die Tiefen des Tiefschlafs und dann etwa alle 90 Minuten in das Reich der Träume führt, und zwar mehrmals während der Nacht. Dabei verbringen wir mit jedem nachfolgenden Zyklus immer mehr Zeit im REM-Traum und immer weniger Zeit im Tiefschlaf. Die ersten Stunden sind also hauptsächlich Tiefschlaf mit kurzen Traumphasen, und sobald wir den Tiefschlaf hinter uns haben, wechseln wir in längere REM-Phasen.

Es ist erwähnenswert, dass die meisten Menschen nachts kurz aufwachen, und zwar oft am Ende eines 90-Minuten-Zyklus, doch da wir uns normalerweise nicht daran erinnern, denken wir, wir hätten durchgehend geschlafen.

Menschen mit Schlafproblemen neigen allerdings dazu, sich an dieses »Mikroaufwachen« zu klammern und in Panik zu geraten, weil sie unbewusst Angst davor haben, nicht schlafen zu können, wenn sie eigentlich schlafen sollten. Dadurch wird das Gehirn jedoch noch wacher und schüttet Stresshormone aus, wodurch der Kreislauf erst recht in Gang gehalten wird.

In den 13 Jahren, seit ich Workshops über Schlaf und Träume gebe, habe ich noch niemanden getroffen, der in einem perfekten vierstufigen 90-Minuten-Schlafzyklus schläft; daher sollten Sie die Informationen in diesem Kapitel lediglich als groben Rahmen betrachten, mit dessen Hilfe Sie *Ihr persönliches* Schlafverhalten erforschen können.

Ihr Ziel ist es, sich selbst mit Wissen zu versorgen und sich nicht auf die Tatsache zu fixieren, dass Sie nicht genau so schlafen wie andere.

>> Feedback aus der Praxis <<

Eine Frau, die zum Zeitpunkt der Teilnahme am Kurs *»Mindfulness of Dream & Sleep«* wegen einer Krebserkrankung in Behandlung war, sagte:

»Die ganze Sache mit den Schlafphasen und das Wissen, wie Stress sie beeinflussen kann, war wirklich hilfreich. Es hat mir geholfen, zu verstehen, dass es in Ordnung ist, mitten in der Nacht wach zu werden, und ich empfinde es nicht mehr als beunruhigend. Wenn ich jetzt aufwache, kann ich einfach wieder einschlafen. Ich schlafe jetzt auch tiefer und bin tagsüber nicht mehr so verängstigt und besorgt.«

Ein anderer Teilnehmer sagte:
»Es hat mir wirklich viel gebracht, zu verstehen, warum ich Probleme mit meinem Schlaf habe, sodass ich mir jetzt deswegen viel weniger Sorgen mache. Das hat mir geholfen, eher neugierig zu sein, anstatt Angst vor dem Zubettgehen zu haben.«

ooooo

Der indische Philosoph Krishnamurti hat einmal gesagt: »Das Sehen ist das Tun«; damit brachte er seine Überzeugung zum Ausdruck, dass wir etwas zum Besseren verändern können, wenn wir uns nur dessen bewusst sind.

So ist es auch mit unserem Schlaf: Indem wir einfach lernen, wie er funktioniert, können wir unsere Beziehung zu ihm radikal verändern.

Dies führt uns zu unserer ersten Technik: dem Schreiben eines Nachttagebuchs.

Kapitel 3

Den Schlaf dokumentieren: das Nachttagebuch

»Der Mensch ist ein Genie, wenn er am Träumen ist.«

Akira Kurosawa, Filmemacher

Viele Menschen, die eine belastende oder traumatisierte Beziehung zum Schlaf haben, sind oft nicht bereit, ihn genau zu betrachten, und das ist auch verständlich: Schlaf ist ein Zustand, den sie mit Angst oder Versagen oder sogar mit dem Trauma selbst assoziieren.

So paradox es auch klingen mag: Wenn wir uns unserer Schlaferfahrung bewusster werden, kann der warme Blick unserer Faszination die eisige Beziehung, die wir zum Schlaf haben, zum Schmelzen bringen.[1]

Vor allem das Gewahrsein für eine bestimmte Art von Schlaf spielt sowohl bei der Integration von Traumata als auch für unsere psychische Gesundheit im Alltag eine entscheidende Rolle: das Träumen.

Traumgewahrsein für psychische Gesundheit

Nur etwa zwei Prozent unserer Träume sind laut Forschungsergebnissen eine direkte Wiedergabe unseres Alltagslebens;[2] der Rest spiegelt die emotionalen Themen und Sorgen unseres täglichen Lebens wider[3]. Träume offenbaren die Innenwelt unserer Psyche, das, was Virginia Woolf einmal als die »untergetauchte Wahrheit« unserer selbst beschrieb. Indem wir uns unserer Träume bewusst werden, werden wir uns demnach dieser Wahrheit bewusst.

Neuere Forschungsergebnisse deuten sogar darauf hin, dass diese Wahrheit auch dann noch vorhanden ist, wenn wir uns ihrer nicht bewusst sind. Neurowissenschaftler der University of California in Berkeley sind der Meinung, die Fähigkeit, sich Stunden oder sogar Tage nach einem Traum noch an ihn zu erinnern, beweise, dass die Erinnerung an unsere Träume in uns gespeichert ist, selbst wenn wir uns nach dem Aufwachen nicht daran erinnern können.[4] Die psychologische Ladung dieser Träume kann also auf einer unterbewussten Ebene einen großen Einfluss auf unseren Wachzustand haben.

Schockierenderweise bedeutet das: Sooft wir aus einem Traum aufwachen, an den wir uns nicht erinnern, wird der emotionale Grundton dieses Traums, ob er uns nun aufmuntert oder deprimiert, Auswirkungen auf unser Leben im Wachzustand haben. Im Wesentlichen wirken sich unsere nicht erinnerten Träume auf unser Wohlbefinden im Wachzustand aus.

Könnte es sein, dass Millionen von Menschen jeden Morgen mit einem depressiven Gefühl oder einer unerklärlichen Nervosität aufwachen, weil sie von einem Angsttraum, an den sie sich nicht erinnern, psychisch aufgeladen sind? Ich kenne kein besseres Argument, das dafür spricht, dass wir unsere Träume täglich erinnern und dokumentieren sollten, denn der einfache Akt des Erinnerns hilft, diese emotionale Energie zu entladen und zu verhindern, dass sie sich negativ auf unseren Tag auswirkt; und noch besser ist es, die Träume aufzuschreiben oder über sie zu sprechen.

Eine neue Sicht auf Angstträume

Kennen Sie diese Träume, in denen Sie am Bahnhof stehen und vergeblich den richtigen Bahnsteig suchen oder am Flughafen sind und Ihren Reisepass nicht finden? Auch wenn Sie aus diesen Träumen aufwachen und Angst haben, sind sie vielleicht gar nicht so schlimm. In den Nächten vor einem wichtigen Ereignis, wie einem Urlaub oder einer Prüfung, spielt unser Gehirn im REM-Schlaf die schlimmsten Szenarien durch, damit wir besser darauf vorbereitet sind, falls sie im Wachzustand eintreten.

Indem uns unser Gehirn diese Szenen vor Augen führt, versucht es uns zu helfen. Was ist das Erste, was Sie nach einem Traum vom verlorenen Reisepass tun? Sie suchen Ihren Reisepass. Angstträume sind nicht dazu da, Sie zu stressen; vielmehr sollen Sie dadurch besser vorbereitet werden, damit stressige Ereignisse gar nicht erst eintreten.

ooooo

Wissenschaftliche Fakten zum Thema »Angstträume«

Es gibt eine solide wissenschaftliche Grundlage für Angstträume. In einer Studie[5] aus dem Jahr 2014 unter Leitung von Isabelle Arnulf, Präsidentin der Französischen Gesellschaft für Schlafforschung und Schlafmedizin, wurden die Träume von Hunderten von Medizinstudenten der Sorbonne während ihrer Abschlussprüfungen gesammelt. Die Abschlussprüfungen an der Sorbonne sind extrem hart – nicht einmal 10 Prozent der Studierenden schaffen die Prüfung –, sodass sie natürlich ein hohes Maß an Angst auslösen.

Viele Studenten und Studentinnen hatten in der Nacht bzw. den Nächten vor ihrer Abschlussprüfung Angstträume. Manche träumten davon, wegen Zugverspätungen nicht rechtzeitig zu kommen, andere, den Prüfungssaal nicht zu finden, und ein Student träumte sogar, statt der Prüfungsunterlagen eine Scheibe Brot zu bekommen.

Faszinierenderweise ergab die Studie, dass die Studenten mit Angstträumen in der Prüfung deutlich besser abschnitten als jene, die keine Angstträume hatten. Die Forscherin sagte dazu: »Was auch immer in ihrem Gehirn geschah, als sie in der Nacht zuvor träumten, es führte zu einem kognitiven Gewinn im Vergleich zu den anderen Studierenden.«[6]

Die fünf besten Noten gingen an Studenten, die in der Nacht vor der Abschlussprüfung einen Angsttraum gehabt hatten. Eine der Sorbonne-Studentinnen war im Traum tatsächlich gerade am Lernen und wusste ein wichtiges Detail über das Rückenmark nicht. Sie wachte aus dem Traum auf, schlug das betreffende Thema nach und prägte es sich ein. Am nächsten Tag tauchte in der Prüfung genau dazu eine Frage auf! Gespenstisch, nicht wahr?

ooooo

Die Ebbe und Flut des träumenden Geistes scheint also die Gezeiten unseres bewussten Erlebens zu beeinflussen; doch wenn wir uns darin trainieren können, uns an unsere Träume zu erinnern und die Erinnerungen zu entladen, indem wir sie aufschreiben oder laut aussprechen, können wir uns von den unbewussten Auswirkungen befreien, die sie auf unser tägliches Leben haben.

Unser erstes Werkzeug in unserem 21-teiligen »Werkzeugkasten« ist eine großartige Möglichkeit, genau das zu tun.

Übung: Das Nachttagebuch

Bei dieser Übung notieren Sie in einem »Nachttagebuch«, wie Sie geschlafen haben, wie viel Schlaf Sie bekommen und wie es Ihnen gleich nach dem Aufwachen psychisch geht. Der Hauptzweck dieser Übung besteht darin, zunächst einmal einen Ausgangswert dafür zu erhalten, wie Sie derzeit schlafen, damit Sie die Veränderungen in den nächsten Wochen aufzeichnen können.

Wenn möglich, sollten Sie auch Ihre Träume aufschreiben. Paradoxe Insomnie, das heißt der Glaube, die ganze Nacht wach gelegen zu haben, obwohl man in Wirklichkeit geschlafen hat, kann bekämpft werden, indem man sich seiner Träume bewusst wird, denn wenn man sich an einen Traum erinnern kann, hat man den *Beweis,* dass man davor höchstwahrscheinlich eine große Portion Tiefschlaf hatte. Das kann eine wirklich positive psychologische Wirkung haben.

Im Moment liegt Ihr Hauptaugenmerk darauf, eine solide Basis für Ihren Schlaf zu bekommen, aber später werden Sie sich mehr auf die Erinnerung an Ihre Träume konzentrieren, um den Boden für die Praktiken des luziden Träumens in Teil V zu bereiten.

Wie funktioniert eigentlich das Führen eines Nachttagebuchs?

Es ist eben wie ein Tagebuch, nur dass Sie sich nicht auf die Ereignisse Ihres Tages fokussieren, sondern darauf, was in Ihrer Nacht passiert.

Jeden Morgen schreiben, zeichnen oder notieren Sie irgendwie einen allgemeinen Überblick über Ihre nächtlichen Erfahrungen, die in zwei Hauptteile unterteilt werden: Schlaf und Träume.

Der Schlafteil verzeichnet:

- die Zeiten, zu denen Sie zu Bett gegangen bzw. aufgewacht sind
- den Vorgang des Einschlafens
- alle Schlafstadien, die Ihnen bewusst waren
- wie viele Stunden Schlaf Sie hatten
- alle Faktoren am Tag, die Ihren Schlaf beeinträchtigt haben könnten
- wie Sie sich beim Erwachen gefühlt haben

Im Traumteil wird Folgendes festgehalten:

- jegliche Träume, an die Sie sich erinnern können
- die Hauptthemen und die emotionale Färbung der Träume
- Ihre Gefühle beim Aufwachen hinsichtlich der Träume

Und wenn Sie sich normalerweise nicht an Ihre Träume erinnern? Dann ist es hilfreich, sich vor dem Schlafengehen fest vorzunehmen, sie ins Gedächtnis zurückzurufen.

Wenn Sie können, rezitieren Sie beim Einschlafen ein paar Minuten lang immer wieder in Ihrem Kopf:

Heute Nacht behalte ich meine Träume in Erinnerung.
Ich kann mich hervorragend an meine Träume erinnern.

Die meisten Menschen können sich nach ein paar Nächten ohne große Schwierigkeiten zumindest an einen Teil ihrer Träume erinnern, selbst wenn sie sich seit Jahren nicht mehr an einen Traum erinnert haben. Weitere Tipps, wie Sie Ihre Träume im Gedächtnis behalten, finden Sie in Kapitel 15.

Sooft Sie einen Eintrag in Ihr Nachttagebuch machen, kreieren und verstärken Sie die Gewohnheit, Ihren Schlaf und Ihre Träume als wertvoll zu betrachten. Dadurch entsteht eine bidirektionale positive Rückkopplungsschleife, in der sich Ihr bewusster Verstand noch bewusster darüber wird, wie Sie schlafen (weil Sie dies bewusst beabsichtigen), und Ihr unbewusster Verstand Ihnen mehr erinnerungswürdige Träume zu präsentieren beginnt (weil er jetzt weiß, dass Sie sich an sie erinnern wollen).

Ich weiß, das hört sich vielleicht ein bisschen nach Hokuspokus an, aber es ist wahr: Über 80 Prozent der Teilnehmer des sechswöchigen Kurses »*Mindfulness of Dream & Sleep*« haben festgestellt, dass sie sich innerhalb weniger Wochen sowohl ihres Schlafzyklus als auch ihrer Träume bewusster wurden, indem sie sich einfach vornahmen, dies zu tun, und ein Nachttagebuch führten.[7]

Hier ist ein Beispiel für einen Eintrag in ein Nachttagebuch:

12. August 2020
Ins Bett um 23 Uhr, aber Licht aus erst um 23.30 Uhr, nachdem ich 30 Minuten lang auf meinem Smartphone in den sozialen Medien herumgescrollt habe.
Es dauerte ewig, bis ich einschlief (vielleicht wegen des ganzen Instagram-Scrollens?), und ich war eine gefühlte Ewigkeit im hypnagogen Zustand, aber schließlich schlief ich ein.
Ich nahm mir jedoch fest vor, mich beim Einschlafen an meine Träume zu erinnern.
Ein paar Stunden später wachte ich auf, weil ich aufs Klo musste, und erinnerte mich an einen langen Traum, in dem ich auf der Arbeit war, doch das Büro sah aus wie meine Grundschule. Mein Bruder war auch da, allerdings sah er aus wie dieser französische Junge aus der Grundschule. Ich suchte etwas, kann mich jedoch nicht mehr genau erinnern, was es war. Es fühlte sich ein wenig bedrohlich an, aber mein Verhalten deutete nicht auf Angst hin.
Ich hatte Mühe, danach wieder einzuschlafen, und fühlte mich hellwach, also las ich eine Weile in einem Buch, atmete langsam und schlief schließlich wieder ein.
Der Wecker klingelte um 7 Uhr, ich drückte auf den Schlummerknopf und ruhte mich noch ein wenig im hypnopompen Zustand aus, bevor ich wieder einschlief.
Um 7.30 Uhr wachte ich auf und wusste, dass ich geträumt hatte, aber ich konnte mich nicht an den Traum erinnern.
Als ich aufgestanden bin, habe ich mich ziemlich gut gefühlt. Jedenfalls viel besser als gestern.

> *Schlaf insgesamt*
Ich glaube, es waren 6 oder 7 Stunden, aber ich war 8 Stunden im Bett.

> *Faktoren vor dem Schlafengehen*
Ich habe mir Sorgen gemacht, dass ich nicht genug Schlaf bekomme, und habe auf Instagram gescrollt, um zu versuchen, das zu vergessen.

Blaues Licht vom Handy-Display und Reizüberflutung durch den Inhalt, den ich las – es dauerte ewig, bis ich einschlief.

> ***Alltagsfaktoren***
Ziemlich gestresst bei der Arbeit (vielleicht erklärt das den Bürotraum?).
Ich habe tagsüber 20 Minuten lang Atemübungen gemacht (ich bin ziemlich sicher, dass ich deshalb nicht ausgeflippt bin, als ich mitten in der Nacht wach wurde).
Vor ein paar Tagen habe ich etwas über die Nutzeneffekte des hypnopompen Zustands gelesen (das gab mir die nötige Zuversicht, um mich in diesem Zustand auszuruhen, nachdem ich die Schlummertaste gedrückt hatte).

Top-Tipps für das Nachttagebuch

- Wenn Sie morgens aufwachen, sollten Sie sich sofort Ihre Schlaf- und Traumerfahrungen in Erinnerung rufen und sie dokumentieren, da Sie sie sonst vergessen könnten.

- Sie müssen nicht jede Kleinigkeit aufzeichnen, aber Sie werden überrascht sein, wie viel Sie innerhalb von etwa 5 Minuten aufschreiben können.

- Springen Sie nicht gleich nach dem Aufwachen aus dem Bett, sondern bleiben Sie noch einen Moment liegen und versuchen Sie, das Gefühl oder die »Färbung« einer bestimmten Emotion in Ihrem Körper zu erfassen. Das kann helfen, die Erinnerung an Ihre Träume zu entschlüsseln.

- Wenn Sie für Ihr Nachttagebuch Ihr Smartphone anstelle von Stift und Notizbuch verwenden (beides ist in Ordnung), stellen Sie sicher, dass die Bildschirmhelligkeit ganz heruntergedreht ist und sich das Gerät im Flugmodus befindet, um Störungen und Ablenkungen zu vermeiden.

- Schauen Sie lieber nicht auf den Wecker. Wenn Sie mitten in der Nacht Ihre Schlafstunden zusammenzählen, werden die (logischen) Gehirnbereiche der linken Hemisphäre aktiviert, die Sie zum Einschlafen abschalten müssen. Wenn Sie in der Nacht aufwachen, sollte Sie das allenfalls ein kleines bisschen interessieren, aber komplett unbeteiligt lassen.

- Wenn Sie einen Schlaf-Tracker zum Überwachen Ihres Schlafs haben, können Sie ihn gerne benutzen, aber nehmen Sie die Daten nicht zu ernst. Vor allem Geräte, die Bewegungen über einen Beschleunigungssensor aufzeichnen (und das sind die meisten), sind unzuverlässig, denn sooft sich Ihr Partner bzw. Ihre Partnerin bewegt oder die Katze aufs Bett springt, können sie fälschlich Ihr Aufwachen oder eine Änderung des Schlafzustands registrieren.

~ Schlaf-Notiz ~

Schlaf-Tracker können oft Ängste auslösen und manchmal sogar dazu führen, dass wir uns noch schlechter fühlen. Wie mir schon oft erzählte wurde, denkt man, man habe gut geschlafen – bis man den Schlaf-Tracker überprüft und er besagt, dass das nicht der Fall war. Wenn Ihnen ein Tracker hilft, mehr Zuversicht bezüglich Ihres Schlafs zu entwickeln, können Sie ihn ruhig weiter benutzen, aber noch besser ist es, Ihr eigener Schlaf-Tracker zu werden, indem Sie ein Nachttagebuch führen und darauf vertrauen, wie Sie sich morgens fühlen, und nicht, wie Sie sich laut Ihres Schlaf-Trackers fühlen sollten.

»*Worry Writing*« – Sorgen aufschreiben

Sie können einige Seiten in Ihrem Nachttagebuch auch mit Ihren Sorgen füllen. Wenn Sie feststellen, dass Sie nicht einschlafen können, weil Ihre Gedanken rasen, kann das Aufschreiben aller ängstlichen Gedanken oder Sorgen, die Sie wach halten, eine gute Möglichkeit bieten, in den Schlaf zu finden.

Die ängstlichen Gedanken wollen, genau wie wir, gesehen und gehört werden. Das Notieren ist nicht nur dafür nützlich, sondern hilft auch, die emotionale Energie dieser Gedanken herunterzuladen und zu entladen.

Denken Sie aber auch daran: Die Nacht ist nicht die beste Zeit, um Probleme zu lösen; planen Sie, wenn möglich, lieber eine Zeit am nächsten Tag ein, um die Dinge anzugehen, die Ihnen Sorgen bereiten. Sich vorzunehmen, ein gewisses Problem an einem bestimmten Tag oder zu einer bestimmten Zeit in der Zukunft zu adressieren, ist eine sehr wirkungsvolle Möglichkeit, es dem Gehirn zu ermöglichen, diese Sorgen erst einmal beiseitezuschieben.

Dieser spezielle Aspekt des »*Worry Writings*« kann für manche Menschen sehr hilfreich sein.

>> Feedback aus der Praxis <<

Nachdem er eine Woche lang sein Nachttagebuch geführt hatte, schrieb mir mein Freund Tony, der die Wohltätigkeitsorganisation *Forward Assist* für Veteranen leitet, eine E-Mail:
»Du hast recht, Charlie …, Wissen ist Macht. Ich habe am dritten Tag meines Nachttagebuchs fünfeinhalb Stunden durchgeschlafen. Das habe ich noch nie erlebt. Und es hat mir zusätzlich 30 Minuten mehr Schlafzeit geschenkt!«

Am ersten Abend des ersten Achtsamkeits-Retreats für Veteranen, das ich jemals geleitet habe, hielt ich eine Einführung, die auf dem

basierte, was wir bisher in diesem Buch gelernt haben. Am nächsten Morgen tauschten wir uns in der Gruppe über unsere Nachttagebücher aus, und einer der Veteranen sagte mit Tränen in den Augen und freudestrahlend:
»Ich habe es geschafft! Ich habe durchgeschlafen …, die ganze Nacht! Ich bin zwar immer noch frühmorgens mit den Dämonen aufgewacht, aber ich wusste, das war in Ordnung. Es war sogar tatsächlich etwa vier Stunden nach dem Zubettgehen, wie er gesagt hatte. Ich habe keine Panik bekommen und bin einfach wieder eingeschlafen!«

In der nächsten Teepause sagte ein anderer Veteran, ein Kanonier namens Matt, der im Falklandkrieg gedient hatte, leise zu mir:
»Das ist echt gut. Wenn man lernt, wie das alles funktioniert, ist es einfach in Ordnung.«
Und dann fügte er im Weggehen etwas so Poetisches hinzu, dass ich es seither nicht vergessen habe:
»Es ist, als hätten wir einen neuen Kreis. Früher hatten wir einen Kreis der Verzweiflung, aber jetzt haben wir einen Kreis der Hoffnung.«

Checkliste Teil I

- Versuchen Sie zu verstehen, wie die verschiedenen Schlafstadien funktionieren und wie sich Stress und Traumata auf die einzelnen Stadien auswirken können.
- Entwickeln Sie eine Faszination für Ihren persönlichen Schlafzyklus.
- Beginnen Sie damit, möglichst täglich ein Nachttagebuch zu führen.
- Achten Sie darauf, wie sich Ihr Schlaf verändert, wenn Sie ihm Ihre Aufmerksamkeit schenken.
- Besorgen Sie sich ein Kissen – Sie werden es für Teil II brauchen.

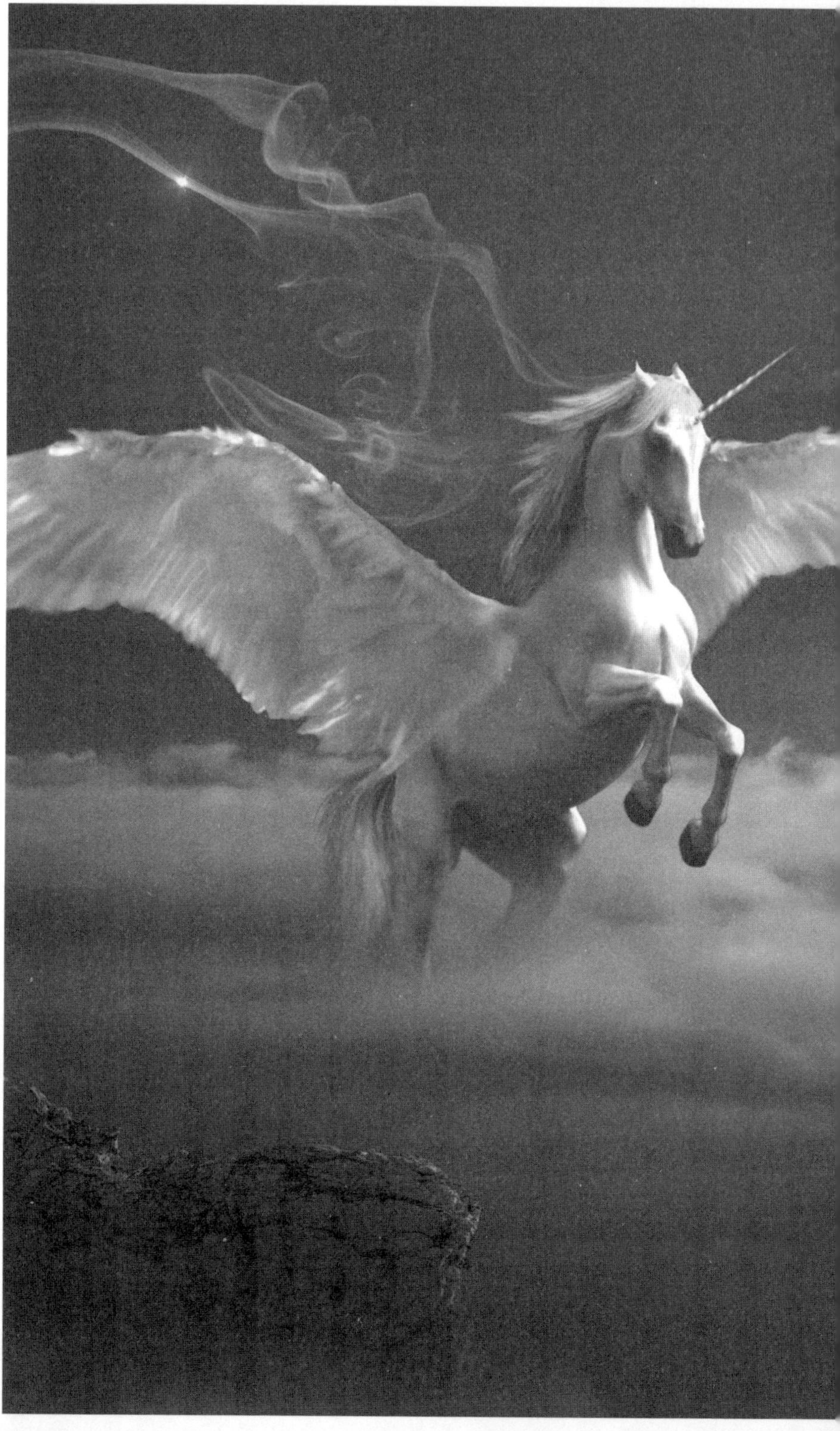

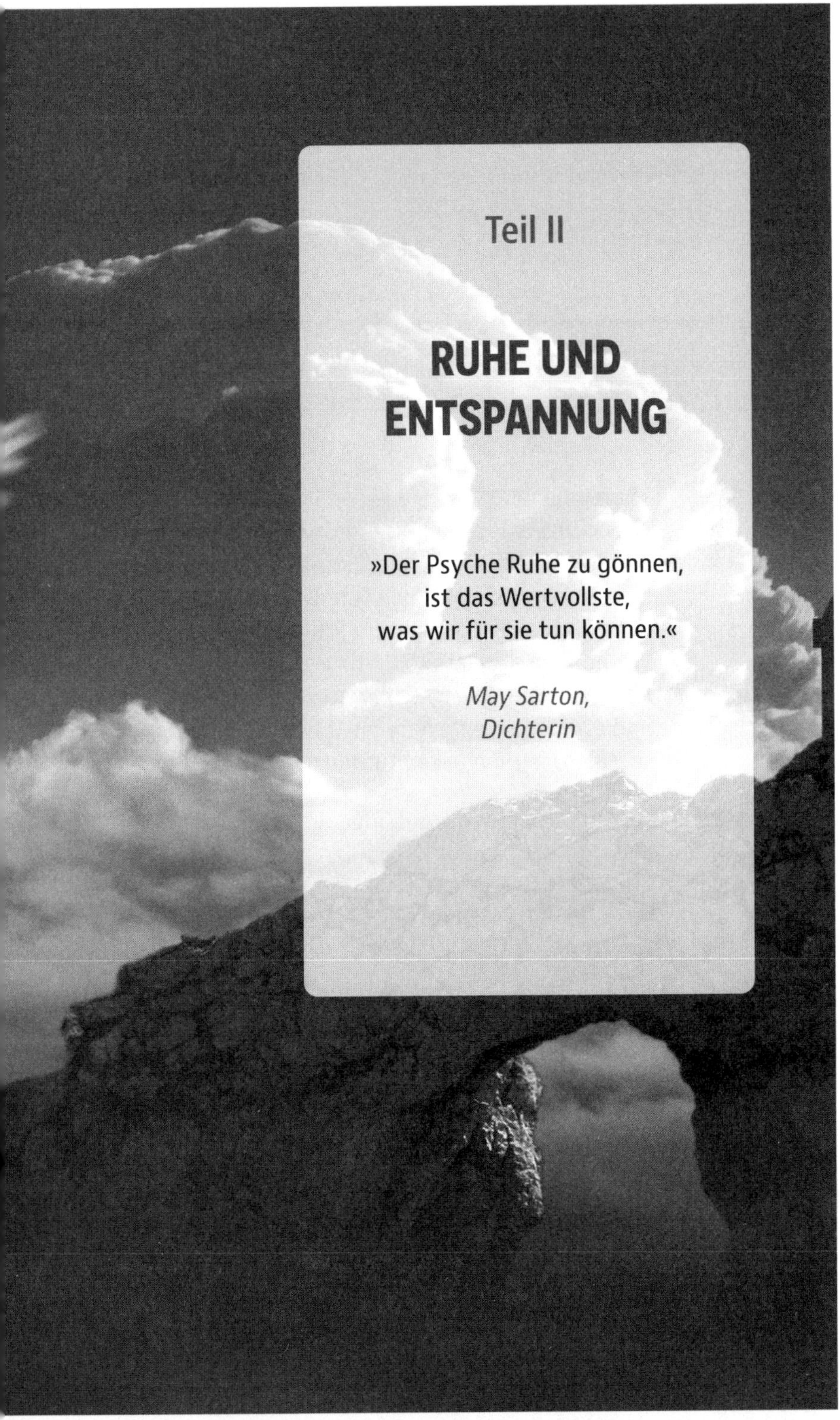

Teil II

RUHE UND ENTSPANNUNG

»Der Psyche Ruhe zu gönnen,
ist das Wertvollste,
was wir für sie tun können.«

May Sarton,
Dichterin

°°°°°

Jetzt, da wir wissen, wie der Schlaf funktioniert, und uns dafür interessieren, wie wir schlafen, werden wir unsere Aufmerksamkeit auf die Lieblingscousine des Schlafs lenken: die Ruhe.
Ruhe ist die Brücke, die zum Schlaf führt.
Wir müssen also lernen, gut zu ruhen, wenn wir lernen wollen, gut zu schlafen.
In diesem Abschnitt lernen wir einige der wirksamsten Techniken für tiefe Entspannung und Ruhe kennen.
Doch zunächst müssen wir mehr darüber erfahren, was uns an dieser Entspannung und Ruhe hindert, nämlich Stress.

°°°°°

Kapitel 4

Gestresster Schlaf

»Vieles, wie zum Beispiel Lieben und Einschlafen ..., gelingt uns am schlechtesten, wenn wir uns am meisten darum bemühen.«

C.S. Lewis

Der Mann, der mich als Erster über Achtsamkeit und Schlaf unterrichtet hat, der Meditationslehrer Rob Nairn, sagte einmal zu mir: »Schlaflosigkeit ist der Versuch, einzuschlafen.«

Einschlafen ist nichts, was man zu tun *versuchen* kann; vielmehr ist der Schlaf in vielerlei Hinsicht die Krönung des Nichtstuns – ein automatischer biologischer Prozess, der ganz natürlich und von alleine abläuft, sofern es keine Stressfaktoren gibt, die ihn verhindern.

Die meisten schlafhygienischen Ansätze zur Bekämpfung von Schlafstörungen ignorieren diese inneren biologischen Stressoren weitgehend und fokussieren sich stattdessen auf äußere Hindernisse wie blau-frequentes Licht und Koffeinkonsum. Im Kern scheint es darum zu gehen, solche äußeren Hindernisse für den Schlaf zu beseitigen, um Bedingungen für ein leichteres Einschlafen zu schaffen. Manche dieser schlafhygienischen Maßnahmen können sehr hilfreich sein, daher habe ich einige der besten im Anhang aufgeführt, unter anderem, erst einmal zur Ruhe zu kommen, bevor man versucht, in den Schlaf zu finden, und das Schlafzimmer möglichst kühl, dunkel und schlaffreundlich zu halten.

Tipps zur Schlafhygiene dienen jedoch nicht als langfristige Lösungen und können den Schlaf oft zusätzlich behindern, wenn wir uns Stress auferlegen, um die perfekten äußeren Bedingungen zu schaffen. Dr. Guy Meadows, Autor von *»The Sleep Book«* (dt. *»Schlaf gut! Das Geheimnis erholsamer Nachtruhe«*), fasst es perfekt zusammen: »Sie werden oft zu einer von vielen Stützen, die dazu beitragen, dass wir das Vertrauen in unsere Schlaffähigkeit verlieren.«[1]

Mit der Schlafhygiene verhält es sich ähnlich wie mit der Zahnhygiene: Sie kann sicherlich helfen, Probleme zu vermeiden, aber sobald ein Problem auftritt, muss man es an der Wurzel angehen.

Wir müssen den Fokus darauf richten, das *innere Umfeld* unseres Körpers zu verändern und nicht nur die äußere Umgebung unseres Schlafzimmers, wenn wir eine langfristige Lösung für unsere Schlaflosigkeit suchen.

Wir können alle Blaulichtfiltertechnologien der Welt verwenden, aber solange wir nicht die biologischen Stressfaktoren herausfiltern, die den Schlaf verhindern, werden wir wohl bis zum Morgengrauen an die Decke starren müssen.

Drei der wichtigsten biologischen Stressoren sind:

- Stress (einschließlich Ängste und Sorgen)
- Entzündungen (das grundlegende Symptom fast aller Krankheiten)
- Traumata (sowohl psychische als auch physische)

Später werden wir näher auf diese Stressoren eingehen, doch zunächst müssen wir uns mit dem Körpersystem beschäftigen, auf das sich alle auswirken: das autonome Nervensystem (ANS).

Der Torwächter des Schlafs

Das autonome Nervensystem (ANS) ist der Teil des Nervensystems, der sämtliche nicht der bewussten Kontrolle unterliegenden Körperfunktionen steuert, und das sind die allermeisten, zum Beispiel die Atmung, die Herzfrequenz, die Hormonausschüttung, die Gehirnfunktion, die Immunreaktion, die Verdauung und den Schlaf.

Über 90 Prozent unserer Körperfunktionen werden vom ANS gesteuert, und so gilt: Wenn *es* gut funktioniert, funktionieren auch *wir* gut.

Wenn wir unser ANS ins Gleichgewicht bringen können, brauchen wir nicht zu versuchen zu schlafen, denn der Schlaf kommt dann von selbst.

Das ANS setzt sich aus zwei Teilen zusammen: dem Sympathikus und dem Parasympathikus.

Das sympathische Nervensystem

Das sympathische Nervensystem, das oft als »Kampf-oder-Flucht-System« bezeichnet wird, schüttet Adrenalin aus, um unsere Fähigkeit zu aktivieren, angesichts einer wahrgenommenen Gefahr zu kämpfen oder zu fliehen, und versorgt unseren Körper mit einem Energieschub für diese Reaktionen. Es fungiert ein bisschen wie das Gaspedal in einem Auto, es sorgt für Schnelligkeit und lässt uns in Aktion treten: Das Herz schlägt schneller, Puls und Blutdruck steigen, und die Atmung beschleunigt sich – und das alles innerhalb von Sekundenbruchteilen, nachdem unser Gehirn die Bedrohung registriert hat.

Das Kampf-oder-Flucht-System bewirkt auch hormonelle Veränderungen: Unsere Nebennieren beginnen Adrenalin in unseren Blutkreislauf zu pumpen, dicht gefolgt von Cortisol. Diese »Stresshormone« versetzen unseren Körper in höchste Alarmbereitschaft. Sobald die Bedrohung vorüber ist, schüttet unser Körper andere Hormone aus, um unsere Muskeln zu entspannen und unser ANS wieder ins Gleichgewicht zu bringen. Zumindest theoretisch.

Der schnelllebige westliche Lebensstil, den die meisten von uns heutzutage führen, schafft jedoch ein inneres Umfeld, das von Stress beherrscht wird, was wiederum zu einer Überaktivierung des sympathischen Kampf-oder-Flucht-Systems führt. Somit ist bei den meisten Menschen während eines Großteils ihres Lebens die Kampf-oder-Flucht-Reaktion auf niedriger Stufe aktiviert; der Körper ist ständig auf eine Bedrohung vorbereitet, die nie eintritt.

In seinem Buch *»The New Science of Breath«* beschreibt Stephen Elliott diesen Zustand als »chronische sympathische Dominanz«.[2] Unser Gehirn schüttet also viel mehr Stresshormone aus als nötig, was das ANS stark aus dem Gleichgewicht bringt. Dieser Prozess setzt mehr freie Radikale frei und verstärkt Entzündungen,[3] führt zu Bluthochdruck, Verdauungsproblemen und Angstzuständen und erhöht das Herzinfarkt- und Schlaganfall-Risiko (wegen der arterienverstopfenden Ablagerungen, die durch Stresshormone entstehen).

Außerdem lässt uns dies vorzeitig altern, denn es ist so, als würden wir aufs Gaspedal treten und gleichzeitig die Handbremse anziehen. Das verschleißt den Motor und ruiniert das Auto.

Und natürlich ist das alles auch ganz schlecht für den Schlaf, denn die Aktivierung des Sympathikus führt zur Produktion von Cortisol, dem Wachheitshormon. Damit wir schlafen können, müssen wir das Kampf-oder-Flucht-System abschalten und den anderen Zweig des ANS aktivieren: den Parasympathikus.

Doch bevor wir uns mit dem Parasympathikus beschäftigen, sei angemerkt, dass es noch eine dritte und vierte Möglichkeit gibt, die mit der Kampf-oder-Flucht-Reaktion zusammenhängen: das Erstarren und Unterwerfen.

Erstarren, auch als reaktive oder attentive Immobilität bezeichnet, kann als »Kampf oder Flucht« in der Warteschleife betrachtet werden. Wir können weder weglaufen noch kämpfen, stattdessen werden wir unbeweglich. Genau wie »Kampf oder Flucht« ist auch das Erstarren keine bewusste Entscheidung, sondern eine automatische Reaktion, die wir nicht kontrollieren können.

Es gibt einige interessante neue Theorien, denen zufolge manche Arten von Depressionen eigentlich eine Erscheinungsform der Erstarrungsreaktion sein könnten. Mitunter lässt die ständige Überaktivität des Kampf-oder-Flucht-Systems schließlich die Sicherung durchbrennen, und wir geraten in einen Erstarrungszustand, der oft fälschlicherweise als Depression diagnostiziert wird. Wenn das stimmt, würde dies bedeuten, dass Depressionen, genau wie Traumata, eine Erkrankung des Nervensystems sind und dass Gesprächstherapien und/oder Medikamente hier ebenfalls nicht den besten Ansatz darstellen.

Die Unterwerfungs-Reaktion *(fawn response)* wird ausgelöst, wenn wir auf eine Gefahr mit dem Versuch reagieren, die Bedrohung abzumildern bzw. den Angreifer zu beschwichtigen, indem wir uns ihm gegenüber gefällig verhalten. Der Begriff *»fawn response«* wurde erstmals von Pete Walker in seinem brillanten Buch *»Complex PTBS: From Surviving to Thriving«* (dt. *»Posttraumatische Belastungsstörung – Vom Überleben zu neuem Leben: Ein praktischer Ratgeber zur Überwindung von Kindheitstraumata«)* geprägt (engl. *»fawn«* bedeutet »Rehkitz«, aber auch »katzbuckeln, hofieren, sich kriecherisch verhalten«). Im Grunde ist das der Versuch, den Angreifer zu besänftigen, um die Bedrohung zu entschärfen und so in Sicherheit zu gelangen. Dieses *»Fawning«* ist (genau wie Kampf, Flucht und Erstarren) eine automatische Reaktion auf eine Bedrohung; wir sind also ebenso wie bei den anderen drei Reaktionen nicht in der Lage, sie zu verhindern.

Das parasympathische Nervensystem

Das parasympathische »Ruhe- und Verdauungssystem« ist ganz anders, es fungiert wie das Bremspedal im Auto: Es beruhigt Körper und Geist und ermöglicht es uns, uns zu entspannen und zu erholen.

Wenn der Parasympathikus aktiviert ist, sinkt unsere Herzfrequenz, die Atmung verlangsamt sich und unsere Zellen beginnen sich zu reparieren. Auf geistiger Ebene fühlen wir uns entspannt, denn der Geist beruhigt sich; auf körperlicher Ebene gehen Entzündungen zurück, Energiereserven werden wieder aufgefüllt,[4] und unser Verdauungssystem wird aktiviert – daher »Ruhe und Verdauung«.

Die Aktivierung des Parasympathikus ist für unser Überleben ebenso wichtig wie die Kampf-oder-Flucht-Reaktion und sowohl beim Sex als auch beim Essen erforderlich. Weshalb kämpfen Männer mit Erektionsproblemen bzw. Frauen mit Orgasmusschwierigkeiten, wenn sie Angst haben? Weil Stress und Angst eben die Aktivierung des Parasympathikus verhindern. In ähnlicher Weise verlieren wir oft den Appetit, wenn wir trauern, weil der mit Trauer einhergehende Stress die Kampf-oder-Flucht-Reaktion ein- und das Ruhe- und Verdauungssystem abschaltet; der Wunsch, etwas zu essen, wird dann deaktiviert.

Umgekehrt verspüren manche Menschen den Wunsch, mehr zu essen, wenn sie trauern (Trostessen), und auch das ist logisch. Die Traumaspezialistin Dr. Heather Sequeira erklärte mir: »Das liegt daran, dass eine hohe Kohlenhydratzufuhr die Aufnahme von Tryptophan erleichtern kann, was vorübergehend das Stress- und Erregungsniveau senkt. Leider erhöht der Verzehr von einfachen Kohlenhydraten auch die Entzündungswerte im Körper, was wiederum zu mehr Stress führt, sodass dies für viele Menschen eine heikle und schwierige Sache ist.«[5]

Während sich das Kampf-oder-Flucht-System sehr schnell einschaltet (aber Zeit braucht, um wieder abzuschalten), wird das Ruhe- und Verdauungssystem relativ langsam aktiviert und erfordert tatsächlich oft eine bewusste Aktivierung durch etwas Entspannendes, zum Beispiel dass wir uns hinlegen, langsamer atmen oder einfach Bedingungen schaffen, unter denen wir uns sowohl psychisch als auch physisch sicher und entspannt fühlen.

Was hat das alles mit Schlaf zu tun?

Nun ja, wie Sie sich vorstellen können, muss zum Schlafen der *Parasympathikus aktiviert* werden.

Schlaf und das ANS

Um einschlafen und durchschlafen zu können, müssen wir das ANS ausbalancieren, also die Kampf-oder-Flucht-Reaktion abschalten und das Ruhe- und Verdauungssystem einschalten. Laut Dr. Alan

Christianson ist Cortisol unsere »eingebaute Kaffeekanne«.[6] Das Hormon eignet sich zwar super, um uns aufzuwecken, aber solange unser Gehirn es ausschüttet, sind wir viel zu wach, um zu schlafen.

Die meisten Techniken in diesem Buch sind speziell darauf ausgerichtet, den Spiegel dieser Stresshormone zu senken und den Parasympathikus vor dem Schlafengehen zu aktivieren. Besonders Yoga Nidra und kohärentes Atmen sind – wissenschaftlich erwiesen – zwei der wirksamsten Techniken, um das ANS ins Gleichgewicht zu bringen und so den Schlaf zu verbessern.

Nachdem wir nun wissen, wie das ANS funktioniert, wollen wir auf die drei wichtigsten biologischen Stressoren zurückkommen, die seine Regulation stören.

Stress, Entzündungen und Traumata

Stress, Entzündungen und Traumata bedingen und verschlimmern sich gegenseitig. In vielerlei Hinsicht ist das *eine* sowohl Symptom als auch Ursache für das *andere.*

Sie alle bewirken eine Überaktivierung der Kampf-oder-Flucht-Reaktion und eine gestörte ANS-Regulierung; das führt zu mehr Entzündungen, die wiederum mehr Stressreaktionen nach sich ziehen, und so setzt sich der Teufelskreis fort. All dies ist nicht nur schlecht für unseren Schlaf, sondern auch für unsere allgemeine Gesundheit.

Die gute Nachricht lautet: Wir können wieder schlafen und gesund leben, wenn wir lernen, die Stress- und Entzündungswerte in unserem Körper zu reduzieren und gleichzeitig die traumatischen Auswirkungen auf unser Gehirn zu integrieren.

Stress

Wir alle wissen, wie es sich anfühlt, gestresst zu sein: das geistige oder körperliche Gefühl von Anspannung oder Druck – das Gegenteil von Entspannung. Stress kann medizinisch definiert werden als die Reaktion des Körpers auf »jede Veränderung, die eine Anpassung erfordert«[7]. Jede Veränderung, selbst eine angenehme Veränderung wie eine Beförderung oder die Geburt eines Kindes, erzeugt ein gewisses Maß an Stress, und der menschliche Körper ist darauf ausgelegt, damit zurechtzukommen.

Tatsächlich ist ein geringes Maß an gelegentlichem Stress sogar gut für uns. Das Phänomen der sogenannten Stressimmunisierung zeigt, dass uns ein moderates Stressniveau seit der Kindheit gegen eine Stressüberlastung im späteren Leben immunisieren kann.[8]

Stress ist also nicht per se schlecht, aber chronischer Stress und die daraus resultierende *sympathische Dominanz* sind es sehr wohl.

Entzündungen

Laut Ansicht des Schlafexperten Professor Rubin Naiman sind Entzündungen das am meisten übersehene Problem bei Schlafstörungen. Entzündungen sind ein biologischer Abwehrmechanismus, bei dem das Immunsystem geschädigte Zellen erkennt und den Heilungsprozess einleitet, indem es körpereigene Reaktionen wie Schorf, Schwellungen und Blutergüsse auslöst. Dadurch können unsere Wunden und geschädigtes Gewebe heilen.

Genau wie bei Stress sind also zeitweilige Entzündungsschübe notwendig, um unsere Gesundheit zu schützen, aber wenn die Entzündung bestehen bleibt, obwohl sie nicht mehr gebraucht wird, kann sie uns schaden. Chronische Entzündungen liegen den meisten schweren Krankheiten zugrunde: von Herzkrankheiten über rheumatoide Arthritis bis hin zu Depressionen, Angstzuständen sowie PTBS. In einer Meta-Analyse von 50 medizinischen Arbeiten aus dem Jahr 2020 wurde ein direkter Zusammenhang zwischen Entzündungen und PTBS festgestellt, und zwar sowohl als ein beitragender Faktor als auch als Symptom.[9]

Entzündungen sind auch eine Ursache für chronische Schlaflosigkeit. Sie aktivieren nicht nur das Kampf-oder-Flucht-System, das den Schlaf verhindert, sondern führen außerdem zu einem leichten, aber klinisch signifikanten Anstieg der Körpertemperatur[10]; da der Schlaf ansonsten eng mit einer Senkung der Körpertemperatur verbunden ist, kann eine erhöhte Temperatur verhindern, dass wir überhaupt einschlafen.

Die beiden wichtigsten Möglichkeiten zur Verringerung chronischer Entzündungen sind die Aktivierung des Parasympathikus über seine Verbindung zum Vagusnervgeflecht sowie die Anpassung unserer Ernährung.

Der Verzicht auf entzündungsfördernde Lebensmittel wie raffinierte Kohlenhydrate, frittierte Lebensmittel, verarbeitetes sowie rotes Fleisch und natürlich Zucker sowie der Verzehr von entzündungshemmenden Lebensmitteln wie Fisch, Nüssen, Beeren, Gemüse, Olivenöl u.a. ist eine der direktesten Möglichkeiten, sowohl den Schlaf als auch die allgemeine Gesundheit zu fördern.

Eine 2016 im *»Journal of Clinical Sleep Medicine«* veröffentlichte Studie ergab, dass eine Ernährung mit einem hohen Anteil an entzündungsförderndem Zucker und Kohlenhydraten, aber wenig Ballaststoffen zu weniger Tiefschlaf und häufigerem nächtlichem Erwachen führt.[11] Bei einer medizinischen Studie aus Kanada war bei Personen, die weniger als drei Obst- und Gemüsesorten pro Tag verzehrten, die Wahrscheinlichkeit einer Angststörungs-Diagnose und einer dadurch verursachten Schlafstörung um mindestens 24 Prozent höher.[12]

Bekannte entzündungshemmende Nahrungsergänzungsmittel wie Vitamin D, Zink, Kurkuma und Omega-Öle sind ebenfalls sehr gut, aber wenn Sie wirklich die Kraft der Natur nutzen wollen, sollten Sie Rhodiola rosea, Astaxanthin, Ashwagandha und das erstaunliche pflanzliche Harz Shilajit aus dem Himalaja ausprobieren. Diese vier Mittel werden zur Verringerung von Entzündungen und zur Förderung des Schlafs sehr empfohlen, haben eine Vielzahl weiterer Vorteile und sind für die meisten Menschen sicher, auch für diejenigen, die mit einem Trauma zu tun haben.

Außerdem ist der Schlaf selbst ein wirksamer Entzündungshemmer: Die Verringerung der Entzündung verbessert demnach unseren Schlaf, und die Verbesserung unseres Schlafs reduziert die Entzündung.

Trauma

Wir werden später, wenn wir über mehr Wissen hinsichtlich praktischer Hilfsmittel verfügen, noch eingehender auf Traumata und PTBS eingehen; zunächst wollen wir uns mit den Grundlagen befassen.

Psychologisch gesehen ist ein Trauma die Auswirkung einer belastenden Erfahrung, welche die Fähigkeit einer Person überfordert, damit entsprechend fertigzuwerden und die Reaktion darauf zu integrieren.

Biologisch gesehen führt es zu einer Dysregulation des autonomen Nervensystems, wodurch das Kampf-oder-Flucht-System leichter anspringt, die Ruhe- und Verdauungsreaktion dagegen schwieriger zu aktivieren ist. Viele der Symptome eines Traumas – Angst, Depressionen, Hypervigilanz, Schlaflosigkeit – werden nicht so sehr durch das Trauma an sich verursacht, sondern vielmehr durch diese vom Trauma ausgelöste Regulationsstörung des ANS.

Ob ein Ereignis traumatisch ist, hängt von der *subjektiven Erfahrung* des Einzelnen ab. Manche Menschen können durch ein Erlebnis in einem Kriegsgebiet traumatisiert werden, andere durch Mobbing in den sozialen Medien. Genauso wie ein gebrochenes Herz für den einen schlimmer sein mag als ein Todesfall – oder der Tod eines Haustiers für jemanden schmerzlicher sein kann als der Verlust eines menschlichen Familienmitglieds für andere –, so ist ein Trauma etwas sehr Persönliches.

Wenn ein Ereignis einen so starken Eindruck auf Sie hat, dass Sie von den stressigen Auswirkungen überfordert und nicht in der Lage sind, sie zu integrieren, dann zählt das absolut als Trauma; Sie sollten also nicht das Gefühl haben, Ihr Trauma wäre nicht »traumatisch genug«.

Zusammenfassend lässt sich sagen, dass unruhiger Schlaf in erster Linie auf ein dysreguliertes ANS zurückzuführen ist, was wiederum durch die Auswirkungen von Stress, Entzündungen und Traumata auf den Körper verursacht wird.

Auch Professor Chris Idzikowski, Spezialist für Schlafstörungen, stimmt damit überein: »Schlaflosigkeit wird durch Übererregung hervorgerufen, eine Verfassung, in der das Gehirn einer Person einfach zu aktiv ist, um zu schlafen.«[13]

Um gut schlafen zu können, müssen wir es schaffen, die Übererregung des Kampf-oder-Flucht-Systems herunterzufahren und das Ruhe- und Verdauungssystem einzuschalten. Zu den einfachsten Möglichkeiten zählen die tief entspannenden Praktiken der hypnagogen Achtsamkeit und des Yoga Nidra.

Kapitel 5

Hypnagoge Achtsamkeit

»Die Hypnagogie wird oft als ein Zustand der Genialität angesehen, in dem es keine Grenzen oder Einschränkungen gibt.«

Dr. Brian Weiss,
Autor des Bestsellers »Many Lives, Many Masters«
(dt. »Die zahlreichen Leben der Seele:
Die Chronik einer Reinkarnationstherapie«)

Auf dem Achtsamkeits-Retreat für Veteranen in Schottland ist es Zeit, sich hinzulegen.[1] Während sich die Teilnehmer vollends an ihren Meditationsplätzen einrichten, kämpfe ich sowohl gegen das Mittagstief nach den vielen Kohlenhydraten als auch gegen das gutmütige Geplänkel an, wie man es von einer Gruppe ehemaliger Militärs erwartet.

»Fang bloß nicht wieder an zu schnarchen, Tommy!«

»Es ist nicht das Schnarchen, um das du dir Sorgen machen musst, Kumpel, es ist Keiths Furzen!«

»Ich furze *nicht!*«

Die 25-köpfige Gruppe besteht aus Militärveteranen, aktiven Militärangehörigen und Familienmitgliedern der Veteranen. Sie sind gleichmäßig im Raum verteilt, alle liegen auf einer Yogamatte oder einer Decke mit einem Kissen unter dem Kopf. Mit einem Lächeln im Gesicht machen sie sich bereit für das …

»Nickerchen!«

»Das ist kein Nickerchen! Das hat er doch schon beim letzten Mal gesagt! Hör doch einfach mal zu!«

»Hab ich ja versucht, aber ich konnte ihn nicht hören, weil du so laut geschnarcht hast!«

Wenn Sie mit Veteranen arbeiten, müssen Sie auf solches Geplänkel gefasst sein; es ist wichtig für den Bindungsprozess und macht einen Großteil der »unsichtbaren Therapie« aus, die auf solchen Retreats stattfindet.

Ich beginne mit meiner Einführung: »Bei dieser Technik geht es darum, zu lernen, auf der schläfrigen Grenze zum Schlaf – kurz vor dem Einschlafen – zu ruhen, ohne tatsächlich einzuschlafen. Sie wird als hypnagoge Achtsamkeit bezeichnet. Ihr wisst ja, der hypnagoge Zustand ist die Tür, die in den Schlaf führt. Und Achtsamkeit ist die Fähigkeit des Geistes, zu *wissen, was geschieht, während es geschieht*. Bei dieser Übung geht es also darum, in dem Zustand kurz vor dem Schlaf achtsam zu sein. Achtsamkeit ist hier der entscheidende Faktor. Es ist das Gewahrsein, das uns am Einschlafen hindert. Denkt daran, das ist nicht die Zeit für ein Nickerchen …«

»Siehst du, ich hab's dir doch gesagt!«

»Es ist eine Zeit der Tiefenentspannung, also habt die starke Intention, die ganze Zeit über ein achtsames Gewahrsein aufrechtzuhalten. Wenn ihr einschlaft, ist das völlig in Ordnung, und vielleicht ist es genau das, was euer Körper braucht. Wenn ihr anfangt zu schnarchen, dann …«

»Damit bist du gemeint, Tommy!«

»… dann werdet ihr die tibetische Klangschale hören. Sobald ihr sie hört, werdet ihr euch einfach eures Atems gewahr und macht weiter. Es ist keine Schande, zu schnarchen oder einzuschlafen. Ich bitte euch nur, die Möglichkeit zu erforschen, die ganze Zeit über bewusst zu bleiben.«

»Aye, fair enough, pal.« (»Okay, in Ordnung, Kumpel.«)

Und nach dieser ultimativen schottischen Zustimmung kommen sie zur Ruhe und beginnen mit der Praxis.

Das Tor zum Schlaf

Bei der hypnagogen Achtsamkeit geht es darum, an der Schwelle zum Schlaf zu lernen, sich tief zu entspannen. Es hat sich gezeigt, dass diese Art von Übung die sympathische Kampf-oder-Flucht-Aktivität unmittelbar verringert und gleichzeitig die parasympathische Ruhe- und Verdauungsfunktion sowie den Vagustonus erhöht. Sie hilft unserem Körper, sich daran zu gewöhnen, jederzeit entspannter zu sein.

Indem wir ganz bewusst das Tor zum Schlaf durchschreiten, helfen wir unserem Körper, sich daran zu erinnern, dass wir Zugang zum Schlaf gewinnen können und er vollkommen natürlich eintreten kann. Mit dieser Übung lernen wir tagsüber, den Weg in den Schlaf zu gehen, und können somit auch nachts Zugang dazu finden; deshalb ist diese Übung so gut für Schlaflose. Ich weiß, es scheint paradox, aber wenn wir lernen, *nicht* einzuschlafen, trainieren wir unseren Körper, sich daran zu erinnern, *wie* man einschläft.

Yoga Nidra

Eine der populärsten Formen der hypnagogen Achtsamkeit ist die uralte Praxis des Yoga Nidra.

Beim Wort »Yoga« denken wir normalerweise an die Bewegungsabläufe und Körperhaltungen, welche die im Westen am häufigsten praktizierte Form des Yoga darstellen. Aber das Sanskrit-Wort *»Yoga«* bedeutet eigentlich »Vereinigung« und hat nichts mit Bewegungsabläufen per se zu tun.

»Nidra« ist ein weiteres Wort aus dem Sanskrit und bedeutet »Schlaf«. Yoga Nidra kann also mit »Schlafvereinigung« oder »der Schlaf, der vereinigt ist« übersetzt werden. Vereint mit was? Mit Bewusstsein!

Im Rahmen des »Lucid Dreaming Summit«, des »Gipfeltreffens zum luziden Träumen«, das ich mit der Online-Plattform *Awake Academy* während des Lockdowns 2020 organisiert habe, führte ich ein Interview mit meiner Freundin, der Yoga-Nidra-Expertin Uma Dinsmore-Tuli, Ph.D., zu ihrem Fachgebiet.

Wie Uma mir erklärte, ist Yoga Nidra »eine Meditation über den Moment des Einschlafens. Man meditiert über die Erfahrung, im hypnagogen Zustand zu sein. Man legt sich hin und kann sich selbst in diesen Zustand führen; doch meistens hört man sich eine geführte Audioaufnahme an, teilweise mit komplexen Visualisierungen nach festgelegten Skripten, aber eigentlich ist nichts davon wirklich notwendig. Alles, was für Nidra notwendig ist, ist die Meditation über den Moment des Einschlafens.«[2]

Die Vorteile von Yoga Nidra

Yoga Nidra ist wirklich gut für uns. Uma erklärte: »Es funktioniert gleichermaßen als meditative Praxis und als therapeutisches Instrument. Yoga Nidra kann tiefe Heilung und einen sehr tiefen Ruhezustand auf allen Ebenen fördern – körperlich, geistig-psychisch, emotional und spirituell. Es kann zur Linderung von Schlaflosigkeit, Angstzuständen, Depressionen, Panikattacken und anderen stressbedingten Problemen eingesetzt werden und eignet sich auch hervorragend zur Behandlung chronischer Schmerzen.«

Sie erzählte mir von einer achtwöchigen Yoga-Nidra-Studie mit Vietnam-Veteranen, die unter intrusiven Erinnerungen und Trauma-Flashbacks litten. Während und nach dem Kurs waren Wut, Angst und Reaktivität laut eigenen Aussagen weniger stark, dafür hatte sich ein gesteigertes Gefühl der Entspannung, des Friedens, des Selbstgewahrseins und der Selbstwirksamkeit eingestellt.

Uma zitierte die Gründerin von PTBS UK, Jacqui Suttie: »Yoga Nidra kann als hoch wirksame Praxis zur Reduzierung von Stress und PTBS-Symptomen betrachtet werden.«

Ich fragte sie, ob es irgendwelche Nachteile oder Personengruppen gebe, die Yoga Nidra nicht machen sollten. Ihre Antwort: »Nein, das ist das Beste daran – jeder kann es machen, und es scheint bei einer Vielzahl von Beschwerden zu helfen.«

ooooo

Wissenschaftliche Fakten zum Thema »Yoga Nidra«

Studien haben gezeigt, dass das Praktizieren von Yoga Nidra tagsüber zu einer »signifikanten Verbesserung der Schlafqualität führt, da es eine höhere parasympathische Aktivität in der Nacht bewirkt«[3].

Studien über iRest, eine Form von Yoga Nidra, die derzeit in Militärkrankenhäusern in den USA angeboten wird, haben durchweg ergeben, dass es dazu beitragen kann, »die Fähigkeit zur Bewältigung von PTBS, Schmerzen und Stress« zu verbessern, und gleichzeitig hilft, »die Körperspannung zu verringern, die Schlafqualität zu verbessern [und] die Fähigkeit zu stärken, mit intrusiven Gedanken umzugehen und Stress zu bewältigen.«[4]

Eine Studie aus dem Jahr 2018 zu den Auswirkungen von Yoga Nidra auf gestresste Universitätsprofessoren ergab eine signifikante Verbesserung des positiven Wohlbefindens, der allgemeinen Gesundheit und der Vitalität bei denjenigen, die Yoga Nidra praktizierten. Als sie die Gehirne der gestressten Professoren untersuchten, zeigte sich, dass die Yoga-Nidra-Praxis zu einer »integrierten Reaktion des Hypothalamus führte, durch die die sympathische Aktivität zurückging und eine höhere parasympathische Entspannung bewirkt wurde«[5].

Dies bestätigt die Ergebnisse einer früheren neurobiologischen Studie, der zufolge Yoga Nidra die Aktivität in Regionen verringert, die an der emotionalen Verarbeitung und der motorischen Planung beteiligt sind, was zu einer Zunahme der körperlichen und geistigen Entspannung bei gleichzeitiger Verringerung des Angstniveaus führt.

ooooo

Entspannender als Sitzen

Praktiken wie Yoga Nidra sind oftmals sogar besser geeignet, um eine tiefe Entspannung zu erreichen, als Meditationsübungen im Sitzen[6] – zum einen, weil wir liegen, und zum anderen, weil wir uns nicht so sehr konzentrieren müssen. Yoga Nidra wird in der Regel anhand einer geführten Audioaufnahme praktiziert, sodass wir nur den Anweisungen zu folgen und die Aufmerksamkeit aufrechtzuerhalten brauchen und im Idealfall nicht einschlafen. Das macht es viel entspannender für all jene unter uns, die sich nur schwer fokussieren können oder sich Sorgen machen, ob sie es »richtig« machen, wie das bei vielen Menschen der Fall ist, die mit Stress oder Ängsten zu kämpfen haben.

Diese Faktoren machen Yoga Nidra zu einer leicht zugänglichen Form der Meditation. Aber »leicht zugänglich« bedeutet keineswegs »weniger wirksam«. Die meditativen Verfassungen, die wir durch Yoga Nidra erreichen können, sind gleichwertig, wenn nicht sogar tiefer als bei der normalen Meditation im Sitzen.

~ Schlaf-Notiz ~

Alle Meditierenden da draußen, die meine obigen Ausführungen als Ketzerei bezeichnen (vielleicht, weil sie die Atemtechnik der dosierten Lippenbremse praktizieren), möchte ich frech daran erinnern, dass der Buddha selbst die Meditation im Liegen als eine der vier Hauptformen der Achtsamkeit lehrte; sie ist in ihrer Wirksamkeit den anderen drei Formen – Sitzen, Gehen und Stehen – gleichgestellt.

Nachdem wir also die Theorie hinter uns gebracht haben, wollen wir nun lernen, wie man Yoga Nidra und eine Reihe anderer hypnagoger Achtsamkeitstechniken praktiziert.

Kapitel 6

Ruhe- und Entspannungsübungen

»Stress – egal, woher er kommt – ist vorübergehend und spiegelt nicht deine wahre Identität wider.«

Julie T. Lusk, »Yoga Nidra for Complete Relaxation and Stress Relief«

Alle Übungen in diesem Kapitel bewirken eine Verlagerung des Schwerpunkts auf den Parasympathikus, was zu weniger Stress und Angst, tiefer Entspannung und besserer Schlafqualität führt. Vor allem Yoga Nidra und hypnagoge Achtsamkeitsübungen gehören zu den einfachsten und effektivsten Möglichkeiten, die Entspannungsreaktion zu stärken, den Geist zu beruhigen und einen Zustand messbarer neurologischer Ruhe herbeizuführen.

Übung: Yoga Nidra

Yoga Nidra kann entweder tagsüber praktiziert werden, um eine Gewohnheit der Tiefenentspannung zu schaffen, die das Einschlafen in der Nacht erleichtert, oder vor dem Schlafengehen, als Vorstufe zum Schlaf.

Auch nach dem Aufwachen mitten in der Nacht kann man mit Yoga Nidra die Zeit zur Entspannung nutzen oder sich wieder in den Schlaf hinein entspannen.

Für die meisten Menschen ist es am einfachsten, einer geführten Audioaufnahme zu folgen und dabei durch die Hypnagogie zu gleiten. Viele dieser Aufnahmen dauern etwa 20–30 Minuten; sie führen durch einen entspannenden Körperscan und legen uns nahe, langsamer zu atmen; oft werden auch beruhigende Bilder visualisiert.

Es gibt eine Menge solcher Audioaufnahmen im Internet (wobei nicht alle empfehlenswert sind). Für Interessierte, die Englisch verstehen, habe ich unter *www.charliemorley.com/wakeuptosleep* einige meiner Favoriten zusammengestellt. (Auf dem deutschen Markt sind ebenfalls CDs bzw. Bücher mit beigelegter CD erhältlich; die Titel finden Sie z.B. über ein Buchhandelsportal im Internet.)

Ich persönlich empfehle das iRest Institute, das sich auf traumasensibles Yoga Nidra spezialisiert hat, und das Yoga Nidra Network, das von Uma Dinsmore-Tuli und ihrem Mann Nirlipta geleitet wird. Am besten finden Sie selbst heraus, was für Sie geeignet ist.

- Suchen Sie sich eine Yoga-Nidra-Aufnahme aus. Ich empfehle Ihnen, die Lautstärke über Ihre Lautsprecher bzw. Kopfhörer zu überprüfen, bevor Sie mit der Praxis beginnen.

- Bereiten Sie Ihren Raum vor. Diese Übung kann aufrecht sitzend in einer entspannten Position durchgeführt werden, aber idealerweise liegen Sie bequem, normalerweise auf dem Rücken, entweder auf dem Boden, auf einem Sofa oder in Ihrem Bett. Die meisten Menschen haben gerne ein Kissen unter dem Kopf, manche auch unter den Knien, um Schmerzen im unteren Rücken zu lindern. Sie wollen sich rundum wohlfühlen, also verwenden Sie so viele Kissen, Decken und Stützen, wie Sie brauchen. Falls Sie diese Übung nicht als Vorstufe zum Schlafen machen, sollten Sie darauf achten, es nicht so sehr bequem zu haben, dass Sie tatsächlich einschlafen.

- Schaffen Sie ein ruhiges, friedliches Umfeld. Sorgen Sie dafür, dass Ihr Telefon Sie nicht stört, aber stellen Sie sich ruhig einen Wecker, der Sie am Ende der Übung weckt, falls Sie befürchten, während des Übens einzuschlafen. Tun Sie alles, was nötig ist, damit Sie sich leichter entspannen können, und sagen Sie gegebenenfalls allen, mit denen Sie das Zimmer gemeinsam nutzen, dass Sie jetzt Yoga Nidra praktizieren, damit sie sich entsprechend verhalten können.

- Spielen Sie die Audioaufnahme über Ihre Kopfhörer oder Lautsprecher ab und folgen Sie den Anweisungen. Wenn Sie vor dem Ende einschlafen, ist das völlig in Ordnung (Sie können von einem Nickerchen profitieren); aber streben Sie an, tief entspannt und bewusst im hypnagogen Zustand zu verweilen, möglichst für die gesamte Dauer der Aufnahme.

- Am Ende der Aufnahme sollten Sie *nicht* schnellstens wieder in den Wachzustand wechseln. Kehren Sie langsam und sanft zurück und verweilen Sie dabei in tiefer Entspannung.

Tagespensum

Entweder 20–30 Minuten täglich oder zweimal pro Tag, wenn möglich, für diejenigen, die an einem Trauma oder einer PTBS arbeiten. Falls das nicht machbar ist, sollten Sie nach Möglichkeit dreimal pro Woche mindestens eine 20-minütige Sitzung einlegen.

Ein Zuviel davon gibt es nicht. Auf einem Yoga-Nidra-Retreat wird mitunter sechs- oder siebenmal pro Tag 30 Minuten lang praktiziert, und man schläft trotzdem jede Nacht wie ein Baby.

Übung: Hypnagoge Achtsamkeit

Diese Praxis ist dem Yoga Nidra sehr ähnlich, aber sie wird nicht mit einer Audioaufnahme durchgeführt, sondern unter Eigenanleitung. Es handelt sich um eine Form der Achtsamkeitsmeditation, die im hypnagogen Zustand praktiziert wird und dem »*Settling, Grounding, Resting*«-Vorgehen folgt, das von der großartigen Organisation Mindfulness Association UK gelehrt wird.

Aufgrund der achtsamen Konzentration, die erforderlich ist, um sich selbst – ohne einzuschlafen – in den hypnagogen Zustand zu versetzen, ist das vielleicht nicht ganz so entspannend wie eine audiogeführte Yoga-Nidra-Sitzung. Da die Praxis jedoch dem Format einer Achtsamkeitsmeditation folgt, hat sie dieselben wunderbaren neurologischen Vorteile wie die normale Achtsamkeitsmeditation, zum Beispiel eine höhere Dichte der grauen Substanz im Hippocampus (einem Gehirnareal, das mit Lernen und Gedächtnis zu tun hat) und eine geringere Dichte in der Amygdala (einem Bereich, der für Angst und Stressreaktionen zuständig ist).[1]

Genau wie Yoga Nidra kann die hypnagoge Achtsamkeit entweder tagsüber oder nachts praktiziert werden und ist eine hervorragende Option, wenn Sie keine Audioaufnahme zur Verfügung haben oder Sie sich einfach selbst anleiten möchten.

- Bereiten Sie den Raum vor. Diese Übung kann aufrecht sitzend in einer entspannten Position durchgeführt werden, aber idealerweise liegen Sie bequem, normalerweise auf dem Rücken, entweder auf dem Boden, auf einem Sofa oder in Ihrem Bett. Die meisten Menschen haben gerne ein Kissen unter dem Kopf, manche auch unter den Knien, um Schmerzen im unteren Rücken zu lindern. Sie wollen sich rundum wohlfühlen, also verwenden Sie so viele Kissen, Decken und Unterlagen wie nötig. Wenn Sie diese Übung nicht vor dem Einschlafen machen, sollten Sie berücksichtigen, es sich nicht so sehr bequem zu machen, dass Sie sofort »wegtreten«.

- Tun Sie, was immer Sie tun müssen, damit Sie sich leichter entspannen können, und lesen Sie dann die folgenden Anweisungen durch, um sich die verschiedenen Phasen der Übung grob einzuprägen.
- Falls Sie die Übung nicht als Vorbereitung auf den Schlaf machen, stellen Sie einen Wecker, der Sie 20–30 Minuten später sanft zurückholt.
- Schließen Sie die Augen und entspannen Sie sich.
- Werden Sie sich Ihrer Atmung bewusst. Zählen Sie beim Einatmen und beim Ausatmen jeweils bis drei oder vier, um Ihren Geist zur Ruhe zu bringen.
- Atmen Sie einige Minuten lang auf diese Weise weiter. Wenn Ihnen Gedanken durch den Kopf gehen, lassen Sie sie einfach los, ohne zu versuchen, sie abzulehnen oder sich damit zu beschäftigen. Lassen Sie sie einfach sein und konzentrieren Sie sich wieder auf die Atmung und das Zählen.
- Nach ein paar Minuten konzentrieren Sie sich ein wenig mehr auf die Ausatmung. Merken Sie, dass sich Ihr Körper beim Ausatmen etwas mehr entspannt?
- Nun können Sie das Zählen beim Atmen weglassen.
- Atmen Sie jetzt ganz natürlich und lenken Sie Ihr Gewahrsein in Ihren Körper, um sich zu erden. Werden Sie sich einfach aller körperlichen Empfindungen bewusst, die Sie erleben. Das ist alles. Spüren Sie den Kontakt zwischen Ihrem Körper und dem Boden unter Ihnen. Spüren Sie das Gewicht Ihres Körpers und entspannen Sie sich in die bedingungslose Unterstützung hinein, die Ihnen der Boden gewährt. Dann beginnen Sie, mit Ihrem Gewahrsein von den Zehenspitzen bis zum Scheitel zu wandern (Ganzkörperscan) und sich dabei tief zu entspannen.

Nehmen Sie sich dafür mindestens 10 Minuten Zeit bzw. machen Sie so lange weiter, bis Sie sich völlig entspannt Ihres ganzen Körpers gewahr sind.

- Ruhen Sie sich jetzt einfach aus. Tun Sie nichts. Geben Sie den Gedanken auf, irgendetwas tun zu wollen. Ruhen Sie nur. Ruhen Sie einfach in diesem Moment. Nehmen Sie wahr, was auch immer auf Sie zukommt. Falls Sie spüren, dass Sie in den Schlaf gleiten, lenken Sie Ihre Aufmerksamkeit zurück auf den Fluss Ihres Atems, die Geräusche im Raum und Ihren Kontakt mit der Oberfläche unter Ihnen. Sollten Sie bemerken, dass Sie kurz davor sind, wegzutreten, können Sie Ihre Finger oder Zehen leicht zusammenziehen, um sich wieder Ihres Körpers bewusst zu werden.

- Verweilen Sie für den Rest der Sitzung in dieser achtsamen Wahrnehmung des hypnagogen Zustands. Sooft der Geist abdriftet, bringen Sie sich mithilfe des Gewahrseins Ihres Atems oder der hypnagogen Bilder in den gegenwärtigen Moment zurück.

- Beenden Sie Ihre Übung, wenn der Wecker klingelt. Oder gleiten Sie einfach in den Schlaf, sofern Sie die Übung vor dem Schlafengehen praktiziert haben.

Meine persönliche 25-minütige geführte Audio-Version dieser Praxis mit dem Titel »The Dao of Dozing« stammt aus dem Album *»Lucid Dreaming, Conscious Sleeping«* mit geführten Audiomeditationen; es kann von iTunes oder *Audible.com* heruntergeladen werden.

Tagespensum

Diese Übung kann anstelle oder parallel zu Ihrer Yoga-Nidra-Praxis erfolgen; Sie sollten versuchen, mindestens 20–30 Minuten täglich eine der beiden Praktiken durchzuführen bzw. zweimal täglich, wenn Sie mit einem Trauma oder einer PTBS zu tun haben.

Falls das nicht machbar ist, sollten Sie mindestens dreimal pro Woche eine 20-minütige Sitzung abhalten.

>> Feedback aus der Praxis <<

Yoga Nidra und hypnagoge Achtsamkeit gehören zu den beliebtesten Übungen der Workshop-Teilnehmer. Ich werde immer wieder gebeten, die Wissenschaft dahinter zu erklären, weil die Menschen schwer akzeptieren können, dass etwas so Entspannendes und Angenehmes tatsächlich gut für sie sein kann! Das ist wirklich ein Beweis dafür, dass die heilige Natur der Ruhe nicht mehr wertgeschätzt wird.

In den Rückmeldungen zu einem von mir geleiteten Workshop, an dem auch Frauen von der Army Widows' Association teilnahmen, hieß es sehr schön:
»Ich hatte das noch nie als eigenständige Praxis kennengelernt. Ich dachte, es sei halt einfach das ›Beste‹ am Ende der Yogastunden. Im Liegen zu meditieren, während sich der Körper völlig entspannt, ist eine Freude und ergibt so viel Sinn. Und die Qualität der Verbundenheit mit etwas, das heilig zu sein scheint, ist wertvoller als Gold.«
Und: *»Die Yoga-Nidra-Praxis hat mich sofort zum Positiven verändert. Ich fühle mich dadurch viel besser geerdet und bin zuversichtlich, dass sie mit der Zeit die tieferen Ebenen von Nervosität und Angst in meinem Nervensystem durchdringen wird. Seit ich diese Technik erlernt habe, habe ich keinen einzigen Tag versäumt.«*

Eine Frau sagte:
»Es ist sehr erholsam und praktisch. Es lädt die Batterien wieder auf, und wenn ich es in meiner Mittagspause mache, habe ich bei der Arbeit einen viel besseren Nachmittag.«

Einer der Vorteile von hypnagoger Achtsamkeit und Yoga Nidra, auf den die Menschen immer wieder zurückkommen, besteht darin, dass man das auch durchführen kann, wenn man mitten in der Nacht aufwacht und nicht mehr in den Schlaf findet. Yoga Nidra ist eine großartige Möglichkeit, sich entweder wieder in den Schlaf hinein zu entspannen oder zumindest die Wachphase für eine tiefe, neurologisch wertvolle Erholung zu nutzen, anstatt einen energieaufwendigen »Schlafversuch« zu unternehmen, der das ANS aktiviert.

Im Grunde genommen sind 5 Stunden Schlaf plus eine halbe Stunde tiefer Ruhe viel besser als 5 Stunden Schlaf plus 2 Stunden stressige Versuche, uns wieder in den Schlaf zu zwingen.

ooooo

Die nachstehenden Übungen sollten nach Möglichkeit *zusätzlich* (*nicht* anstelle!) Ihrer täglichen Praxis von Yoga Nidra oder hypnagoger Achtsamkeit durchgeführt werden.

Übung: Hypnagoge Affirmationen für guten Schlaf

Diese Technik ist etwas gewöhnungsbedürftig, aber manchen Menschen kann sie sehr dabei helfen, ihre einschränkenden Überzeugungen hinsichtlich des Schlafs umzuprogrammieren.

Affirmationen sind einfach positive Absichtserklärungen. Affirmationen zu lesen oder laut auszusprechen, kann eine starke Wirkung auf unsere psychische Verfassung haben, und wenn wir sie im hypnotischen Trancezustand mit seinem hohen Anteil an Alpha- und Theta-Gehirnwellen aussprechen, wird dieser Effekt noch verstärkt.

Die Autorin Jennifer Williamson hat ein Buch mit dem Titel *»Sleep Affirmations«* geschrieben, in dem sie erklärt, inwiefern Affirmationen ein hervorragendes Mittel darstellen, um negative Denkmuster zu durchbrechen und hilfreiche Überzeugungen zu stärken.

Einige meiner liebsten Affirmationen von ihr lauten:

- Ich bin den Schlaf, den ich suche, absolut wert.

- Möge mein Schlaf friedlich sein.
Mögen meine Träume mit Liebe erfüllt sein.

Hier sind ein paar weitere Affirmation, die Sie vielleicht ebenfalls ausprobieren möchten:

- Ich lasse heute los und entspanne mich tief in den Schlaf hinein.

- Möge mein Schlaf friedlich und mein Geist ruhig sein.

- Alles ist gut. Ich bin sicher und entspannt.

- Nichts zu tun ..., nirgendwohin gehen ..., ausruhen ...

Durch das Wiederholen einer dieser Affirmationen beim Einschlafen teilen Sie Ihrem Körper mit, dass Sie in Sicherheit sind und dass es in Ordnung ist, die Ruhe zu erhalten, die Ihr Geburtsrecht ist.

◎ Wählen Sie eine Affirmation oder erstellen Sie Ihre eigene Affirmation.

◎ Wiederholen Sie die Affirmation ein paarmal im Wachzustand, um sie sich auswendig einzuprägen und die zugrunde liegende Energie der Worte zu verinnerlichen.

◎ Legen Sie sich ins Bett und schließen Sie die Augen. Sobald Sie beginnen, in den hypnagogen Zustand abzudriften, wiederholen Sie Ihre Affirmation achtsam und mit Gefühl.

◎ Nachdem Sie die Affirmation einige Minuten lang wiederholt haben, lassen Sie sich von der wohltuenden Energie der Worte gesättigt in den Schlaf gleiten.

Tagespensum

Wie und wann immer Sie wollen.

Diese Technik eignet sich besonders gut, wenn Sie Schwierigkeiten haben, den hypnagogen Zustand entweder als Erstes nachts vor dem Einschlafen oder nach einem nächtlichen Erwachen zu durchlaufen.

Sie können sie auch mit hypnagoger Achtsamkeit kombinieren.

Übung: Progressive Muskelentspannung

Dr. Edmund Jacobson erfand diese Technik bereits in den 1920er-Jahren, um seinen Patienten bei der Bewältigung von Angstzuständen zu helfen. Er war seiner Zeit voraus und wusste, dass durch die Entspannung der Muskeln des Körpers auch der Geist entspannt werden kann.

Die Technik besteht einfach darin, verschiedene Muskelgruppen anzuspannen und dann wieder zu lösen. Normalerweise beginnt man mit den Füßen und arbeitet sich langsam und sanft durch den ganzen Körper.

Durch das An- und Entspannen bestimmter Körperteile werden wir uns nicht nur unseres Körpers bewusster (was der Dissoziation entgegenwirkt), sondern auch der Spannung, die wir im Körper gehalten haben.

Oft ist man schon so lange gestresst, dass man gar nicht mehr weiß, wie sehr man verspannt ist. Soll man aber *absichtlich Spannung erzeugen* und sie dann wieder loslassen, kann ein neues Gewahrsein dafür geschaffen werden, wie sich Entspannung anfühlt.

Diese Technik kann zu jeder Tages- und Nachtzeit angewandt werden; in der Hypnagogie praktiziert, kann sie zu einer noch tieferen Entspannung führen.

◎ Bereiten Sie Ihren Raum vor. Diese Übung kann aufrecht sitzend in einer entspannten Position durchgeführt werden, aber idealerweise liegen Sie bequem, normalerweise auf dem Rücken, entweder auf dem Boden, auf einem Sofa oder in Ihrem Bett. Schließen Sie die Augen und richten Sie Ihren Körper so aus, dass Sie es möglichst bequem haben.

◎ Atmen Sie nun durch die Nase ein, spannen Sie nacheinander jede Muskelgruppe an (siehe die Reihenfolge in der Liste unten), und zwar ziemlich stark, aber ohne Unbehagen, und zählen Sie dabei bis fünf; dann lassen Sie beim Ausatmen die Spannung in dieser Muskelgruppe wieder los, während Sie bis acht oder auch bis zehn zählen. Spüren Sie, wie die Spannung aus diesen Muskeln abfließt; sie sollten sich schwer und entspannt anfühlen. Zählen Sie jetzt bis etwa zehn und gehen Sie dann zur nächsten Muskelgruppe über. Arbeiten Sie sich allmählich Ihren Körper hinauf, indem Sie nacheinander jede der folgenden Muskelgruppen anspannen und wieder loslassen:

- Füße und Knöchel
- Unterschenkel
- Oberschenkel
- Hüfte, unterer Rücken und Gesäß
- Unterleib und Brust
- Hände und Arme
- Schultern und Nacken
- Gesicht (zerknauschte Grimasse)
- ganzer Körper

Versuchen Sie sich beim Lösen der Spannung darauf zu konzentrieren, wie Sie sich fühlen, wenn die Muskelgruppe gelöst und entspannt ist. Sie können sich auch vorstellen, dass stressige Gefühle aus Ihrem Körper fließen, während Sie die einzelnen Muskelgruppen entspannen.

- Wiederholen Sie den letzten Schritt (Ganzkörperanspannung) dreimal und lassen Sie Ihren ganzen Körper schwer und entspannt werden. Lassen Sie jegliche Restspannung los und stellen Sie sich vor, wie sie aus Ihrem Körper fließt, während Sie in eine tiefe Entspannung sinken.

- Genießen Sie das Gefühl der Entspannung noch ein paar Momente lang. Dann können Sie entweder in den Schlaf gleiten oder die Augen öffnen, sich recken, strecken und dehnen, um wieder ganz wach zu werden.

Tagespensum

Wie und wann Sie wollen.

Diese Übung ist besonders gut geeignet bei einem Restless-Legs-Syndrom (unruhige Beine) oder zum Abbau von Stress nach einem bewegungsarmen oder sehr bewegungsreichen Tag (zum Beispiel nach einem langen Lauf oder dem Training im Fitnessstudio).

Übung: Nickerchen

Hypnagoge Achtsamkeit und Yoga Nidra sind großartige Möglichkeiten, unsere Batterien aufzuladen und tiefe Ruhe zu genießen, ohne tatsächlich zu schlafen. Manchmal möchten wir aber auch richtig Schlaf nachholen oder einfach nur unser Tagespensum an Schlaf erfüllen. Solange wir dies mindestens 6 Stunden vor dem Schlafengehen tun, kann ein Nickerchen eine sehr gute Möglichkeit darstellen.

Sie wissen ja: Die 7–9 Stunden *pro Nacht* sind eigentlich über einen *24-Stunden-Zeitraum zu* verstehen, wie es in vielen Siesta-liebenden Ländern der Fall ist. Ein Nickerchen wird also durchaus auf die tägliche Schlafquote angerechnet und ist oft ein viel realistischerer Weg, die Schlafzeit zu erhöhen, als zu versuchen, 8 Stunden am Stück im Bett zu bleiben.

Interessanterweise ist die Abfolge der Schlafstadien anders, wenn wir außerhalb unseres »monophasischen« nächtlichen Schlafs ein Nickerchen machen; dann kommt der Tiefschlaf nämlich nach dem Leichtschlaf und der REM-Phase. Das macht das Nickerchen auch ideal für das luzide Träumen, das wir später noch erlernen werden.

ooooo

Wissenschaftliche Fakten zum Thema »Nickerchen«

Die Psychologieprofessorin Kimberly A. Cote sagt: »Wenn es um die gesunde erwachsene Bevölkerung geht, denke ich, so gut wie jeder könnte von einem Nickerchen profitieren.«[2]

Laut einer über sechs Jahre laufenden Studie der medizinischen Fakultät der Harvard University haben Menschen, die regelmäßig ein Schläfchen halten, ein um 37 Prozent geringeres Risiko, an einer Herzerkrankung zu sterben, als Menschen, die kein Nickerchen machen; bei Männern sinkt das Risiko sogar um bis zu 64 Prozent.[3] Es gibt kein täglich einzunehmendes Medikament, welches das Risiko eines Mannes, an einer Herzerkrankung zu sterben, so stark senken kann; ein Nickerchen bewirkt also wirklich unglaubliche Resultate.

Eine schlaflose Nacht kann die Reizbarkeit (aufgrund einer Überreaktion vom Bedrohungsdetektor des Gehirns, der Amygdala) um bis zu 60 Prozent erhöhen. Glücklicherweise kann ein 60-minütiges Nickerchen diese Reaktivität stark reduzieren,[4] und selbst ein Schläfchen von nur 20–30 Minuten kann Erschöpfung und Müdigkeit verringern sowie die Stimmung und Wachsamkeit verbessern. Laut einer NASA-Studie verbesserte ein 40-minütiges Schläfchen die Wachsamkeit der Astronauten um bis zu 100 Prozent und ihre Gesamtleistung um 34 Prozent.[5]

Die faszinierendste Tatsache, die ich über das Nickerchen weiß, wurde von Dr. Sara Mednick, Psychologin an der University of California, entdeckt; sie fand heraus, dass Menschen nach einem 60- bis 90-minütigen Mittagsschlaf bei einem Gedächtnistest genauso gut abschnitten wie nach einer ganzen Nacht Schlaf. Ihre Worte: »Es ist erstaunlich: Mit einem 90-minütigen Nickerchen kann man die gleichen Lernvorteile erzielen wie mit acht Stunden Schlaf.«[6]

Ich will hier nicht zu viel verraten, aber ein Nickerchen ist wirklich unglaublich gut für Sie und macht Sie messbar besser in allem, was Sie danach tun; deshalb empfehle ich dringend, einen Weg zu finden, es in Ihre tägliche oder wöchentliche Routine einzubauen.

ooooo

~ Schlaf-Notiz ~

Warum das Nickerchen nicht in unsere Bildungs-, Arbeits- und Gesellschaftsstrukturen integriert ist, ist mir schleierhaft. Schüler könnten bessere Noten bekommen, Börsianer könnten bessere Geschäfte machen, und Politiker könnten fundiertere (und weniger von der Amygdala beeinflusste) Entscheidungen treffen, wenn alle die Möglichkeit hätten, jeden Tag ein Nickerchen abzuhalten.

Top-Tipps für Nickerchen

- Obwohl die meisten Menschen den Drang haben, gegen Mitte des Nachmittags ein Nickerchen zu halten, können Sie es eigentlich einlegen, wann immer Sie wollen, solange es mindestens 6 Stunden vor dem Schlafengehen ist. So hat Ihr Körper genügend Zeit, um vor dem Zubettgehen seinen »Schlafdruck«, die biologische Grundlage der Müdigkeit, aufzubauen.

- Sollten Sie später am Abend das Bedürfnis verspüren, sich aufzuladen, entscheiden Sie sich stattdessen lieber für eine Yoga-Nidra-Sitzung, da sie Ihren Schlafdruck nicht beeinträchtigt.
- Die meisten Menschen finden ein 20- bis 90-minütiges Nickerchen am besten.
- Versuchen Sie jedoch, nicht viel länger als 90 Minuten zu schlafen. Alles, was darüber hinausgeht, kann dazu führen, dass Sie in den Deltaschlaf fallen (denken Sie daran, dass die Abfolge der Schlafstadien bei einem Nickerchen anders ist); dadurch fühlen Sie sich nach dem Aufwachen ein bisschen groggy und Ihr Schlaf in der kommenden Nacht wird beeinträchtigt.

Wenn Sie kein Nickerchen machen können, ruhen Sie sich wenigstens aus. Nick Littlehales, der Schlafcoach von Spitzensportlern, empfiehlt in seinem Buch *»Sleep«* (dt. *»Sleep: Schlafen wie die Profis«*) seinen Athleten jeden Tag eine 90-minütige kontrollierte Erholungsphase *(controlled recovery period, CRP)*. Dabei kann es sich um einen 90-minütigen Vollschlaf handeln oder um eine 60- bis 90-minütige Ruhepause mit offenen Augen in einem abgedunkelten Raum – oder irgendetwas dazwischen. Es geht darum, dem Körper mindestens einmal am Tag 90 Minuten lang nichts anderes als Ruhe, Erholung und Entspannung zu gönnen.

Kapitel 7

Trauma und PTBS

»Ein Trauma ist die Hölle auf Erden.
Ein gelöstes Trauma ist ein Geschenk der Götter.«

Peter A. Levine,
Entwickler von Somatic Experiencing®

Wir hätten auf dieses Thema schon viel früher eingehen können, aber um möglichst »traumasensibel« zu sein, wollte ich damit warten, bis wir uns mit einigen der Werkzeuge zur Integration von Traumata vertraut gemacht haben.

Trauma und posttraumatische Belastungsstörung (PTBS) werden in der Regel mit lebensbedrohlichen Ereignissen wie Krieg, Vergewaltigung, körperlichem und sexuellem Missbrauch, Naturkatastrophen, Gewalt oder Unfällen assoziiert, aber wie bereits erwähnt, können wir auch durch scheinbar viel alltäglichere Ereignisse traumatisiert werden; das ist wichtig zu wissen.

Eine Traumatisierung entsteht durch jede Erfahrung, die wir nicht bewältigen können, unter anderem mangelnde elterliche Fürsorge, Liebeskummer, Mobbing in der Schule oder am Arbeitsplatz und missbräuchliche Nutzung der sozialen Medien.

Manche Leute meinen, ihr Trauma sei »nicht schlimm genug«, aber ein Trauma ist ein Trauma, egal, ob es in einem militärischen

Kriegsgebiet oder im Kriegsgebiet des familiären Umfelds verursacht wurde.

Posttraumatischer Stress

Posttraumatischer Stress ist eine völlig normale Reaktion auf ein traumatisches Ereignis. Wenn wir so etwas durchmachen, erleben wir fast alle ein hohes Maß an Verzweiflung und Angst. Dies hat ein »Nachbeben« für unser Nervensystem zur Folge, und das kann zu Albträumen, Angstzuständen und Depressionen führen; oder man fürchtet sich davor, den Ort des traumatischen Erlebnisses zu besuchen oder die Aktivität auszuüben, die zu dem Trauma geführt hat.

Das ist fest in unserer Physiologie vernetzt und völlig natürlich. James Scurry, Experte für achtsamkeitsbasierte Psychotherapie und Spezialist für Traumata, stimmt dem zu: »Posttraumatischer Stress passiert jedem. Wir pathologisieren so oft Dinge wie Albträume, Depressionen und Angstzustände, aber der Prozess der Trauma-Erfahrung nach etwas Traumatischem ist Teil dessen, was uns zu Menschen macht.«[1]

Genau wie bei körperlichen Wunden integriert unsere körpereigene Heilungskapazität unser psychologisches Trauma in den meisten Fällen auf natürliche Weise, sodass posttraumatische Stresssymptome in der Regel innerhalb weniger Tage oder Wochen nach dem traumatischen Ereignis abklingen, ohne dass Medikamente oder eine Therapie erforderlich sind. So wie eine natürlich verheilte körperliche Wunde manchmal eine Narbe hinterlässt, gilt dies auch für unsere psychischen Verletzungen. Doch wenn wir lernen, selbst kleine Traumata loszulassen und zu integrieren, können wir lernen, zu heilen, ohne Narben zu hinterlassen.

Manchmal trifft uns ein bestimmtes Trauma jedoch viel härter: Wir spüren es viel tiefer, es dauert viel länger an und beeinträchtigt uns akuter. Womöglich haben wir Flashbacks, wenn wir Aspekte des Traumas erneut durchleben, oder ein hohes Maß an Angst und Hypervigilanz, wiederkehrende Albträume, signifikante Verhaltensänderungen, lähmende Depressionen und leiden unter Gefühllosigkeit oder Dissoziation – Symptome, die nicht nur unsere Bewältigungsfähigkeit übersteigen, sondern – was entscheidend ist – mit der Zeit auch nicht zu verschwinden scheinen. Dann erfüllen unsere Erfahrungen womöglich die Kriterien einer PTBS.

Posttraumatische Belastungsstörung

Die Art des erlebten Traumas ist zwar entscheidend, doch im Allgemeinen entwickeln nur etwa 16 Prozent der traumatisierten Menschen Symptome, die die Kriterien einer klinischen PTBS erfüllen.[2] Viele andere Betroffene leiden zwar unter Umständen unter sehr belastenden und potenziell lebensbehindernden Symptomen, werden aber trotzdem mit »subklinischer« PTBS eingestuft. Für so manchen kann die Diagnose PTBS ein Segen sein, da sie eine hilfreiche Erklärung für das Erlebte liefert; für andere dagegen wird sie zu einer schweren Last, weil sie sich schämen oder gebrochen fühlen.

Dieses Buch ist nicht zur Selbstdiagnose gedacht. Wenn Sie noch mehr Hilfreiches über PTBS wissen möchten, sollten Sie sich unbedingt von medizinischen Fachleuten unterstützen und beraten lassen.

Alle Techniken in diesem Buch wurden sowohl in Gruppen mit einer hochgradigen PTBS als auch in Gruppen ohne PTBS erfolgreich unterrichtet; wir wissen also, dass sie für alle Traumatisierten hilfreich sein können.

Mit welchem Etikett auch immer wir das Trauma versehen: Die Auswirkungen können noch Jahre oder sogar Jahrzehnte nach dem traumatischen Ereignis latent in uns schlummern. Manche beschreiben dies als eine leise tickende Zeitbombe, die schließlich explodiert, wenn ein auslösendes Ereignis – der zehnte Jahrestag des Traumas, ein Lied im Radio, das zu der Zeit lief, oder einfach eine stressige Lebensveränderung wie die Pensionierung oder die Geburt eines Kindes – sie zündet.

Doch es gibt auch eine gute Nachricht: Wir können die Zeitbombe nämlich entschärfen. Die Arbeit mit einem körperbasierten Ansatz zur Traumabewältigung kann versteckte bzw. latente vergangene Traumata heilen und integrieren, bevor die Bombe hochgeht. Wir sind nicht dazu bestimmt, zu explodieren; wir sind dazu bestimmt, zu heilen.

Wir sind an einem Trauma nicht schuld, aber es liegt in unserer Verantwortung, darauf zu reagieren, und unsere »Reaktionsfähigkeit« beginnt in dem Moment, in dem wir drei entscheidende Punkte über Trauma verstehen:

1. Ein Trauma oder eine PTBS ist kein Zeichen von Schwäche; tatsächlich leiden oft jene am meisten, die sich am meisten anstrengen und am tiefsten fühlen.

2. Ein Trauma ist nicht nur psychologisch, sondern auch neurologisch bedingt; wir können also nicht ›einfach darüber hinwegkommen‹, egal, wie sehr wir uns auf kognitiver Ebene darum bemühen.

3. Wenn wir verstehen, wie ein Trauma unser Gehirn dysreguliert, können wir seine Auswirkungen vom Stigma befreien und uns selbst wieder ins Gleichgewicht bringen.

Als ich meinen Freund Cliff Grady, einen Vietnam-Veteranen, der jetzt als Therapeut in San Francisco arbeitet, fragte, wie wir Menschen mit Traumata am besten helfen können, antwortete er: »Schenke ihnen Glauben! Glaube an ihren Schmerz. Man kann Wunden nicht immer sehen. Manche Wunden, wie eine PTBS, sind zwar unsichtbar, aber schrecklich. Selbst wenn die traumatisierte Person es nicht verbalisieren kann, sollte man zumindest bereit sein, das zu sehen.«[3]

Drei Frauen in einem Büro: Wie sich ein Trauma auf das Gehirn auswirkt

Dr. Heather Sequeira ist eine brillante beratende Psychologin, die sich auf die Arbeit mit Traumata spezialisiert hat.[4] Auf einer ihrer Masterclasses zum Thema »PTBS«, die ich in London besuchte, erklärte sie anhand des Szenarios von drei Frauen in einem Büro, wie das Gehirn durch ein Trauma verändert wird.

Jede Frau arbeitet in einer anderen Abteilung und repräsentiert einen anderen Teil des Gehirns.

Zunächst einmal haben wir Frau Kortex, die für den präfrontalen Teil des Gehirns steht. Frau Kortex ist der Chef und CEO. Sie ist sehr klug. Sie trifft Entscheidungen, achtet auf die Einhaltung von Fristen, ist eine Expertin für abstraktes Denken und eine exzellente Problemlöserin. Sie prognostiziert künftige Ereignisse und liebt Worte und Sprache.

Als Nächstes haben wir Frau Hippocampus, die den Teil des Gehirns repräsentiert, der als Hippocampus bezeichnet wird. Frau Hippocampus ist die persönliche Assistentin von Frau Kortex. Sie ist eine großartige Organisatorin, übernimmt die gesamte Ablage, arbeitet mit den Computersystemen und ist besonders geschickt bei der Datenspeicherung. Sie arbeitet sehr eng mit Frau Kortex zusammen, zeigt ihr neue Informationen und legt sie dann so ab, dass es für ihre Chefin einen Sinn ergibt.

Und schließlich haben wir Mary Amygdala, die den Teil des Gehirns repräsentiert, der Amygdala genannt wird. Mary kümmert sich um die Rezeption; sie ist Empfangsdame und Wächterin in Personalunion. Sie kontrolliert die Besucher, überprüft die Videoüberwachung und steuert vor allem das Alarmsystem des Büros. Sie macht ihre Arbeit gut, aber sie ist nicht so klug und neigt zu Schwarz-Weiß-Denken.

Ein Mann mit einem Hut

Eines Tages betritt ein Mann mit einem Hut und einer geladenen Pistole das Büro. Mary Amygdala erkennt Gott sei Dank die Bedrohung, drückt den Alarmknopf und verriegelt automatisch die

Türen zu den Abteilungen der Chefin Frau Kortex und deren Assistentin Frau Hippocampus. Mary macht ihren Job, so gut sie kann, und befolgt die Vorgaben. Sobald sie die Türen verriegelt, ist die Entscheidungsfähigkeit von Frau Kortex zwar blockiert und die interne Datenspeicherung von Frau Hippocampus ist offline und nicht mehr zugänglich, aber zumindest kann sich Mary Amygdala nun darauf konzentrieren, das Büro zu schützen und den Sicherheitskräften (den Kampf-oder-Flucht-Systemen) mitzuteilen, wie sie vorgehen sollen.

Sobald die Bedrohung beseitigt ist, gibt sie die Telefonleitungen wieder frei, öffnet die Türen zu den anderen Abteilungen, und der Büroalltag kann wieder normal ablaufen.

Entscheidend ist jedoch, dass Frau Kortex und Frau Hippocampus während des gesamten Vorfalls sozusagen abgeriegelt waren und »unter Verschluss« gehalten wurden, sodass sie weder Einfluss auf das Geschehen hatten noch viel über den Mann mit der Waffe erfuhren. Die gesamte traumatische Erfahrung ist im Empfangsbereich von Mary Amygdala gespeichert.

Ein weiterer Mann mit Hut

Einen Monat später betritt ein weiterer Mann mit Hut das Büro. Er hat *keine* Waffe und stellt keine Bedrohung dar, aber da Mary Amygdala in Schwarz-Weiß-Kategorien denkt und nicht über das gleiche Maß an rationaler Intelligenz verfügt wie ihre Chefin Frau Kortex, nimmt sie an, dass *jeder* Hutträger eine Bedrohung darstellt.

Was soll sie tun?

Sie könnte ihre Chefin anrufen und sie fragen, aber das dauert womöglich zu lange, und das kann sie nicht riskieren. Sie steht immer noch unter dem Eindruck der Ereignisse des letzten Monats und ist seitdem sehr nervös. Also aktiviert sie das Alarmsystem, sperrt die anderen Abteilungen ab und kappt auch die Telefonleitungen, so wie sie es beim letzten Mal getan hat.

Die Metapher der drei Frauen in einem Büro beschreibt eine völlig normale Reaktion eines von einem Trauma betroffenen Gehirns; wir wollen das einmal Schritt für Schritt aufschlüsseln.

Wenn wir ein traumatisches Ereignis durch einen »Mann mit Hut, der mit einer geladenen Waffe hantiert«, erlebt haben, ist es völlig normal, dass unser Amygdala-Alarmsystem automatisch aktiviert wird, sobald wir das nächste Mal einen »Mann mit Hut« sehen. Das ist nicht unsere Schuld, es ist einfach die Art und Weise, wie unser Gehirn durch ein Trauma beeinflusst wurde: *Wir reagieren auf eine gegenwärtige Situation auf Grundlage der Erinnerung an eine vergangene Bedrohung.*

Wenn wir über ein traumatisches Erlebnis nachdenken, fragen wir uns vielleicht: »Warum habe ich dermaßen verrückte Entscheidungen getroffen?«, oder: »Warum habe ich mich nicht gewehrt?«, oder: »Warum kann ich mich nicht daran erinnern, wie sie aussahen?«

Während eines traumatischen Ereignisses treffen wir oft deshalb irrationale Entscheidungen oder überhaupt keine Entscheidung und erstarren einfach, weil der Teil unseres Gehirns, der für rationale Entscheidungen zuständig ist, offline ist. Mary Amygdala hat den Zugang zu den höheren Denk- und Entscheidungsfähigkeiten von Frau Kortex deaktiviert.

Sie hat auch die Kommunikationsleitungen zu Frau Hippocampus gekappt, sodass unser Gedächtnis und unsere Datenspeicherkapazität ebenfalls offline sind. Deshalb fällt es uns oft schwer, uns an die genauen Einzelheiten oder den Zeitrahmen eines traumatischen Erlebnisses zu erinnern. Das ist nicht unsere Schuld, es ist einfach ein Resultat unserer Gehirnaktivität.

Wenn Sie also Schuldgefühle dahingehend haben, wie Sie während eines traumatischen Erlebnisses reagiert haben, oder wegen der gestörten Erinnerungen daran, möchte ich Ihnen persönlich gern Folgendes sagen: *Es ist nicht Ihre Schuld.*

~ *Schlaf-Notiz* ~

Kein Wunder, dass Sie sich nicht erinnern konnten, wie die Person aussah: Ihr Hippocampus war offline. Kein Wunder, dass Sie keine rationalen Entscheidungen treffen konnten: Ihr präfrontaler Kortex war ausgeschaltet. Kein Wunder, dass Sie sich nicht gewehrt haben: Ihre Amygdala hatte Sie mit Erstarren reagieren lassen. Sobald wir das verstanden haben, können wir aufhören, uns die Schuld für unsere Reaktionen zu geben, und den Weg in Richtung Heilung gehen.

ooooo

Wissenschaftliche Fakten zum Thema »Flashbacks«

Manchmal kann sich ein traumatisches Ereignis so stark auf unser Gehirn auswirken, dass wir danach Aspekte des Ereignisses erneut durchleben. Geschieht dies tagsüber, nennen wir es einen »Flashback« bzw. eine Rückblende; im Schlaf äußert es sich als Albtraum oder Nachtangst (mehr dazu in den Kapiteln 11 und 12).

Flashbacks werden in der Regel durch etwas ausgelöst, das uns unbewusst an das Trauma erinnert. Es handelt sich dabei nicht nur um intrusive Erinnerungen; vielmehr erleben wir das Trauma auf viszeraler, instinktiver Ebene erneut. In unserer Metapher »Drei Frauen in einem Büro« würde ein Flashback Mary Amygdala dazu bringen, das Büro abzuriegeln und die Alarmanlage auszulösen, *als ob tatsächlich* ein Mann mit Hut mit einer Waffe vor ihrem Gesicht herumfuchteln würde.

Wie Neuroimaging-Studien[5] bestätigen, sind während eines Flashbacks sowohl der präfrontale Kortex als auch der Hippocampus tatsächlich ausgeschaltet, weshalb es – genau wie bei dem Trauma, das sie erneut abspielen – oft so schwierig ist, sich kohärent an die Flashbacks zu erinnern oder sie sich auf rationaler bzw. Verstandesebene auszureden.

Dr. Bessel van der Kolk, Autor des bahnbrechenden Buches *»The Body Keeps the Score«* (dt. *»Verkörperter Schrecken: Traumaspuren in Gehirn, Geist und Körper und wie man sie heilen kann«*), hat als einer der Ersten konstatiert, dass ein Trauma erst dann vollständig integriert werden kann, wenn die Gehirnstrukturen, die während des traumatischen Erlebnisses ausgeschaltet wurden, wieder vollständig aktiviert sind und die traumatische Prägung des Gehirns integriert wurde. Und dies zu einer Zeit, als das wissenschaftliche Establishment noch versuchte, das Trauma »wegzureden«, und sich viele gegenüber seiner revolutionären und inzwischen anerkannten Arbeit alles andere als aufgeschlossen zeigten.

Wenn ein bestimmtes Buch den größten Einfluss auf das Verfassen meines vorliegenden Buches hatte, dann ist es das oben genannte Werk von Bessel van der Kolk. Eine sehr empfehlenswerte Lektüre!

ooooo

Wohlbefinden am »Arbeitsplatz«

Nach einem traumatischen Ereignis kann unser Gehirn durchaus physiologische Veränderungen aufweisen.

Eine Metaanalyse aus dem Jahr 2020 von mehr als 50 Arbeiten über PTBS ergab, dass ein Trauma die Dicke des präfrontalen Kortex und das Volumen des Hippocampus verringert sowie zu einer höheren Amygdala-Aktivität führt.[6]

Wie können wir also den neurologischen Folgen des Traumas entgegenwirken und die drei Frauen im Büro wieder »auf Vordermann« bringen?

Es gibt im Wesentlichen drei Möglichkeiten:

1. die dysregulierte Amygdala neu zu kalibrieren (durch Atemübungen und Praktiken der Körperarbeit);

2. die Kapazität des präfrontalen Kortex zu stärken (durch Achtsamkeitsübungen);

3. den Hippocampus durch Reduzierung des Cortisolspiegels im Körper zu beruhigen[7] (durch Ruhe- und Entspannungsübungen).

Rekalibrierung der Amygdala

Mary Amygdala lernt kinästhetisch, daher spricht sie am besten auf Bewegungs- und Atemübungen an. Der Körperscan beim Yoga Nidra und die Atemarbeit mit Bewegungsübungen von *Breath-Body-Mind,* auf die wir in Kapitel 10 eingehen – das ist es, was sie braucht, um sich neu zu kalibrieren.

Studien von Harvard-Forschern[8] haben gezeigt, dass bereits eine 30-minütige Achtsamkeitspraxis pro Tag die Dichte der grauen Substanz (und die Reaktivität) der Amygdala innerhalb von nur vier Wochen verringerte, sodass alle Formen der Achtsamkeit auch für Mary geeignet sind.

Wenn Mary Amygdala erst einmal entspannt und gesund ist, wird sie gerne die Telefonleitungen zu Frau Kortex und dem rationalen Denken freischalten, das für Heilansätze wie kognitive Verhaltenstherapie und Gesprächstherapie gebraucht wird. Aber bis sie so weit ist, sind diese Methoden unter Umständen nicht so wirksam.

Stärkung des präfrontalen Kortex

Am leichtesten gelingt dies, indem man irgendeine Form von Achtsamkeits- oder Bewusstseinstraining praktiziert.

Achtsamkeit führt direkt zu einer Verdickung des präfrontalen Kortex,[9] was wiederum die Fähigkeit zur Einsicht, zum rationalen Denken und die exekutiven Funktionen stärkt. Im Grunde kann man das Büro von Frau Kortex wieder auf Vordermann bringen, indem man regelmäßig Achtsamkeit praktiziert.

Ganz gleich, ob Sie sich für die normale Achtsamkeitsmeditation im Sitzen entscheiden (die für manche großartig ist, aber für jene, die an Traumata arbeiten, nicht so ideal), für die hypnagoge Achtsamkeit oder für die Praktiken des kohärenten Atmens und des *Breath-Body-Mind* in den nächsten Kapiteln – alle haben die gleiche wohltuende Wirkung.

Wir wollen die Kapazität des präfrontalen Kortex nicht nur stärken, um unsere Fähigkeit zur Selbstregulierung zu verbessern, sondern auch, um die Reaktivität der Amygdala herunterzufahren; es handelt sich nämlich um eine bidirektionale Beziehung: Sobald Frau Kortex wieder online ist, kann sie Mary bei ihrer »Willkommensstrategie« beraten.

Beruhigung des Hippocampus

Die Auswirkungen des Traumas auf das ANS halten den Spiegel der Stresshormone abnormal hoch, was eine schädliche Wirkung auf den Hippocampus hat und sogar dazu führen kann, dass sich Frau Hippocampus »krankmeldet«; in der Folge treten weiterhin Flashbacks und Albträume auf, weil die Erinnerungen an das Trauma nicht verarbeitet werden können.

Sobald sich der Cortisol- und Adrenalinspiegel normalisiert hat, kann Frau Hippocampus ihre Arbeit wieder aufnehmen: das Trauma verarbeiten und die störenden Erinnerungen »zu den Akten legen«.

Wie kann man das am besten erreichen? Durch Entspannung und Achtsamkeit. Die im vorigen Kapitel beschriebenen »Ruhe- und Entspannungsübungen« sind ein guter Anfang. Tiefenentspannung und Achtsamkeitspraktiken im Allgemeinen können den Cortisolspiegel um 50 Prozent senken[10] und eine höhere Dichte der grauen Substanz im Hippocampus bewirken[11].

Die körperbasierten, stressreduzierenden Achtsamkeitsübungen in diesem Buch wurden speziell dafür entwickelt, die Amygdala neu zu kalibrieren, den präfrontalen Kortex zu stärken und den Hippocampus zu beruhigen, damit Sie die besten Chancen haben, die »drei Frauen im Büro« wieder ins Gleichgewicht zu bringen. Und wenn Ihr Gehirn in Balance ist, wird es natürlich auch Ihr Schlaf sein.

Posttraumatisches Wachstum

Zum Abschluss dieses Kapitels möchte ich mich mit dem faszinierenden Gebiet des posttraumatischen Wachstums (PTW) befassen – dem Phänomen der positiven Veränderung nach einem Trauma oder einer widrigen Situation.

Wie für die posttraumatische Belastungsstörung, so gibt es auch eine Skala zur Messung des posttraumatischen Wachstums; dazu zählen unter anderem Veränderungen in der Wertschätzung des Lebens, in den Beziehungen zu anderen, in der persönlichen Stärke und sogar in der spirituellen Sichtweise.

Es gibt ein tibetisches Sprichwort, das sich auf etwas Ähnliches zu beziehen scheint: »So wie ein Lagerfeuer bei starkem Wind nicht ausgeblasen wird, sondern noch heller lodert, so kann unser Geist durch die schwierigen Situationen, denen wir begegnen, gestärkt werden.«

Erstaunlicherweise berichten mehr als die Hälfte aller Traumaüberlebenden von positiven Veränderungen, sobald die anfänglichen Nachbeben des Traumas überwunden sind.[12] In einem Artikel des *»British Journal of Health Psychology«* aus dem Jahr 2009, in dem die Studien der letzten 20 Jahre zum Thema »posttraumatisches Wachstum« zusammengefasst wurden, heißt es: »Die Studien ergaben durchweg, dass die Befragten eine neue Wertschätzung für das Leben empfanden, es als ›Geschenk‹ bezeichneten und sogar dankbar waren, dass sie von solch lebensverändernden Krankheiten oder Ereignissen betroffen gewesen waren.«[13]

Psychologen sind sich einig: »Nach der akuten Phase der Depression, der Angst oder der Albträume, die durch das Trauma verursacht wurden, können wir sogar ein höheres psychologisches und emotionales Funktionsniveau erreichen als vor dem traumatischen

Ereignis.«[14] Wie die Forscher erzählten, hörten sie von Betroffenen, dass »trotz der körperlichen Schmerzen, die sie erlitten, und der täglichen Kämpfe, denen sie ausgesetzt waren, ihr Leben heute zweifellos besser ist als vor ihren traumatischen Erfahrungen. Das Trauma hat sie auf einen Weg geführt, den sie sonst nie gefunden hätten.«[15]

Natürlich trifft dies nicht auf alle traumatisierten Menschen zu: Zwar berichteten etwa 50 Prozent von posttraumatischem Wachstum; doch das heißt, die restlichen 50 Prozent haben kein PTW erlebt und haben mit der Integration ihres Traumas zu kämpfen.

Ich bin in diesem Kapitel zwar auf das PTW eingegangen, aber ich möchte damit keineswegs die verheerenden Auswirkungen der Traumatisierung herunterspielen, sondern Sie einfach wissen lassen, dass ein Trauma auch diese positiven Veränderungen nach sich ziehen kann. Und wie bei einer PTBS kann es Jahre dauern, bis sich ein PTW manifestiert, sodass wir nie genau wissen, ob die psychologische Weiterentwicklung gleich um die Ecke auf uns wartet.

Es gibt eine buddhistische Metapher, die die Essenz des PTW perfekt auf den Punkt bringt: »Kein Schlamm – kein Lotus.«

Kein Schlamm – kein Lotus

In der buddhistischen Tradition ist die Lotusblume ein Symbol für unser angeborenes Potenzial zur Erleuchtung, und zwar wegen der Art und Weise, wie der Lotus wächst. Lotus-Samen wachsen am leichtesten im tiefen Schlamm am Grund von Teichen. Wenn sie sprießen, werden sie ganz natürlich vom Sonnenlicht angezogen, das durch das trübe Wasser scheint, und strecken sich instinktiv danach aus, um schließlich über der Wasseroberfläche zu erblühen – rein, perfekt und schön, unbefleckt von dem Schlamm, aus dem sie stammen.

In diesem buddhistischen Gedanken steht die Lotusblume für unser wahres menschliches Potenzial und der schlammige Teich für unseren verwirrten, gestressten und traumatisierten Geist. All die schmerzhaften, beschämenden und traumatischen Aspekte unseres Geistes und unseres Lebens bilden den fruchtbaren Schlamm, in dem die Lotusblume wachsen kann. Ohne den Schlamm kann es keinen Lotus geben. Der Schlamm ist eine Voraussetzung für psychospirituelles Wachstum.

Als ich zum ersten Mal mit diesem Konzept in Berührung kam, wunderte ich mich über die Lehre, dass meine traumatisierten, beschämenden, scheinbar »schlammigen« Geisteszustände tatsächlich psychologisches Wachstum auslösen könnten. Inzwischen kann ich dank diesem Konzept klar erkennen, dass mich die Alzheimer-Erkrankung meiner Mutter enger mit meinem Bruder verbunden hat, mich Geduld gelehrt und es mir ermöglicht hat, meine Mutter bedingungslos zu lieben, und dass mich das Ende meiner Ehe gezwungen hat, mich der lähmenden Angst vor der Einsamkeit, die mich so lange eingeschränkt hatte, zu stellen, sie anzunehmen und zu transformieren.

Vielleicht gab es auch in Ihrem Leben eine Zeit, in der der Schlamm des Leidens zum Lotus des psychisch-seelischen Wachstums geführt hat?

Nachdem ich in Workshops die Metapher »Kein Schlamm – kein Lotus« einbrachte, wurde von Teilnehmern immer wieder erzählt, wie der Verlust ihres Arbeitsplatzes sie zu der Karriere führte, von der sie immer geträumt hatten, wie ein psychischer Zusammenbruch sie auf den spirituellen Weg brachte und wie eine Krankheit der Weckruf war, der in ein erfüllteres Leben mündete.

»Kein Schlamm – kein Lotus« ist keine spirituelle »Umleitung«, und es geht auch nicht darum, »die Dinge positiv zu sehen«; vielmehr bedeutet es, anzuerkennen, dass unser Trauma, wie schmerzhaft es auch sein mag, manchmal die Samen für unser persönliches Wachstum nähren kann. Es mag Jahre dauern, bis Früchte entstehen, aber oft geschieht es.

Checkliste Teil II

- Gestehen Sie sich Ruhe und Entspannung zu. Niemand hat es mehr verdient als Sie.
- Üben Sie jeden Tag 20–30 Minuten lang hypnagoge Achtsamkeit oder Yoga Nidra – oder nach Möglichkeit wenigstens dreimal pro Woche. Alles ist jedoch besser als nichts, sodass auch eine einzige Sitzung pro Woche einen spürbaren Nutzen bringt.
- Denken Sie daran, Ihr Nachttagebuch zu führen.
- Beschäftigen Sie sich mit den Grundlagen der Metapher »Drei Frauen im Büro« als ein Weg, Traumata zu entstigmatisieren und sich selbst in Erinnerung zu rufen, dass Ihr Verhalten während und nach einem traumatischen Ereignis nicht Ihre Schuld ist, sondern das Resultat eines Gehirns, das sich im Überlebensmodus befindet.
- Achten Sie auf Veränderungen Ihres Schlafzyklus, die sich aus der hypnagogen Achtsamkeitsübung oder der Yoga-Nidra-Praktik ergeben könnten.
- Machen Sie den Mund zu. Warum, erfahren Sie im nächsten Kapitel.

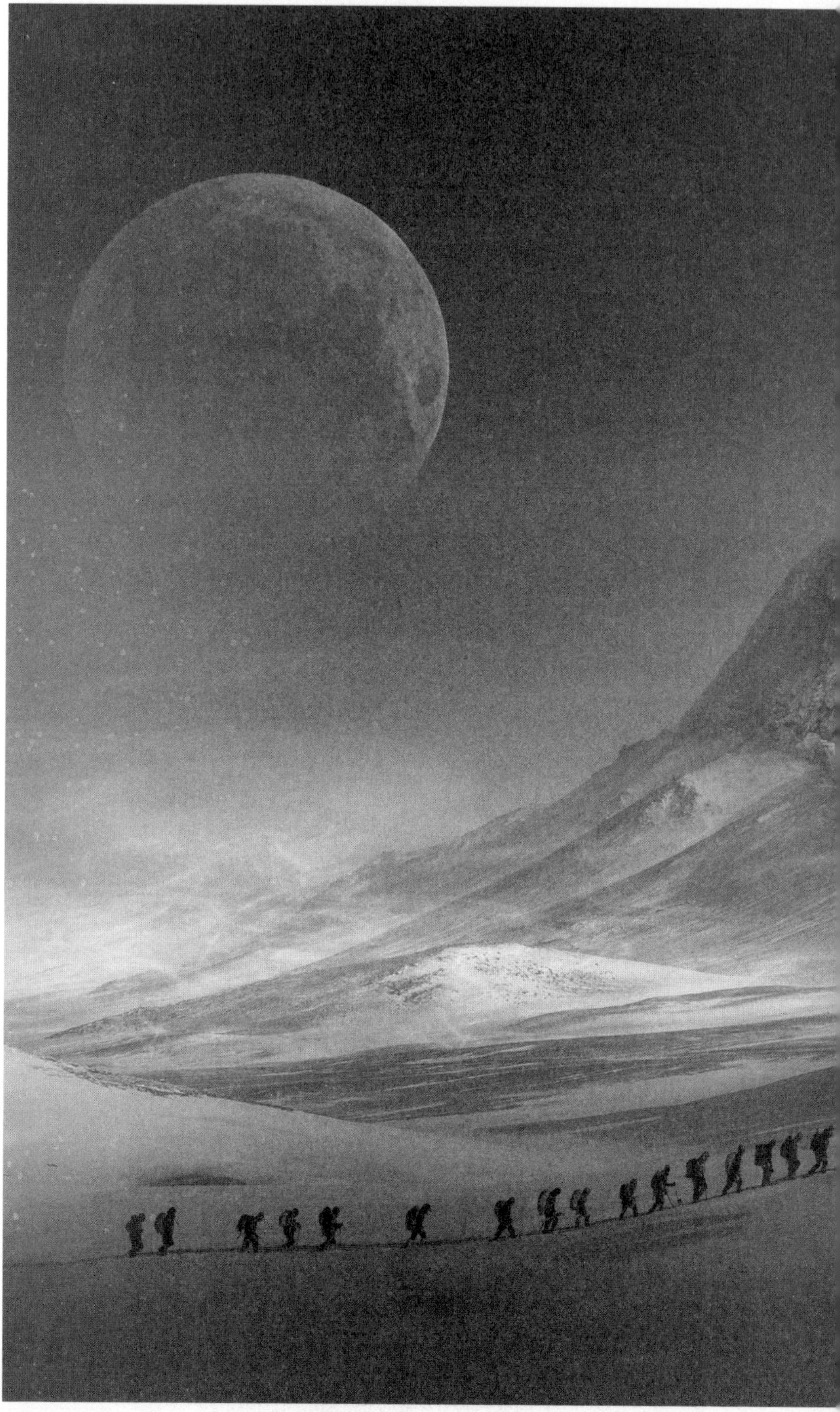

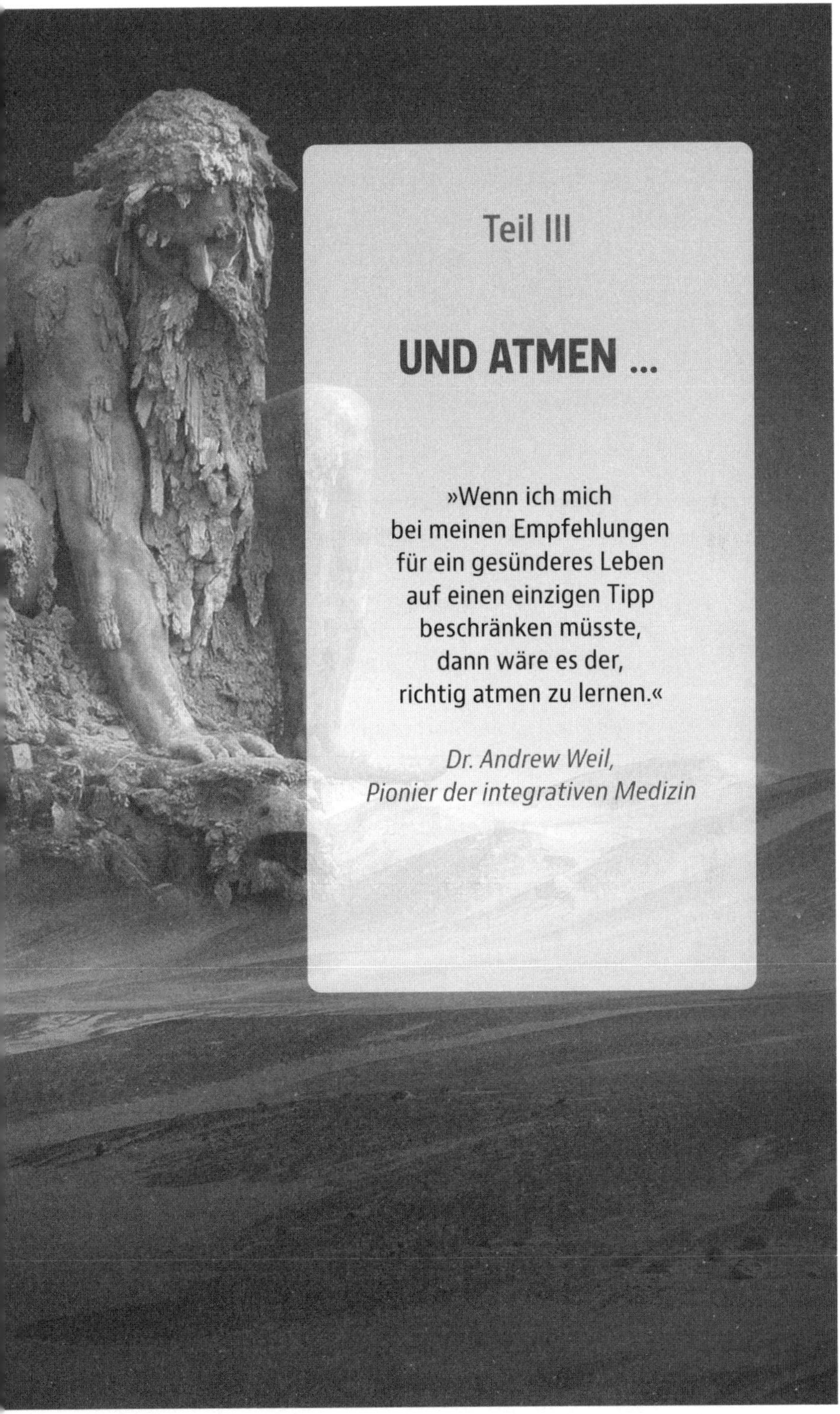

Teil III

UND ATMEN …

»Wenn ich mich
bei meinen Empfehlungen
für ein gesünderes Leben
auf einen einzigen Tipp
beschränken müsste,
dann wäre es der,
richtig atmen zu lernen.«

Dr. Andrew Weil,
Pionier der integrativen Medizin

ooooo

Nachdem wir nun gelernt haben, wie man sich entspannt, und untersucht haben, wie ein Trauma funktioniert, ist es an der Zeit, die Aufmerksamkeit auf unsere Atmung zu richten. Wir atmen zwar ständig, sowohl im Wachzustand als auch beim Schlafen, aber die meisten von uns machen es nicht ganz richtig.
In diesem Teil des Buches geht um den starken Einfluss einer veränderten Atmung auf die Regulierung unseres Nervensystems, wodurch wir Traumata integrieren und ruhig schlafen können. So wie wir das Schlafen neu erlernen müssen, müssen wir auch wieder lernen zu atmen.

ooooo

Kapitel 8

Richtig atmen

»Tiefes Atmen verändert die Chemie des Körpers.
Also atmet gefälligst, ihr Saftsäcke!«

Wim Hoff

Wie Schamanen, Mystiker und Yogis schon seit Jahrtausenden wissen, können wir unseren psychophysischen Zustand durch den Rhythmus unseres Atems radikal transformieren.

Mit Atemübungen wird in verschiedenen Yoga-, Kampfkunst- und Meditationstraditionen das Energieniveau erhöht, das Nervensystem in Balance gebracht und das Leben verlängert. Endlich hat auch die westliche Wissenschaft erkannt, dass kontrollierte Atemübungen zumindest »das Immunsystem stärken, die kardiovaskuläre Fitness verbessern, chronische Krankheiten regulieren und die Lebenserwartung erhöhen«[1] können und im besten Fall zu fast übermenschlichen Leistungen führen.

Von Wim Hoff, der sein Immunsystem stimulierte, um E.-coli-Bakterien abzuwehren, über Dr. Stan Grof, der mit Hyperventilation halluzinatorische Kopftrips erzeugte, bis hin zur medizinischen Fakultät der Harvard University, die nachwies, dass tibetische Mönche nasse Laken trocknen können, indem sie willentlich ihre Körperwärme erhöhen[2], haben wir jetzt exakte wissenschaftliche

Beweise dafür, dass Atemübungen scheinbar wundersame Ergebnisse erzielen können.

Und warum kann eine veränderte Atmung so tiefgreifende Auswirkungen auf unsere Physiologie haben? Weil das Gehirn Nachrichten aus der Lunge schneller als alle anderen verarbeitet.

Das Gehirn hat die Lunge auf Kurzwahl

In Jahrtausenden der Evolution haben sich schnelle und leistungsfähige Verbindungen zwischen dem Atmungssystem und dem Gehirn herausgebildet. Wenn die Atmung aussetzt, tritt innerhalb von Minuten der Tod ein, und deshalb gibt das Gehirn den Meldungen aus der Lunge Vorrang vor allen anderen.

Tatsächlich hört das Gehirn, wie die Expertin für Atemarbeit Dr. Pat Gerbarg sagt, nie auf, auf die Lunge zu lauschen. Laut Ergebnissen aus der medizinischen Forschung haben »Botschaften aus dem Atmungssystem schnelle, starke Auswirkungen auf wichtige Gehirnzentren, die an Gedanken, Emotionen und Verhalten beteiligt sind.«[3]

Bestimmt ist Ihnen schon einmal aufgefallen, wie Sie scharf einatmen, wenn Sie etwas Schockierendes sehen, oder tief ausatmen, wenn Sie auf Ihrem Lieblingsplatz auf dem Sofa versinken, richtig? Sie wissen also bereits, dass bestimmte emotionale Reaktionen bestimmte Atemmuster hervorrufen. Aber was Sie vielleicht noch nicht bemerkt haben: Es funktioniert auch andersherum! Wir können bestimmte Emotionen durch eine bestimmte Atmung anbahnen.[4]

Unser Atemmuster kann einen enormen Einfluss auf unsere psychophysische Befindlichkeit haben. Und das heißt: Eine veränderte Atmung kann buchstäblich unsere Gefühle verändern, und zwar fast augenblicklich.

Wollen Sie entspannt sein? Dann atmen Sie so, als wären Sie bereits entspannt!

Die Atmung optimieren

In der Einleitung zu seinem brillant recherchierten Buch *»Breath: The New Science of a Lost Art«* (dt. *»Breath – Atem: Neues Wissen über die vergessene Kunst des Atmens // Über das richtige Atmen und Atemtechniken«*) schätzt James Nestor, dass 90 Prozent der Menschen falsch atmen[5] und dass eine suboptimale Atmung die Ursache für eine ganze Reihe von Krankheiten ist.

Stephen Elliott, der Pionier der Atemarbeit, stimmt dem zu: »Unzählige Gesundheitsprobleme und die enormen Raten von Krankheiten wie Herzerkrankungen, Alzheimer, Diabetes und Schlaflosigkeit sind möglicherweise darauf zurückzuführen, dass wir nie gelernt haben, richtig zu atmen.«[6]

Aber wie können wir *falsch* atmen? Die Atmung läuft doch automatisch ab, oder nicht?

Die Atmung ist tatsächlich, genau wie der Schlaf, eine automatische Funktion, die jedoch, genau wie der Schlaf, durch umweltbedingte und psychophysische Stressfaktoren autonom suboptimiert wurde. So wie das Erlernen eines bewussten Schlafs ein Drittel unseres Lebens verändern kann, kann das Erlernen einer bewussten Atmung die anderen zwei Drittel verändern.

In den nächsten Kapiteln werden wir einige Atemtechniken erlernen, die nachweislich helfen, Stress und Traumata zu integrieren und Schlaflosigkeit zu reduzieren. Doch zuvor wollen wir drei einfache Möglichkeiten erkunden, mit denen wir unsere gewohnte Atmung im Alltag anpassen und optimieren können.

Mund zu!

Durch den Mund zu atmen, ist schlecht für Sie. Etwa 50 Prozent der Amerikaner atmen gewohnheitsmäßig durch den Mund,[7] und es gibt immer mehr Hinweise, dass die epidemischen Schlafprobleme, mit denen die Amerikaner zu kämpfen haben, direkt damit zusammenhängen könnten; denn die Art, wie wir im Wachzustand atmen, bestimmt, wie wir im Schlaf atmen.

Das Atmen durch die Nase ist dagegen wirklich gut für Sie. Die Nase verfügt über ein dreistufiges Filtersystem, bestehend aus den Nasenhaaren, die verhindern, dass Schmutz und Ablagerungen in die Atemwege gelangen, einer Schleimhaut, die Staub und Bakterien abfängt, bevor sie in die Lunge eindringen können, und schließlich mikroskopisch kleinen Härchen, den Zilien, die den Schleim durch die Atemwege transportieren und noch mehr von dem ganzen schlechten Zeug herausfiltern.

Bei der Mundatmung gibt es kein solches dreistufiges Filtersystem; Keime, Allergene und andere Schadstoffe können also in die Lunge gelangen und das empfindliche Gewebe schädigen.

Unsere Nase filtert die eingeatmete Luft nicht nur, sondern erwärmt oder kühlt sie auch und befeuchtet sie in der Nasenhöhle (die erstaunlicherweise ein größeres Volumen hat als unsere Mundhöhle), sodass sie von der Lunge leichter aufgenommen werden kann.

~ Schlaf-Notiz ~

Woran können Sie erkennen, dass Sie nachts durch den Mund atmen? Wenn Sie mitten in der Nacht mit einem trockenen Mund aufwachen oder Durst verspüren, atmen Sie wahrscheinlich durch den Mund. Und sollten Sie regelmäßig schnarchen, gilt mit ziemlicher Sicherheit das Gleiche.

Faszinierenderweise erhöht die Nasenatmung tatsächlich auch unsere Sauerstoffaufnahme. Als ich das zum ersten Mal hörte, konnte ich es kaum glauben. Ich wusste aus meiner Zeit beim Kickboxen, dass ich während eines Kampfes instinktiv durch den Mund atmen wollte, um meinem Körper das Mehr an Sauerstoff zuzuführen, nach dem es ihn verlangte, aber wie sich herausstellte, scheint die Mundatmung zwar mehr Luft in den Körper zu leiten, aber sie liefert nicht mehr Sauerstoff.

Die Nasenatmung erhöht nicht nur den Unterdruck in der Lunge, wodurch wir 20 Prozent mehr Sauerstoff aufnehmen können als mit der Mundatmung, sondern setzt auch mehr Stickstoffmonoxid bzw. Stickoxid aus den Nebenhöhlen frei, sodass 18 Prozent mehr von diesem zusätzlichen Sauerstoff aufgenommen werden kann.[8]

Höhere Stickoxid- bzw. Stickstoffmonoxidwerte fördern die Durchblutung und die Sauerstoffversorgung aller Körperzellen, und einfach durch die Nase zu atmen, kann den Stickoxidspiegel um bis zu 600 Prozent erhöhen.[9] Stickstoffmonoxid wirkt antimykotisch, antiviral, antiparasitär und antibakteriell, sodass die Nasenatmung weit mehr bewirkt, als nur die Luft zu filtern.

Mundatmung macht uns auch weniger schlau. Wie eine japanische Studie[10] aus dem Jahr 2019 ergab, entwickelten Ratten, deren Nasenlöcher verstopft waren und die durch den Mund atmen mussten, weniger Gehirnzellen und waren kognitiv so beeinträchtigt, dass sie doppelt so lange brauchten, um Käse in einem Labyrinth zu finden.

Und schließlich ist die Mundatmung auch wirklich schlecht für unsere Zähne. Sie trägt zu Zahnfleischerkrankungen und Mundgeruch bei und wird von einigen Zahnärzten als Hauptursache für Karies angesehen, noch vor dem Zuckerkonsum und einer schlechten Ernährung.[11]

~ Schlaf-Notiz ~

Viele Leute fragen sich, ob sie nicht durch den Mund ausatmen sollten. Das ist in Ordnung, aber das Ausatmen durch die Nase ist oft noch besser, denn dadurch werden die Partikel und Bakterien, die sich beim Einatmen in der Nasenhöhle festgesetzt haben, entfernt.

Wie können wir also sicherstellen, dass wir möglichst oft durch die Nase einatmen?

Es gibt im Grunde drei Möglichkeiten:

- Sooft Sie merken, dass Sie durch den Mund atmen oder dass Ihr Mund offen steht, schließen Sie ihn, damit Sie durch die Nase atmen müssen.

- Führen Sie täglich für mindestens 20 Minuten bewusste Atemarbeit durch, um Ihre Atmung bewusster wahrzunehmen und die Nasenatmung zu einer neuen Gewohnheit zu machen.

- Wie wär's mit dem sogenannten *»Mouth Taping«*? Das bedeutet, Sie kleben den Mund nachts zu (ja, das gibt es tatsächlich!), sodass Sie mindestens ein Drittel Ihres Lebens durch die Nase atmen. Obwohl das nach einem ziemlich radikalen Eingriff klingt und definitiv nicht für jeden geeignet ist, gibt es doch jede Menge wissenschaftlicher Belege für die Wirksamkeit dieser Maßnahme, und für manche Menschen kann es eine echte Alternative sein. Wenn Sie das *Mouth Taping* ausprobieren wollen, sollten Sie sich allerdings darüber im Klaren sein, dass es nicht darum geht, den Mund hermetisch zu verschließen, sondern einfach die Nasenatmung zu fördern, indem die Mundatmung erschwert wird. Wie das geht? Indem Sie einen schmalen Streifen chirurgischen Klebebands bzw. Heftpflaster senkrecht (oder waagrecht, aber ohne dass die Mundwinkel abgeklebt werden) mittig auf den Lippen platzieren und ihn beim Schlafen dort belassen.

Die Lunge weiten

Die zweite Möglichkeit, Ihre Atmung zu optimieren, besteht darin, Ihre Lunge bewusst zu erweitern, damit Sie effektiver atmen können.

Eine über 30 Jahre laufende Studie der State University of New York in Buffalo mit mehr als 1000 Probanden ergab, dass größere Lungen mit einem längeren Leben gleichzusetzen sind und die

Lungenkapazität einer der wichtigsten Indikatoren für Langlebigkeit ist.[12]

In diesen Zeiten nach der Pandemie wird unsere Lungenkapazität immer wichtiger, da sie direkt mit unserer Fähigkeit zusammenhängt, uns von Atemwegsinfektionen wie Covid-19 zu erholen. Wie der leitende Forscher der Buffalo-Studie sagte: »Die Lunge ist ein primärer Abwehrorganismus gegen Umweltgifte«[13]; eine gesunde Lunge kann demnach den Unterschied zwischen Leben und Tod bedeuten.

Was müssen wir eigentlich tun, um unsere Lungenkapazität zu erweitern? Langsames, tiefes Atmen, und zwar viel davon, lautet die Devise.

Im Rahmen einer medizinischen Studie aus dem Jahr 2020 mit dem poetischen Titel »Equanimity in the time of COVID« (d.h. »Gleichmut in der Zeit von COVID«) wurde festgestellt, dass langsames, tiefes Atmen das Lungenvolumen geradezu exorbitant erhöhen und die Lungenoberfläche um bis zu 30 Prozent vergrößern kann.[14]

Langsamer atmen

Während Sie diese Worte lesen, atmen Sie wahrscheinlich mit etwa 15 Atemzügen pro Minute. Das mag normal erscheinen, ist aber tatsächlich so schnell, dass dadurch das sympathische Nervensystem aktiviert wird, Ihr Körper sich also in diesem Moment allein durch Ihre Atmung auf einem niedrigen Niveau des Kampf-oder-Flucht-Modus befindet. Kein Wunder, dass so viele Menschen ständig unruhig und ängstlich sind: Unser Körper ist in Alarmbereitschaft, selbst wenn wir nur ein Buch lesen.

Das beeinträchtigt nicht nur unsere Fähigkeit, gut zu schlafen, da es die Freisetzung von Cortisol, Adrenalin und erregenden Neurotransmittern auslöst, die uns wach halten, sondern verschlimmert, wie wir bereits gelernt haben, auch eine ganze Reihe von Krankheiten – darunter Herzerkrankungen, Krebs und chronische Entzündungen – bzw. ist eine der Ursachen für solche Erkrankungen.

Wie können wir also dieser ständigen Aktivierung unseres Kampf-oder-Flucht-Systems entgegenwirken und gleichzeitig unsere Lungenkapazität erweitern? Indem wir einfach viel, viel langsamer atmen als sonst.

Im nächsten Kapitel erlernen wir eine Technik, mit der wir unsere Atmung von etwa 15 auf 5 Atemzüge pro Minute verlangsamen können. Das mag unglaublich langsam erscheinen, aber es ist tatsächlich eine sehr natürliche Art zu atmen.

Eigentlich haben wir bis vor gar nicht langer Zeit auf diese Weise geatmet. Forrest Knutson, Autor von *»Hacking the Universe: The Process of Yogic Meditation«*, hat geniale Forschungen über die verschiedenen durchschnittlichen Atemgeschwindigkeiten des 20. Jahrhunderts angestellt. In einem seiner Videos verweist er auf eine Studie der State University of New York in Buffalo, der zufolge die durchschnittliche Atemfrequenz amerikanischer Erwachsener im Jahr 1929 bei nur 4,9 Atemzügen pro Minute lag[15] – satte 70 Prozent langsamer als heute.

Eine andere Studie ergab, dass die durchschnittliche Atemfrequenz im Jahr 1939 nur 5,3 Atemzüge pro Minute betrug.[16] Im Jahr 1950 stieg mit dem zunehmenden Komfort und der Verfügbarkeit von verarbeiteten Lebensmitteln, der sitzenden Lebensweise mit Büroarbeit und Fernsehen sowie im Zuge der traumatischen Folgen des Zweiten Weltkriegs die durchschnittliche Atemfrequenz auf 6,9 Atemzüge pro Minute an.[17] Und sogar 1980 lag der Wert noch bei 7,8 Atemzügen pro Minute.[18]

Im Jahr 2020 war die durchschnittliche Atemfrequenz eines Erwachsenen auf etwa 15–20 Atemzüge pro Minute angestiegen.[19]

Was ist in den letzten 40 Jahren passiert, dass sich unsere Atemfrequenz fast verdoppelt hat? Vielleicht die gleichen Veränderungen in der Lebensweise, die im selben Zeitraum zu einem nicht unerheblichen Anstieg von Herzkrankheiten, Krebs, Fettleibigkeit und Demenz geführt haben? Oder ist es eventuell die durch die schnelle Atmung verursachte Entzündung, die diese Krankheiten verschlimmert hat? Mit Sicherheit gibt es Korrelationen in beiden Fällen.

Eines steht jedoch mit Sicherheit fest: Langsamere Atmung, möglichst immer, aber wenigstens 20 Minuten pro Tag, kann eine tiefgreifende Wirkung sowohl auf unsere allgemeine Gesundheit als auch auf unseren Schlaf haben.

Eine der besten Methoden dafür ist die Technik des *»Coherent Breathing«*, also die kohärente Atmung.

Kapitel 9

Kohärente Atmung

»Atme tief ein, um deinen Geist
nach Hause in deinen Körper zu bringen.«

Thich Nhat Hanh

Wie wir herausgefunden haben, bestehen drei der einfachsten Möglichkeiten, unsere Atmung zu optimieren und dadurch besser zu schlafen, eben darin, durch die Nase einzuatmen, die Lungenkapazität zu erhöhen und viel langsamer als gewöhnlich zu atmen.

Es gibt eine einfache Atemtechnik, die alle drei Optionen unterstützt und zudem die Symptome von Schlaflosigkeit, Stress und Trauma mindert: das sogenannte *Coherent Breathing*™[1]. Diese kohärente Atmung könnte Ihr Leben verändern.

Auf der Suche nach dem erwachten Geist

Stephen Elliott war nicht auf der Suche nach einer Atemtechnik, er wollte das Gehirnwellenmuster des *»Awakened Mind«*, also des »erwachten Geistes«, finden. Und das gelang dem Telekommunikationswissenschaftler und Qigong-Experten 1998 über eine sehr spezifische resonante Atemtechnik, die er später als *Coherent Breathing* bzw. kohärentes Atmen bezeichnete.

Wie Elliott herausfand, erzeugt eine Atemfrequenz von etwa 5 Atemzügen pro Minute nicht nur die spezifischen neuronalen Korrelate des sogenannten *Awakened Mind*™-Zustands[2], sondern hat auch eine tiefgreifende Wirkung auf das autonome Nervensystem und optimiert die Leistung aller Körpersysteme.

Das Atmen in einem entspannten Rhythmus von 5 Atemzügen pro Minute, wobei 6 Sekunden lang ein- und 6 Sekunden lang ausgeatmet wird, bringt uns in eine tief entspannte und gleichzeitig geistig wache Verfassung. Diese perfekte Kombination eines autonomen Gleichgewichts – Entspannung und geistige Bereitschaft – ist ziemlich einzigartig.

~ *Schlaf-Notiz* ~

Als ich zum ersten Mal von der Sache mit den 5 Atemzügen pro Minute hörte, fiel es mir schwer, zu glauben, dass etwas so Präzises für alle Erwachsenen anwendbar sein könnte (haben wir nicht alle eine unterschiedliche und einzigartige Physiologie?); aber alle Forschungsergebnisse bestätigen diese Aussage. Fünf Atemzüge pro Minute sind für fast alle Erwachsenen der optimale »Sweet Spot«.

Die kohärente Atmung kann durch einfaches Zählen der Atemzüge geübt werden. Aber noch günstiger für die Entspannung ist es normalerweise, einer Audioaufnahme zu folgen, um den spezifischen Rhythmus beizubehalten.

Elliotts beliebtester *Coherent-Breathing*-Track ist »2 Bells«, der Klang zweier tibetischer Glocken, die alle 6 Sekunden einen anderen Ton von sich geben. Der Download kann über *https://coherentbreathing.com/* (siehe dort »Recommended Coherent Breathing Tracks«) erworben werden. [Unter derselben Webadresse finden Sie auch weitere, derzeit kostenlose *Coherent-Breathing*-Tracks.]

Kohärentes Atmen kann mit offenen oder geschlossenen Augen praktiziert werden, als formelle Meditationspraxis oder ganz formlos, wo immer Sie sind: am Schreibtisch, auf dem morgendlichen Arbeitsweg oder bei einem Spaziergang im Park. Es ist leicht zu erlernen, es gibt keine Nebenwirkungen, und die gesundheitlichen Vorteile sind enorm.

Die Vorzüge der kohärenten Atmung

Dr. Richard Brown, Atemlehrer und Mitbegründer von *Breath-Body-Mind,* sagte mir: »Alles, was im Labor messbar ist, wird durch kohärentes Atmen optimiert, von der Herzfrequenzvariabilität[3] über die Gehirnfunktion bis hin zu den Alphawellen[4] – einfach alles. Und alles läuft nach nur zehn Minuten kohärenten Atmens stundenlang optimal.«[5]

Seine Frau und die »andere Hälfte« von *Breath-Body-Mind,* die angesehene Psychiatrieprofessorin Dr. Patricia Gerbarg, erklärte mir, wie es tatsächlich funktioniert: »Innerhalb kürzester Zeit synchronisiert die Atmung mit fünf Atemzügen pro Minute die elektrischen Rhythmen von Herz, Lunge und Gehirn, was sehr vorteilhaft ist und uns in einen gleichzeitig entspannten und wachen Zustand versetzt – eine eher ungewöhnliche Verfassung, aber das kohärente Atmen schafft diesen Sweet Spot.« Sie fuhr fort: »Die meisten Medikamente, die zur Behandlung von Angst oder Depressionen eingesetzt werden, dämpfen die Überaktivität des Kampf-oder-Flucht-Systems, aber keines von ihnen stärkt die Ruhe- und Verdauungsreaktion. Das kohärente Atmen hingegen schon. Tatsächlich bewirkt es innerhalb weniger Minuten eine wissenschaftlich nachweisbare Entspannungsreaktion[6] und optimiert zugleich die Herzfunktion, den Kreislauf und die Leistungsfähigkeit des Nervensystems.«[7]

Dank dieser beruhigenden Wirkung auf das ANS verbessert kohärentes Atmen erheblich die Symptome von Angststörungen, PTBS, Traumata, stressbedingten Störungen, Entzündungen, Depressionen und natürlich Schlafstörungen.

Besonders kann es eine ähnlich entgiftende Wirkung auf das Gehirn haben wie der Tiefschlaf, und zwar aufgrund der dadurch bewirkten stärkeren Durchblutung.

Stephen Elliott hat mir genau erklärt, wie es seines Erachtens funktionieren könnte.[8] (Jetzt wird es ziemlich technisch, aber es ist eine im Hinblick auf den Schlaf so profunde These, dass es sich lohnt, es sich näher anzuschauen.)

Elliott erklärte: »Der durchschnittliche Körper eines Erwachsenen enthält fünf Liter Blut, die, so die Vermutung in der modernen Medizin, einmal pro Minute durch den Körper laufen. Man könnte nun meinen, dass das Blut durch langsamere Atmung langsamer durch den Körper strömt, aber tatsächlich geschieht das Gegenteil. Meiner Meinung nach wirkt beim kohärenten Atmen der versiegelte Hohlraum des Brustkorbs wie eine große, langsame Pumpe und unterstützt das Herz dabei, mit jedem unserer kohärenten Atemzüge die Durchblutung zu fördern, und zwar, indem eine Welle im Blutkreislauf erzeugt wird, die zu einem erhöhten, die Blutflussrate steigernden Druckgefälle führt. Ich stelle die Hypothese auf, dass beim kohärenten Atmen die fünf Liter Blut im Körper dank dieser im Blutkreislauf erzeugten Welle zweimal pro Minute – doppelt so schnell wie normalerweise – durch den Körper kreisen.«

Wenn dies zutrifft, würde die stärkere Durchblutung zu einer verstärkten Zirkulation der zerebrospinalen Flüssigkeit führen, die daraufhin auch schneller durch das Gehirn fließt und die Giftstoffe ähnlich wie im Tiefschlaf ausspült – eine sehr spannende Möglichkeit, denn das würde bedeuten, dass das kohärente Atmen im Wachzustand die neurologischen Vorteile des Tiefschlafs ergänzen könnte, die so vielen Schlaflosen entgehen.

Immer 5 Atemzüge pro Minute?

Dies ist eine der am häufigsten gestellten Fragen in meinen Workshops, deshalb wollen wir etwas näher darauf eingehen.

Zwar sind 3–6 Atemzüge pro Minute für uns durchaus gut, doch das von Elliott 2005 definierte Originalprotokoll besagt, dass bei den meisten Erwachsenen die »Kohärenz« (also die Synchronisierung der elektrischen Rhythmen von Herz und Lunge) bei einer Frequenz von 5,1 Atemzügen pro Minute mit gleichmäßigen Ein- und Ausatmungsphasen ohne Pause auftritt.

Spätere Forschungen bestätigten, dass bei den meisten Erwachsenen eine Atmung von etwa 5 Atemzügen pro Minute[9] zu einem optimal ausgewogenen Nervensystem führt[10]; doch auch 3–6 Atemzüge pro Minute bringen noch spürbare Vorteile.

Langsamer als 5 Atemzüge pro Minute zu atmen, schadet nicht – es kann sogar noch beruhigender wirken –, aber laut Elliott wird die »Kohärenz« zunehmend gestört, sobald wir die Atemfrequenz auf weniger als 4 Atemzüge pro Minute reduzieren; für die meisten Menschen scheint 5 Atemzüge pro Minute die beste Frequenz zu sein.

Allerdings sind Sie vielleicht nicht wie *die meisten Menschen.* Für die 10 Prozent der Leser und Leserinnen, die über 1,80 Meter groß sind, ist eine etwas langsamere Atmung womöglich ideal. Das hat offenbar mit der größeren Entfernung zwischen den Extremitäten und dem Herzen zu tun.

Obwohl also dazu geraten wird, die Übung mit 5 Atemzügen pro Minute zu erlernen, können Sie ruhig zu 4 oder sogar 3 Atemzügen pro Minute übergehen, falls Sie sich damit besser fühlen.[11]

~ Schlaf-Notiz ~

Faszinierenderweise hat Professor Luciano Bernadi, Kardiologe an der Universität Pavia, Italien, in einer Studie festgestellt, dass das Rezitieren des lateinischen »Ave Maria« die Atmung auf den Rhythmus des kohärenten Atmens verlangsamt, ebenso wie das Rezitieren bestimmter Mantras des Kundalini-Yoga.[12] Fünf Atemzüge pro Minute – das scheint demnach die von Mystikern sowie von Wissenschaftlern bevorzugte Geschwindigkeit zu sein.

Übung: Kohärente Atmung – Warm-up

Von 15 auf 5 Atemzüge pro Minute umzusteigen, kann eine ziemlich radikale Umstellung sein, wenn Sie es vorher noch nie gemacht haben. Deshalb sollten Sie sich zunächst »aufwärmen«.

Die folgende Aufwärmübung wurde aus *»The Healing Power of the Breath«* übernommen, verfasst von den Stars unseres nächsten Kapitels, Dr. Gerbarg und Dr. Brown.

- Sie sitzen entspannt und mit geschlossenen oder leicht geöffneten Augen und werden sich einfach Ihrer Atmung bewusst – sowohl der Einatmung als auch der Ausatmung.

- Wann immer Sie bereit sind, halten Sie sich an die folgenden Atemanweisungen und zählen dabei langsam in Gedanken mit. Das ist lediglich eine Aufwärmübung; Genauigkeit spielt also keine große Rolle. Aber im Zweifelsfall zählen Sie lieber langsamer als schneller.[13]

  – Einatmen …, zwei …, drei.
  – Ausatmen …, zwei …, drei.
  – Einatmen …, zwei …, drei.
  – Ausatmen …, zwei …, drei.

- Dann:

  – Einatmen …, zwei …, drei …, vier.
  – Ausatmen …, zwei …, drei …, vier.
  – Einatmen …, zwei …, drei …, vier.
  – Ausatmen …, zwei …, drei …, vier.

- Wiederholen Sie den obigen Schritt, aber zählen Sie nun etwas langsamer als zuvor. Denken Sie daran: Es ist nur eine Aufwärmübung, die Sie die ersten paar Male vielleicht ausprobieren möchten, bevor Sie mit dem kohärenten Atmen beginnen.

Übung: Kohärente Atmung

Die einfachste Art, kohärentes Atmen zu üben, besteht darin, einer Audioaufnahme zu folgen, die Ihnen hilft, Ihren Atem in die Sechs-Sekunden-Einatmungs- und die Sechs-Sekunden-Ausatmungs-Phase für 5 Atemzüge pro Minute zu führen. Die meisten dieser Audioaufnahmen verwenden eine Reihe sich wiederholender Glockentöne, mit denen Sie Ihre Atemfrequenz synchronisieren können.

Im Internet gibt es eine Menge verschiedener Audioaufnahmen und Atem-Apps. Um Ihnen die Suche zu ersparen, habe ich Links zum YouTube-Kanal von *Coherent Breathing* und zu den von Elliott erstellten, originalen *Coherent Breathing*-Audioaufnahmen zusammengestellt, die Sie unter *www.charliemorley.com/wakeuptosleep* streamen oder herunterladen können.

Das erweiterte Protokoll des kohärenten Atmens finden Sie in Stephen Elliotts Buch *»The New Science of Breath«* und auf seiner Website *www.coherentbreathing.com;* doch hier sind zunächst die wichtigsten Schritte:

- Setzen oder legen Sie sich bequem hin, wie es Ihnen lieber ist. Schließen Sie die Augen oder lassen Sie sie leicht geöffnet, nehmen Sie drei tiefe, entspannende Atemzüge und machen Sie Gesicht, Nacken und Schultern weich.

- Starten Sie die von Ihnen gewählte *Coherent-Breathing*-Audioaufnahme und synchronisieren Sie einfach Ihre Atmung damit, ganz sanft und gleichmäßig, ohne den Atem anzuhalten.

- Atmen Sie möglichst durch die Nase ein und üben Sie weder Zwang noch Druck aus. Sie können Ihren Atem auch auf sanfte Weise allmählich immer langsamer werden lassen: Tauchen Sie in den ersten paar Minuten in den Rhythmus ein und aus, bis Sie sich mit den längeren Atemzügen wohlfühlen.

- Atmen Sie achtsam, sanft und entspannt im gleichen Rhythmus weiter. Falls Ihre Gedanken abschweifen, lenken Sie sie einfach zurück zum Nachspüren Ihres Atems und zum Glockenklang. Lassen Sie sich beim Ausatmen in eine tiefe Entspannung sinken.

- Sobald Sie mit dem Rhythmus vertraut sind, konzentrieren Sie sich darauf, sich tief zu entspannen und beim Ausatmen Spannungen im Körper abzubauen.

- Nach der von Ihnen gewählten Zeitspanne (5, 10 oder 20 Minuten) lassen Sie Ihr Atemmuster sanft los und schalten die Audioaufnahme ab. Fragen Sie sich in der nun folgenden Stille und Ruhe: »Wie fühlt sich mein Körper jetzt an? Wie fühlt sich mein Geist in diesem Moment an? Was nehme ich wahr?«

Falls Ihnen keine Aufnahme zur Verfügung steht, können Sie die Übung auch mit dem langsamen stillen Zählen (»Einatmen …, zwei …, drei …, vier …«) praktizieren, wie wir es in der Warm-up-Übung gelernt haben (damit erreichen Sie einen Rhythmus von ungefähr 5 Atemzügen pro Minute). Dennoch ist es ratsam, möglichst mit einer Audioaufnahme zu üben.

Tagespensum

- In der ersten Woche sollten Sie 10–20 Minuten pro Tag in Einheiten von jeweils 5 oder 10 Minuten trainieren.

- Ab der zweiten Woche steigern Sie das Pensum auf 20 Minuten pro Tag – wenn Sie möchten, auch mehr.

- Es wird empfohlen, 21 Tage lang täglich 20 Minuten kohärentes Atmen zu praktizieren, um den optimalen Nutzen zu erzielen.

- Denken Sie daran, dass es sich um eine völlig natürliche Art zu atmen handelt, die Sie nicht überdosieren können; je öfter Sie sie praktizieren, desto besser. Wie Elliott sagt: »Das Ziel beim Erlernen der kohärenten Atmung besteht darin, dass sie irgendwann zu unserer ganz normalen Art des Atmens wird.«[14]

ooooo

Top-Tipps für eine kohärente Atmung

- Achten Sie darauf, lange und nicht nur langsame Atemzüge zu machen. Die Länge des Atems ist genauso wichtig wie seine Geschwindigkeit.

- Für manche Menschen können sich die ersten paar kohärenten Atemzüge ein wenig erstickend und starr anfühlen, einfach weil wir so selten auf diese perfekt symmetrische Weise atmen. Dieses Gefühl legt sich in der Regel nach ein paar Minuten und ist kein Grund zur Sorge. Denken Sie daran: Langsames, tiefes, rhythmisches Atmen ist eine vollkommen natürliche Art zu atmen.

- Wenn Sie merken, dass Sie mit dem Einatmen fertig sind, noch bevor die Glocke erklingt, halten Sie einfach inne und atmen erst beim nächsten Glockenton aus.

- Ihr Ziel ist eine harmonische, ausgeglichene Ein- und Ausatmung, deshalb sollten Sie ganz sanft versuchen, sich so gut wie möglich mit den Glockentönen zu synchronisieren.

- Wie sich gezeigt hat, wird die Wirkung verstärkt, wenn Sie Ihre Augen entweder geschlossen oder ganz leicht geöffnet haben und Ihr Körper ruhig und still dasitzt bzw. liegt.

~ *Schlaf-Notiz* ~

James Nestor, der Autor von *»Breath: The New Science of a Lost Art«* (dt. *»Breath – Atem: Neues Wissen über die vergessene Kunst des Atmens // Über das richtige Atmen und Atemtechniken«*), erklärt die Vorteile einer langsamen, tiefen Atmung mit einem großartigen Bild: Wir mögen uns vorstellen, wie wir ein Boot über einen See rudern. Sind viele kleine, unregelmäßige Schläge die effizienteste Form des Ruderns? Nein, langsame, rhythmische, lange Ruderschläge sind am effizientesten. Für unsere Atmung gilt genau das Gleiche.

>> Feedback aus der Praxis <<

Jay, ein aktiv dienender Militärangehöriger, gab mir eine Rückmeldung zum kohärenten Atmen:
»Ganz ehrlich, es hat mich ein wenig umgehauen. Seit Langem habe ich aus verschiedenen Gründen Schlafprobleme – Albträume, unruhiger Schlaf, all das. Ich habe wirklich das Gefühl, dass ich allein durch die Beschäftigung mit der kohärenten Atmung und die Verlangsamung meiner Atemfrequenz körperlich besser in der Lage bin, mich vor dem Schlafengehen zu entspannen.«

Ein Militärveteran sagte:
»Ich habe ein schmerzhaftes körperliches Leiden und praktiziere das kohärente Atmen, um mich zu beruhigen, und es hilft wirklich, die Schmerzen zu lindern, sodass ich schlafen kann. Es ist großartig.«

Sarah, eine Frau, die mit einem hohen Maß an Stress zu kämpfen hat, erzählte mir:
»Wenn ich nachts aufwache, praktiziere ich das kohärente Atmen, und mein Kopf kommt sofort runter und hört auf zu rasen. Ich mache das jetzt die ganze Zeit. Es ist einfach genial.«

Für andere waren die Auswirkungen auf ihre Tagesverfassung am eindrücklichsten. Eine Person berichtete:
»Ich kann nicht behaupten, dass es meinen Schlaf so sehr verändert hat, aber ich bin tagsüber viel entspannter und kann mit meinen Schlafproblemen viel besser umgehen.«

Eine andere Person stellte fest:
»Anstatt in Panik zu geraten, zu hyperventilieren und auszuflippen, habe ich jetzt in Stresssituationen eine Option B: atmen, mich entspannen und erkennen, dass ich in Sicherheit bin.«

ooooo

Yoga Nidra und die hypnagoge Achtsamkeitspraktik, die wir in Teil II gelernt haben, wirken sich stark auf das parasympathische Nervensystem aus, und das hilft sehr, sich tief zu entspannen und das Stressniveau radikal herunterzufahren.

Sich im Halbschlaf auf den Boden zu legen, ist in der Praxis allerdings nicht immer möglich, und wir wollen nicht immer so stark auf den Parasympathikus einwirken, vor allem, wenn wir Auto fahren oder am Schreibtisch arbeiten. Deshalb ist es gut, dass wir auch die kohärente Atmung in unserem »Werkzeugkasten« haben, denn sie kann sogar beim Autofahren oder bei der Arbeit am Schreibtisch praktiziert werden, da sie das ANS in eine perfekte Harmonie bringt: entspannt, aber nicht *zu* entspannt.

Im nächsten Kapitel werden wir eine Reihe von Techniken erforschen, die auf dieser Idee eines ausgewogenen Verhältnisses zwischen Entspannung und Achtsamkeit aufbauen. Wir erlernen eine Praxis, die auf der kohärenten Atmung basiert und darüber hinaus achtsame Bewegung, Qigong-Übungen und eine Vielzahl anderer Atemtechniken einfließen lässt.

Machen Sie sich bereit für *Breath-Body-Mind* …

Kapitel 10

Breath-Body-Mind

»Es gibt eine andere Art zu atmen …,
einen Atem der Liebe,
der dich bis zur Unendlichkeit führt.«

Rumi

Dr. Richard Brown und Dr. Pat Gerbarg sind ein Ehepaar und haben zusammen insgesamt über 100 Beiträge zu medizinischen Forschungsarbeiten geschrieben; in der Trauma-Integrations-Szene sind sie eine große Nummer. Pat ist Ärztin, hat an der medizinischen Fakultät der Harvard University studiert und arbeitet inzwischen als Assistenzprofessorin für Psychiatrie am New York Medical College; außerdem ist sie Expertin für Kräutermedizin. Ihr Ehemann, Dr. Richard Brown, ist außerordentlicher Professor für klinische Psychiatrie an der Columbia University und kennt sich mit Kampfsport, Yoga, Zen und Qigong aus. Gemeinsam haben sie ein System entwickelt, das Atemarbeit mit Meditation und Bewegungen aus Qigong, Yoga und den Kampfsportarten kombiniert; sie bezeichnen es als *»Breath-Body-Mind«* (d.h. »Atem-Körper-Geist«). Als zentrale Atemtechnik kommt dabei das kohärente Atmen zum Einsatz; aber sie kombinieren es mit achtsamer Bewegung als entscheidendem Faktor, um die Wirksamkeit weiter zu steigern.

Ich traf sie erstmals 2018 in ihrem Haus in der Nähe von Woodstock im Bundesstaat New York im Rahmen meiner vom Winston Churchill Memorial Trust geförderten Forschung zu achtsamkeitsbasierten Ansätzen zur Behandlung von PTBS bei Veteranen.

Als ich Dr. Brown in ihrem sonnendurchfluteten Garten interviewte, sagte er zu mir: »Kohärentes Atmen ist eine sichere, einfache Methode zur Verbesserung der Symptome von Stress, Trauma und PTBS. Aber wenn wir die kohärente Atmung mit Qigong-Bewegungen und Meditation kombinieren, erzielen wir noch bessere Ergebnisse.«[1]

Die Vorteile von *Breath-Body-Mind*

Wie ich festgestellt habe, ist *Breath-Body-Mind* eine der effektivsten Praktiken zur Integration von Stress und Traumata.[2] Der Ansatz bietet alle Nutzeneffekte der kohärenten Atmung, plus die der achtsamen Bewegung und des Körperbewusstseins, ganz zu schweigen von den subtilen energetischen und auch spirituellen Vorteilen der uralten Praxis des Qigong.

Wie medizinische Studien belegen, können *Breath-Body-Mind*-Praktiken zur Behandlung sowohl psychiatrischer als auch physiologischer Erkrankungen eingesetzt werden und bei allem hilfreich sein: von Angstzuständen und schweren depressiven Störungen bis hin zu entzündlichem Darmsyndrom und chronischen Schmerzen.

Diese Praktiken aktivieren auch das soziale Bindungssystem – das biologische Netzwerk, das mit Bindung, Empathie und Zuneigung zu tun hat.

Für traumatisierte Menschen ist die Fähigkeit, Zuneigung und Liebe zu schenken und zu empfangen, wirklich dringend nötig, aber genau das fällt ihnen womöglich schwer, denn wenn ihr ANS durch Stress oder Trauma stark dysreguliert wurde, tun sie sich schwerer damit, ihr soziales Bindungssystem zu aktivieren. Es kann ihnen schwerfallen, Zuneigung zu zeigen oder anzunehmen, berührt zu werden oder andere zu berühren, weil ihr ANS immer im Kampf-oder-Flucht-Modus ist.

Sobald wir das ANS regulieren und das Gleichgewicht wieder mehr Richtung Parasympathikus ausrichten, werden wir feststellen, wie viel leichter es ist, Liebe zu zeigen und Liebe anzunehmen. Eine der einfachsten Möglichkeiten, um das zu erreichen, ist langsame, tiefe Atmung und achtsame Bewegung.

Da Entkörperlichung (die sich oft als schlechte körperliche Koordination äußert) und Dissoziation (das Gefühl, von sich selbst und der Umwelt getrennt zu sein) häufige Begleiterscheinungen von Traumata sind, stellt die Arbeit mit dem Körper durch achtsame Bewegung einen großartigen Weg dar, diese Auswirkungen zu mildern.

Dr. Gerbarg erklärte mir: »Der Atemrhythmus und die Körperbewegungen, die wir verwenden, schalten Gefühle wie Angst und Wut ab und helfen uns, uns sicher, sozial eingebunden und mit Liebe und Mitgefühl verbunden zu fühlen, denn dadurch wird der Vagusnerv stimuliert und mehr Oxytocin ausgeschüttet, das Bindungshormon; gleichzeitig werden die »Sorgenzentren« im Gehirn abgeschaltet.«[3]

ooooo

Wissenschaftliche Fakten zum Thema »Vagusnerv«

Der paarige Vagusnerv beginnt am Hirnstamm und verbindet das Gehirn mit allen wichtigen Organen des Körpers. Der überwiegende Teil, bis zu 80 Prozent, seiner Aktivität hat mit der Weiterleitung von Nachrichten aus dem Körper an das Gehirn zu tun, sodass er die wichtigste biologische Komponente des »Body-up«-Ansatzes zur Integration von Traumata darstellt.

Die Stimulierung des Vagusnervs setzt Acetylcholin frei, das wie ein Beruhigungsmittel für das Nervensystem wirkt,[4] sowie Oxytocin, das Bindungs- oder »Kuschelhormon«. Der Vagusnerv reguliert also nicht nur unsere Organe, sondern auch unsere Stimmung.

Das Netzwerk des Vagusnervs ist sogar so stark mit den durch Oxytocin ausgelösten Gefühlen von Sicherheit, Liebe und Geborgenheit verbunden, dass es als »Oxytocin-Superhighway« bezeichnet wird.

Wie kann man den Vagusnerv am besten stimulieren und sowohl das Kuschelhormon als auch die Tiefenentspannung in Gang bringen? Sie haben es bestimmt schon erraten: durch langsames, tiefes Atmen.[5]

ooooo

Für jene, die gedient haben

Breath-Body-Mind-Praktiken wurden aktiven britischen und US-amerikanischen Militärs und Veteranen, Opfern der Sklaverei im Sudan, Überlebenden des Erdbebens in Haiti 2010, des Völkermords in Ruanda und der Terroranschläge vom 11. September 2001 vermittelt. Ich habe persönlich sehr bewegende iPhone-Aufnahmen aus dem Jahr 2011 gesehen, die zeigen, wie Dr. Brown einer Gruppe von 400 gerade aus der Sklaverei befreiten südsudanesischen Flüchtlingen die *Breath-Body-Mind*-Praxis beibringt.

Eine der beeindruckendsten Forschungsstudien, an der Dr. Brown mitgewirkt hat, war eine randomisierte kontrollierte Studie mit 25 australischen Vietnam-Veteranen, die alle seit über 30 Jahren aufgrund von PTBS als zu 100 Prozent klinisch behindert eingestuft worden waren. Sie hatten jede für australische Veteranen verfügbare Behandlung erhalten, einschließlich hochdosierter Medikamente sowie Gruppen- und Einzeltherapie. Alle litten unter einer schweren PTBS mit hohen Werten auf der PTBS-Symptomskala und nahmen an einem intensiven fünftägigen Programm mit yogischen Atemtechniken teil, das Dr. Brown speziell für Veteranen modifiziert hatte. Es traten außergewöhnliche Verbesserungen ihrer Verfassung ein.[6]

Einer der Veteranen, der suizidgefährdet war, als er zu dem Programm kam, sagte zu Dr. Brown: »Hätten wir das bekommen, als wir aus Vietnam zurückkehrten, dann hätten wir nicht dreißig Jahre unseres Lebens verloren.«

Wenn es bei traumatisierten Veteranen und Überlebenden des 11. Septembers funktioniert, wird *Breath-Body-Mind* dann auch denjenigen von uns zu helfen können, die weniger schwere Erkrankungen haben?

Auf jeden Fall. Es ist nachgewiesenermaßen eine wirksame Behandlung gegen alltäglichen Stress, Angst und Schlaflosigkeit – wirklich eine Praxis, von der jeder profitieren kann.

Lernen wir also, wie *Breath-Body-Mind* praktiziert wird.

Übung: *Breath-Body-Mind*

Die *Breath-Body-Mind*-Unterweisungen sind umfassend und gründlich. Wenn Sie Interesse haben, sie vollständig zu lernen, finden Sie unter *www.breath-body-mind.com* eine Liste internationaler Präsenz- sowie Online-Workshops.

Am besten übt man diese Praktiken natürlich persönlich mit einem qualifizierten Lehrer; doch bis es so weit ist, wollen wir eine komprimierte dreiteilige Praxis erkunden, die eine starke Wirkung auf Ihr allgemeines Wohlbefinden und Ihren Schlaf haben wird.

Die Vermittlung von Bewegungen kann beim Formulieren mit Worten oft verloren gehen. Deshalb können Sie sich auf *www.charliemorley.com/wakeuptosleep* Videos ansehen, in denen genau gezeigt wird, wie die folgenden Übungen ausgeführt werden. (Selbst wenn Sie wenig oder kein Englisch verstehen, können Sie dank der Videos beobachten, wie Sie die einzelnen Atemtechniken durchzuführen haben!)

Teil I: Der Ha-Atem

(*www.charliemorley.com/wakeuptosleep,* Video: »The Ha-Breath«)

Das Wesentliche an der *Breath-Body-Mind*-Praxis ist das kohärente Atmen; oft werden dabei aber drei Schritte verfolgt: den Körper wach machen, die Bewegung achtsam mit dem Atem synchronisieren und dann natürlich das kohärente Atmen an sich.

Mit dem Ha-Atem wird der Körper aufgeweckt, das Energieniveau erhöht und die Aufmerksamkeit fokussiert. Zudem hilft er, Gefühle loszulassen und abzubauen, die uns nicht guttun, ebenso wie körperlichen Stress, der Ängste verursachen könnte.

Im Wesentlichen ziehen wir dabei unsere Arme nahe an den Körper, strecken sie dann wieder aus und rufen dabei: »Ha!«

Ich weiß, das klingt ein bisschen seltsam, aber es ist eine tolle Technik, um unser Bewusstsein im Körper zu erden und gleichzeitig Spannungen aus dem Körper zu lösen; das kann das kohärente Atmen tatsächlich erleichtern.

Der Ha-Atem ist darüber hinaus ein großartiges Mittel, um der Dissoziation entgegenzuwirken (eines der Hauptmerkmale von PTBS und Trauma), denn er erdet nicht nur unser Bewusstsein im Körper, sondern lässt uns auch spüren: »Hier ist mein Körper. Hier endet mein Körper. Hier beginnt mein Körper. Ich bin im Körper.«

Anmerkung: Der Ha-Atem sollte *nicht* bei hohem Blutdruck, Anfallsleiden oder bipolaren Störungen sowie von Schwangeren oder frisch operierten Personen durchgeführt werden! Die kräftige und schnelle Ausatmung kann den Blutdruck vorübergehend erhöhen, was für diese Menschen womöglich problematisch wäre.

Der Ha-Atem und alle folgenden Übungen können sowohl im Sitzen als auch im Stehen ausgeführt werden. (Die Beschreibungen beziehen sich auf die Ausführung im Stehen.)

Und so geht's:

- Stehen Sie mit den Füßen etwa schulterbreit auseinander und heben Sie beide Arme auf Brusthöhe, als würden Sie ein Tablett mit Getränken auf den Unterarmen tragen. Atmen Sie durch die Nase ein, beugen Sie dabei die Ellbogen und ziehen Sie sie nach hinten; die Handflächen sind zu leichten, nach oben zeigenden Fäusten geballt.
- Nun atmen Sie kräftig durch den Mund mit dem Laut »Ha!« aus, dabei strecken Sie die Arme zügig nach vorne und wenden die Handflächen nach unten (als wollten Sie Wasser von den Fingerspitzen schütteln).
- Wiederholen Sie das 15 Mal.
- Entspannen Sie sich und halten Sie etwa 15 Sekunden lang inne; die Arme hängen dabei seitlich am Körper herunter, die Augen sind entweder geschlossen oder blicken nach unten.
- Wenn Sie möchten, können Sie die vorherigen Schritte dreimal wiederholen (insgesamt maximal drei »Runden« von jeweils 15 Ha-Atmungen).

Teil II: 4–4-Armkreise

(*www.charliemorley.com/wakeuptosleep,* Video: »4–4 Arm Circles«)

Ihr Körper ist jetzt wach und voller Energie. Nun können Sie zu den achtsamen Bewegungen in Synchronisation mit Ihrem Atem übergehen. Die Praxis der 4–4-Armkreise basiert auf einer Qigong-Sequenz, bei der die Bewegungen mit einem langsamen Atemrhythmus synchronisiert werden und bis vier gezählt wird.

Die Atemfrequenz für diese Übung kann durch langsames, stilles Zählen bis vier oder durch die Verwendung der von Ihnen bevorzugten Audioaufnahme für das kohärente Atmen beibehalten werden. Beides ist in Ordnung.

- Stellen Sie sich hüftbreit hin, die Hände ruhen unterhalb des Bauchnabels, wobei die Handflächen nach oben zeigen und sich die Fingerspitzen beider Hände leicht berühren.

- Nun atmen Sie ein und zählen dabei bis vier (oder Sie folgen einer Audioaufnahme), heben dabei die Hände, die weiterhin den Kontakt zueinander behalten, drehen die Handflächen in einer fließenden Bewegung langsam nach unten und von Ihnen weg nach oben, bis die Arme über dem Kopf sind; die Handflächen zeigen nun zum Himmel.

- Jetzt atmen Sie bis vier aus (oder Sie folgen Ihrer Audioaufnahme) und vollführen mit den Armen bzw. Händen zu den Seiten hin einen sehr großen Kreis …, bis sie wieder in der Ausgangsposition sind.

- Wiederholen Sie diesen Ablauf 8–16 Mal.

- Ihre Füßen stehen schulterbreit auseinander, die Arme hängen entspannt an den Seiten. Wenden Sie sich im Geist nach innen und lassen Sie diesen Teil der Übung los.

Wenn Sie diese Übung nicht mit einer Aufnahme praktizieren, sondern selbst zählen, läuft es folgendermaßen ab:

- Auf eins einatmen …, zwei …, drei …, vier … (dabei die Hände nach oben heben, bis die Handflächen zum Himmel zeigen).
- Dann auf eins ausatmen …, zwei …, drei …, vier … (dabei mit den Armen einen sehr großen Kreis vollführen und die Hände nach unten in die Ausgangsposition zurückbringen).

Teil III: Kohärentes Atmen

Nun, da Ihr Atem mit Ihrem Körper synchronisiert wurde und auch langsamer geworden ist, also im Bereich des kohärenten Atmens liegt, können Sie sich hinsetzen oder hinlegen und mit der Standardpraxis des kohärenten Atmens fortfahren, die Sie zuvor gelernt haben.

- Setzen oder legen Sie sich bequem hin.
- Spielen Sie die von Ihnen gewählte Aufnahme für das kohärente Atmen ab.
- Befolgen Sie die Anweisungen aus dem vorherigen Kapitel (siehe »Übung: Kohärente Atmung – Warm-up« und »Übung: Kohärente Atmung«).
- Nach der von Ihnen gewählten Zeitspanne (5, 10 oder 20 Minuten) hören Sie sanft mit dem Atemmuster auf, schalten die Aufnahme aus und spüren in Ihrem Körper und Ihrem Geist nach: Wie fühlen Sie sich nach der Übung?

Tagespensum

Eine 20-minütige Sitzung pro Tag zum normalen Stressabbau.

Wenn Sie mit Depressionen, Angstzuständen oder PTBS zu tun haben, 40 Minuten pro Tag (möglichst zwei 20-minütige Sitzungen).

Da der Ha-Atem und die 4–4-Armkreise nur etwa 5 Minuten dauern, wird die kohärente Atmung den größten Teil der Übung ausmachen.

ooooo

Widerstandsatmung und Bauchatmung

Es gibt zwei weitere als hilfreich empfundene Möglichkeiten, mit denen die Wirkung von *Breath-Body-Mind* maximiert werden kann.

Widerstandsatmung

Die Widerstandsatmung bietet einen Weg, um noch mehr vom langsamen, tiefen Atmen zu profitieren. Übungsmöglichkeiten dafür gibt es jede Menge; im Wesentlichen geht es darum, beim Ausatmen einen leichten Widerstand zu erzeugen. Die beiden empfohlenen Techniken der Widerstandsatmung sind die folgenden:

- Die Ausatmung mit der »(dosierten) Lippenbremse«; dabei legt man die Lippen locker aufeinander, wobei in der Mitte der Lippen eine minimale, nur angedeutete Lücke bleibt (ähnlich als wollte man Querflöte spielen oder zu pfeifen beginnen) und atmet dann gegen den leichten Widerstand der Lippen aus. Eingeatmet wird weiterhin durch die Nase.
- Der yogische Ujjayi-Ozeanatem, auch als »Darth-Vader-Atem« bekannt; dabei wird mit einem hörbaren Geräusch ausgeatmet, was sich entweder wie Meeresrauschen oder (Spoiler-Alarm!) wie der Atem von Luke Skywalkers Vater aus »Star Wars« anhört.

Bauchatmung

Bei der Bauchatmung oder Zwerchfellatmung atmen Sie in den Bauch ein, der sich auf natürliche Weise ausdehnt und somit einen längeren und tieferen Atem ermöglicht. In den Bauch zu atmen, ist viel natürlicher, als nur in die Brust zu atmen, und hat eine ganze Reihe von positiven Wirkungen, unter anderem verstärkter Stressabbau und parasympathische Aktivierung.

~ *Schlaf-Notiz* ~

Denken Sie daran: Das Gehirn hört vor allem auf die Lunge; langsames, tiefes, rhythmisches Atmen ist eine der direktesten Wege, um dem Gehirn mitzuteilen: »Alles ist gut. Wir sind in Sicherheit. Es gibt nichts, wovor wir weglaufen müssten, und nichts, was wir bekämpfen müssen. Es ist Zeit, sich zu entspannen, zur Ruhe zu kommen und Frieden zu empfinden.«

>> Feedback aus der Praxis <<

Viele Menschen finden, dass die zusätzliche Ebene der achtsamen Bewegung und Einbeziehung des Körpers, die *Breath-Body-Mind* bietet, zu noch tieferem Nutzen führt als die kohärente Atmung allein.

Als ich es eine Gruppe lehrte, in der viele Teilnehmer an PTBS litten, bekam ich unter anderem folgendes Feedback:
»Es hat das übrige Lernen und die anderen Techniken auf ganzheitliche Weise zusammengebracht – es ist wichtig, dass der Körper einbezogen wird. All das ergibt einen Sinn.«

Für manche Teilnehmer war es die Lieblingstechnik des sechswöchigen Kurses:
»Ich finde die Praxis der kohärenten Atmung mit Armbewegungen sehr hilfreich. Ich fühle mich tagsüber friedlicher und habe weniger Angst, und mit diesen Übungen schlafe ich in der Nacht tiefer.«

Vielen Menschen hilft *Breath-Body-Mind* beim Schlafen, aber ebenso oft wird in Erfahrungsberichten über die Auswirkungen auf den Wachzustand berichtet. Zum Beispiel:
»Breath-Body-Mind war für mich der größte Lerneffekt des Kurses und bewirkte bei mir die positivste Veränderung in meinem Alltag.«

Und ganz schlicht:
»Als ich anfing, zwanzig Minuten täglich Breath-Body-Mind zu praktizieren, haben meine Panikattacken aufgehört.«

ooooo

In Kapitel 13 werden wir drei Atemtechniken erkunden. Sie wurden speziell für Menschen entwickelt, die mit Albträumen oder Nachtangst zu tun haben. Doch jetzt sollten Sie sich erst einmal darauf konzentrieren, täglich mindestens 20 Minuten entweder die kohärente Atmung oder *Breath-Body-Mind* oder beides zu praktizieren.

· Checkliste Teil III ·

- Achten Sie darauf, jeden Tag mindestens 20 Minuten die kohärente Atmung und/oder *Breath-Body-Mind* zu praktizieren, möglichst zweimal täglich, falls Sie an einer PTBS oder einem Trauma arbeiten. Selbst eine oder zwei Sitzungen pro Woche können eine große Wirkung haben, und wie bei Yoga Nidra gilt: Ein bisschen ist besser als gar nichts.

- Behalten Sie auch die regelmäßige Yoga-Nidra-Praxis bzw. die hypnagoge Achtsamkeitspraxis bei. Wenn Sie sich dafür entscheiden, das kohärente Atmen im Liegen zu praktizieren, kann es gut sein, dass beides miteinander verschmilzt. Das ist in Ordnung. Hauptsache, Sie gönnen sich jeden Tag mindestens eine halbe Stunde tiefer Ruhe und Entspannung.

- Regelmäßige Einträge in Ihr Nachttagebuch sind ein Muss, vor allem jetzt, an dem Punkt, an dem viele Menschen feststellen, dass das kohärente Atmen die Qualität und Dauer ihres Schlafes spürbar beeinflusst.

- Denken Sie auch daran, langsam und durch die Nase zu atmen, um Ihre Lunge zu weiten und länger zu leben.

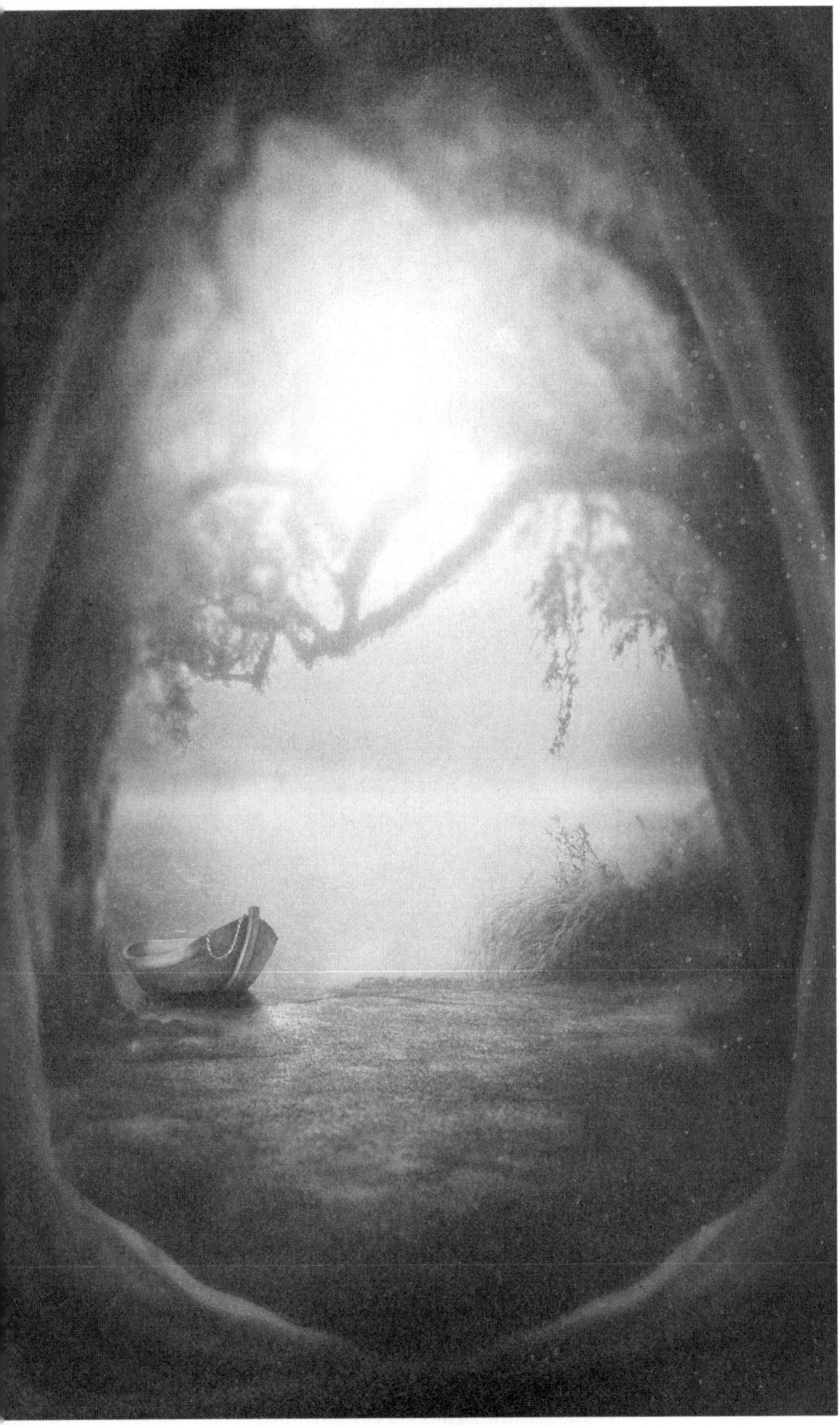

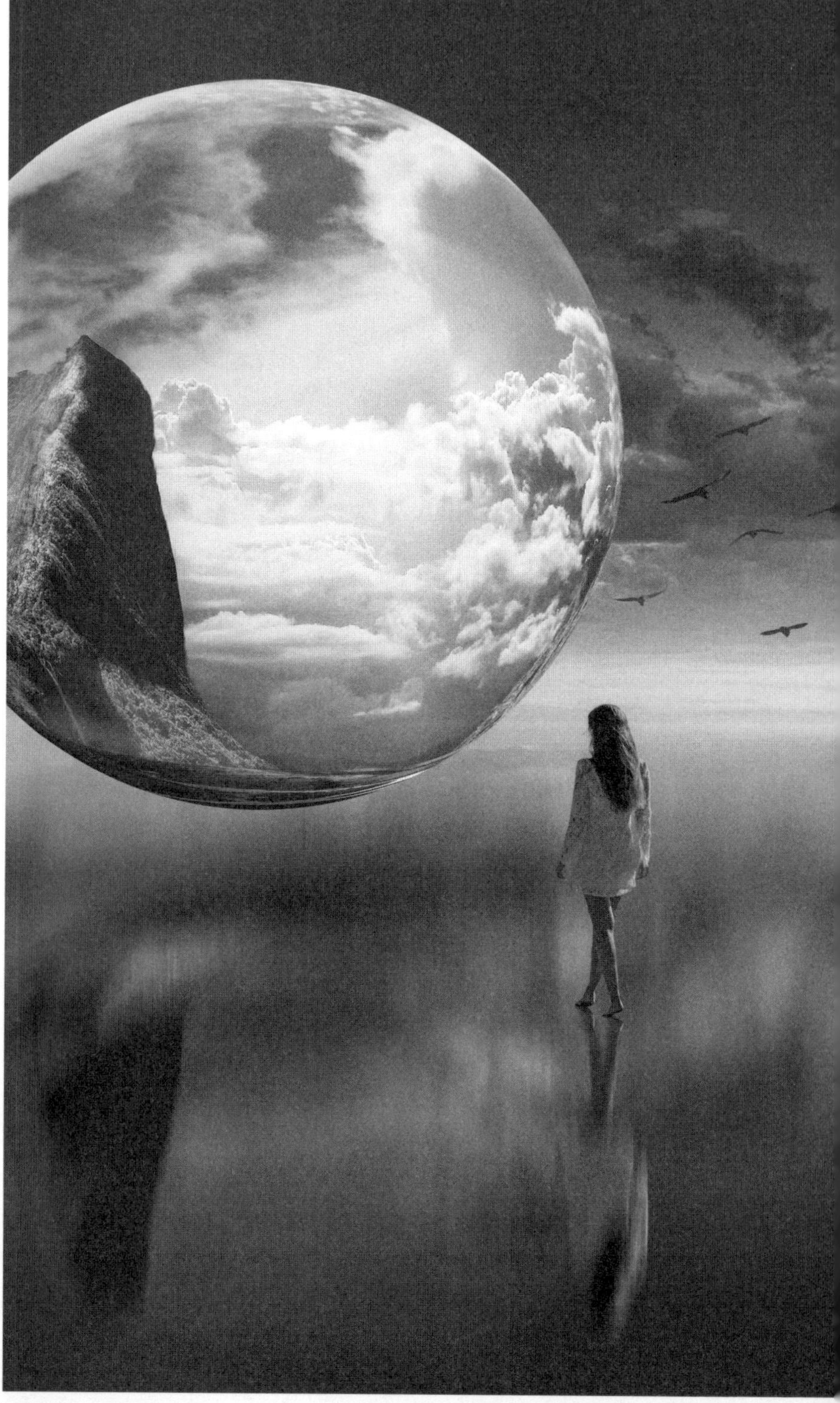

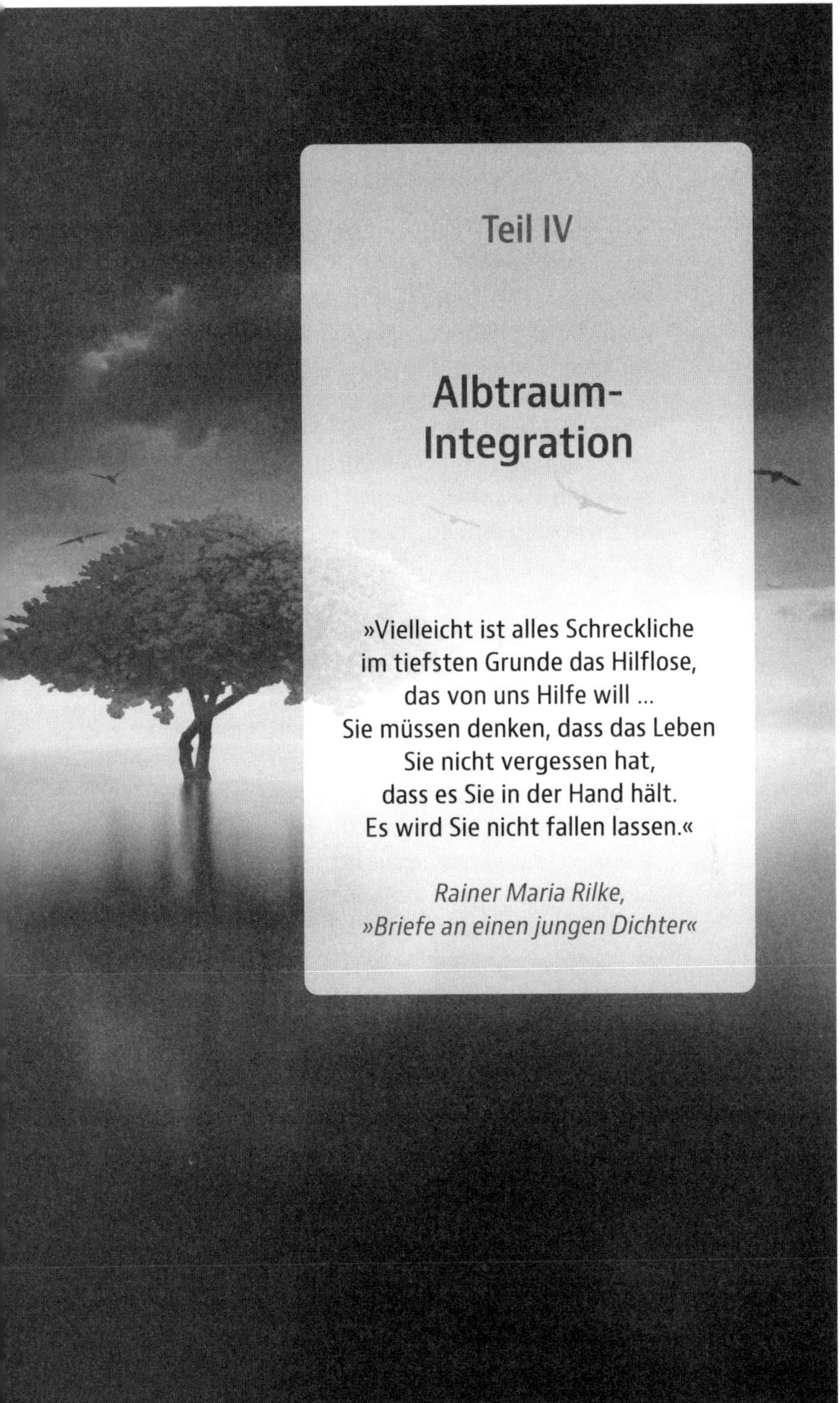

Teil IV

Albtraum-Integration

»Vielleicht ist alles Schreckliche
im tiefsten Grunde das Hilflose,
das von uns Hilfe will …
Sie müssen denken, dass das Leben
Sie nicht vergessen hat,
dass es Sie in der Hand hält.
Es wird Sie nicht fallen lassen.«

Rainer Maria Rilke,
»Briefe an einen jungen Dichter«

ooooo

In den letzten 13 Jahren habe ich mit Hunderten von Menschen gearbeitet, die unter Albträumen litten, darunter Opfer von Missbrauch in der Kindheit, Überlebende von Terroranschlägen, selbstverständlich auch Veteranen der Streitkräfte sowie dienendes Militärpersonal.

Wie ich festgestellt habe, konnten viele dieser Menschen die tiefste Heilung nicht dadurch erreichen, dass sie versuchten, ihre Albträume loszuwerden, sondern indem sie das, was Albträume eigentlich bewirken wollen, aus einer anderen Perspektive betrachteten.

Verständlicherweise pathologisieren viele von uns ihre Albträume und betrachten sie als »Anzeichen eines kaputten Geistes«, sie denken, sie seien nicht ganz richtig im Kopf. Aber das stimmt nicht. Albträume sind ein Aufruf des Unterbewusstseins *zum Handeln,* ein Zeichen für Heilung, nicht für Scheitern oder dass etwas schiefgelaufen ist. Wenn wir das verstehen, eröffnet sich uns ein neuer Weg zur Transformation.

Ob Sie nun mit Albträumen zu tun haben oder nicht: Folgen Sie dem heilenden Ruf und stellen Sie sich Ihren Albträumen, nehmen Sie sie an – dann werden Sie vielleicht bemerken, dass sie wie Drachen sind, die einen Topf voller Gold bewachen.

Das Entscheidende dabei ist: Unser Ziel besteht nicht darin, den Drachen zu erlegen, sondern uns mit ihm anzufreunden.

ooooo

Kapitel 11

Albträume

»Die Höhle, die du zu betreten fürchtest,
birgt den Schatz, den du suchst.«

Joseph Campbell

Wie in der Einleitung bereits erwähnt, erlebte ich mit siebzehn meinen ersten traumatischen Albtraum. Ich hatte eine unvernünftig hohe Dosis Ketamin eingenommen, während ich auf einem Trip mit einer unvernünftig hohen Dosis LSD war, und hatte eine Nahtoderfahrung mit allem Drum und Dran, inklusive Lichttunnel und großer Leere.

Heute würde ich vielleicht ganz anders auf einen solchen Vorfall reagieren; doch als Teenager war ich damit völlig überfordert, und innerhalb weniger Tage begannen die Albträume und der nächtliche Schrecken. Sie wiederholten sich in den nächsten Monaten wöchentlich[1] und traten dann auch zu anderen Zeiten auf, ebenso wie die Flashbacks und Panikattacken, die mich dazu brachten, mich in den Toilettenkabinen der Schule zu verstecken.

Nachts versuchte ich wach zu bleiben, weil ich zu viel Angst vor dem Schlafen hatte, aber irgendwann kam der Schlaf dann doch und mit ihm die Albträume und der Schrecken, der mich niederdrückte.

Im Nachhinein betrachtet, scheint es ein offensichtlicher Fall von Trauma und PTBS gewesen zu sein, aber ich bin mir nicht sicher, ob ich damals überhaupt wusste, was das bedeutet. Alles, was ich wusste, war, dass ich »mein Gehirn kaputtgemacht« hatte.

Hätte ich damals nur gewusst, was ich heute weiß – nämlich dass das, was ich durchmachte, eine völlig normale Reaktion auf ein Trauma und Teil eines ganz natürlichen Heilungsprozesses war. Normal und natürlich. Hätte ich es nur gewusst!

Weil ich zu viel Angst vor der Diagnose hatte, um ärztliche Hilfe zu suchen, nahm ich die Sache schließlich selbst in die Hand und schaffte es nach monatelangen Versuchen, die Albträume durch luzides Träumen zu heilen. Während ich den Albtraum hatte, wurde ich mir luzide des Traums bewusst und wandte mich willentlich der Quelle meiner Angst zu, stellte mich bewusst dem Albtraum; dadurch wurde das Trauma, das ihn verursachte, spontan integriert. Die Albträume kehrten nicht mehr zurück. Genau dieser sichtbare und unbestreitbare Erfolg der Heilung durch luzide Träume brachte mich auf den Weg, der schließlich, 20 Jahre später, zu diesem Buch führen sollte.

In den folgenden Kapiteln werden wir die Techniken kennenlernen, mit denen ich diese Albträume geheilt habe, und noch vieles mehr, aber vorher wollen wir uns ansehen, was Albträume eigentlich sind.

Albtraum-Definition

Die American Academy of Sleep Medicine definiert Albträume als »lebhafte und beunruhigende Träume, in denen typischerweise das Überleben bedroht ist und die beim Schlafenden Gefühle von Angst, Furcht oder Schrecken hervorrufen«. Meist geht es dabei um Szenarien, in denen wir entweder gegen furchterregende Traumfiguren und -situationen ankämpfen bzw. davor fliehen oder in denen wir ein emotionales Trauma, das durch ein Ereignis im wirklichen Leben verursacht wurde, erneut durchleben. Albträume betreffen schätzungsweise 90 Prozent der Menschen, die ein Trauma erlebt haben,[2] und sind eine völlig normale Reaktion, die den Heilungsprozess unterstützt. Albträume sind jedoch nicht immer mit einem Trauma verbunden, sondern können aus einer Vielzahl von Gründen auftauchen, zum Beispiel bei psychischen und körperlichen Problemen, als Nebenwirkung von Medikamenten, die zur Behandlung dieser Probleme eingesetzt werden, und oft – genau wie Angstträume – als »Probealarm« für potenzielle zukünftige Gefahren.

Albträume sind oft so beängstigend, dass sie nicht nur eine somatische Resonanz in unserem Körper auslösen, sondern oft sogar unseren normalen REM-Zyklus unterbrechen und uns aufwecken. Jedes Mal, wenn wir aus einem Albtraum aufwachen, bleibt jedoch die unintegrierte emotionale Energie, die zu dem Albtraum geführt hat, weiterhin unintegriert zurück, weshalb unsere Albträume oft wiederkehren – nicht weil unser Verstand uns quält, sondern weil er versucht, eine innere Therapiesitzung zu beenden, die abgebrochen wurde.

Albträume sind weder eine Strafe für unsere Taten noch ein Zeichen für moralisches Versagen und auch kein Beweis für einen kaputten Geist. Sie sind vielmehr das Produkt eines intelligenten Mechanismus zur Emotionsregulierung, der eigentlich zu unserer Gesunderhaltung beiträgt.

Wir müssen unsere Sichtweise auf sie zumindest überdenken und im besten Fall völlig umkrempeln.

Reframing von Albträumen

In meinem 2017 erschienenen Buch über Schattenintegration – *»Dreaming Through Darkness«* – habe ich erstmals über die nachfolgend vorgestellten drei *»Reframes«* von Albträumen geschrieben. Seitdem haben sich sowohl die für sie sprechenden Argumente als auch die wissenschaftlichen Belege deutlich erhärtet.

Die Wissenschaft ist eindeutig: Meistens sind Albträume gut für unsere psychische Gesundheit. Sie unterstützen die Heilung, bringen unsere evolutionären Überlebensmechanismen auf den neuesten Stand und lenken unsere Aufmerksamkeit auf emotionale Wunden, für die wir im Wachzustand möglicherweise blind sind.

Ein Traum, der schreit

Albträume wollen uns nicht verletzen; sie wollen unsere Aufmerksamkeit erregen. Ein Albtraum ist einfach ein Traum, der schreit. Er schreit: »Hey, sieh dir das an! Beschäftige dich mit dieser Angst! Dieses Trauma braucht deine Aufmerksamkeit!«

Auch Dr. Justin Havens, ein Psychotherapeut, der seine Doktorarbeit über die PTBS-Albträume von Veteranen schrieb, stimmt dem zu: »Wenn schlimme Dinge passieren, *sollen* wir davon träumen, weil der Albtraum einen problematischen Aspekt hervorhebt, zum Beispiel eine ungelöste emotionale Belastung, die integriert werden muss.«[3]

Genauso wie körperliche Schmerzen von unserem Gehirn dazu benutzt werden, uns mitzuteilen, dass wir uns um einen verletzten Teil unseres Körpers kümmern sollen, so will uns unser Unterbewusstsein durch Albträume dazu bringen, uns um einen verletzten Teil unserer Psyche zu kümmern. Der Albtraum schreit nicht, um uns zu erschrecken, sondern um uns zu helfen. Wenn wir nicht mehr so oft Albträume haben wollen, müssen wir alles in unserer Macht Stehende tun, um unserem Unterbewusstsein zu sagen: »Okay, okay, ich höre zu! Kein Grund, herumzuschreien!«

Was können wir also tun? Wir können unsere Albträume aufschreiben, Bilder von ihnen malen oder sie mit einem Therapeuten, einer Therapeutin oder einem vertrauten, mit uns befreundeten Menschen besprechen. Im Grunde wollen wir alles tun, was wir können, um dem Unterbewusstsein zu zeigen, dass wir es laut und deutlich hören.

Das ist das Gegenteil des esoterischen Irrglaubens, man würde einen Albtraum »in der Realität manifestieren«, wenn man ihn aufschreibt oder laut erzählt. Diese Art der spirituellen Umgehung ist nicht nur völliger Blödsinn, sondern kann auch ein gefährliches

Abgleiten in die Verleugnung und die daraus oft resultierende Depression anbahnen. Tatsächlich können wir durch die Anerkennung und das Anschauen eines Albtraums die zugrunde liegende emotionale Ladung bzw. das Trauma, das ihn hervorgerufen hat, loslassen und zulassen, dass er in unser psychophysisches System integriert wird.

Wenn wir bereit sind, uns unseren Albträumen zu stellen, anstatt sie abzulehnen, können wir einen Perspektivenwechsel herbeiführen, der ihnen kommuniziert: »Ich höre euch. Ich verstehe, dass ihr ein Ausdruck meines eigenen Geistes seid, der nach Aufmerksamkeit schreit.« Und wenn der träumende Geist diese Botschaft erhält, wird er in Zukunft nicht mehr so laut schreien müssen.

Diese neue Perspektive kann auch auf unser Wachleben übergreifen, und wir können beginnen, albtraumhafte Situationen mit neuen Augen zu sehen und dem in ihnen enthaltenen Heilungspotenzial neue Wertschätzung entgegenzubringen.

ooooo

Wissenschaftliche Fakten zum Thema »Auflösung von Albträumen«

Wissenschaftliche Untersuchungen deuten darauf hin, dass unsere Träume ein Lackmustest für die Trauma-Integration sind. Sobald ein Trauma integriert wurde, egal, ob im Traum- oder Wachzustand, werden das unsere Träume widerspiegeln.

Die brillante junge Schlafforscherin Dr. Michelle Carr sagt: »Wiederkehrende Albträume scheinen einen ungelösten Konflikt zu offenbaren; sobald die Integration gelungen ist, ist der Albtraum nicht mehr notwendig und wird nicht mehr auftreten.«[4]

Hört ein wiederkehrender Albtraum auf, ist das, wie Dr. Carr weiterhin ausführt, ein Zeichen dafür, dass das Trauma konfrontiert und adaptiv in die Psyche integriert wurde, was – wenig überraschend – mit einem verbesserten Wohlbefinden im Wachzustand einhergeht.[5]

Dr. Carr erwähnt auch dies: Bevor ein Albtraum aufhört, geht oft ein Auflösungstraum voraus, in dem der Albtraum schließlich anders endet, nämlich dass die Angst besiegt wird oder der Angreifer zum Freund wird. Sie legt uns nahe, dass das Erinnern und Aufzeichnen unserer Träume nicht nur eine gute Möglichkeit sei, davon Notiz zu nehmen, sondern diesen Prozess zu unterstützen.[6]

Ein weiterer guter Grund, unsere Träume in unserem Nachttagebuch aufzuschreiben!

~ Schlaf-Notiz ~

Mein buddhistischer Lehrer Lama Yeshe Rinpoche hatte nach seiner traumatischen Flucht aus Tibet in den 1960er-Jahren jahrelang Albträume. Schließlich wusste er, dass das Trauma integriert war, als sein üblicher Albtraum durch einen Auflösungstraum ersetzt wurde, in dem ihm der chinesische Führer Mao Tse-tung half, die Regale in einem Traum-Lebensmittelladen zu bestücken, der ihm gehörte. Danach hörten seine Albträume auf.

Ein Zeichen für einen heilenden Geist

Unser Geist nutzt Albträume, um seine Wunden zu behandeln und zu heilen. Wenn wir uns in den Arm schneiden, blutet unser Körper und sendet Blutgerinnsel und weiße Blutkörperchen aus, um eine Schutzschicht über der Wunde zu bilden und weitere Schäden zu verhindern. So kann der Heilungsprozess unter der Oberfläche fortgesetzt werden. Andernfalls könnte jede noch so kleine Wunde mit einer Blutvergiftung oder einem Gangrän enden.

Ein Albtraum funktioniert auf ähnliche Weise: Er ist eine Manifestation des Heilungsprozesses, mit dem der Verstand Emotionen reguliert und traumatische Erfahrungen integriert. Genau wie ein Schorf kann er jucken und unansehnlich sein, und wir versuchen vielleicht, ihn vor anderen zu verbergen, trotzdem ist er für den Heilungsprozess unerlässlich. Wenn wir an einem Schorf kratzen, kann das zu weiteren Blutungen führen, und wenn wir zu sehr an unseren Albträumen »kratzen« bzw. uns allzu viel mit ihnen beschäftigen, kann das den Heilungsprozess verlangsamen.

Es geht um Ausgewogenheit. Wir müssen unsere Albträume anerkennen und willkommen heißen, indem wir sie aufschreiben und bereit sind, sie anzuschauen und zu akzeptieren, aber wir müssen auch darauf achten, uns nicht zu sehr mit ihnen zu identifizieren.

Natürlich soll das nicht heißen, dass wir Albträume haben *müssen,* um zu heilen; aber wenn ein Trauma nicht angeschaut und somit nicht integriert wird, wird der natürliche Selbstheilungsmechanismus unseres Geistes die Dinge selbst in die Hand nehmen.

Damit Heilung geschehen kann, müssen unser Geist und unser Körper das Trauma verarbeiten und loslassen. Dafür gibt es drei Hauptwege:

- über den bewussten Verstand (zum Beispiel durch Gesprächstherapie oder Achtsamkeits- und Einsichtstraining);
- über den Körper (zum Beispiel über den Atem, somatische Entspannung oder achtsame Bewegung);
- durch das Unterbewusstsein (über Träume, Albträume und visuell-bildliche Praktiken).

Viele Menschen sind verständlicherweise nicht bereit, sich ihren vergangenen Traumata zu stellen, weder bewusst im Kopf noch auf körperlicher Ebene, und so hat das Trauma keine andere Möglichkeit, als sich durch Albträume auszudrücken.

Das ist zwar unangenehm, aber eigentlich keine schlechte Option, denn der REM-Schlaf ist wie geschaffen für die Integration von Traumata.

Laut Studien an der Rush University in Chicago unter der Leitung der genialen Dr. Rosalind Cartwright, die sich mit den Auswirkungen von Depressionen infolge von Traumata befassten, wurden »nur Patienten, die ausdrücklich von den schmerzhaften Erfahrungen zum Zeitpunkt ihres Auftretens träumten«, klinisch frei von ihrer Depression. Bei denjenigen, die zwar träumten, aber eben nicht von ihren emotional schmerzhaften oder traumatischen Erlebnissen, trat keine derartige Verbesserung ein. Die Heilung war abhängig vom »Träumen über die emotionalen Themen und Gefühle des im Wachzustand erlebten Traumas«[7].

Ich war begeistert, als ich zum ersten Mal auf diese Forschungsergebnisse stieß, denn sie erbrachten den wissenschaftlichen Beweis, dass das Träumen von schmerzhaften Erlebnissen tatsächlich den Heilungsprozess *beschleunigt* und hilft, Langzeitdepressionen zu reduzieren – eine Tatsache, die viele der mit Albträumen kämpfenden Menschen entlasten wird.

Professor Matthew Walker hatte schon lange die Theorie aufgestellt, dass der REM-Schlaf für die Heilung emotionaler Wunden benötigt wird; 2011 führte er schließlich eine Studie durch, die seine Theorie neurobiologisch belegte.[8] Mithilfe von EEG- und MRT-Gehirnscans kam er zu dem Schluss, dass der REM-Traumschlaf das Nervensystem tatsächlich verändert und zu einer messbaren Abnahme der emotionalen Intensität früherer traumatischer Erlebnisse führt.

Diese beiden Studien zeigen zweifelsfrei, dass es nicht nur gut für uns ist, von unseren Ängsten, unangenehmen Erfahrungen und unserem Liebeskummer zu träumen, sondern dass diese Träume oft sogar eine Voraussetzung für die Heilung sind.

Albträume als Werkzeug der Evolution

Während unsere ersten beiden *Reframes* erklären, wie Albträume helfen, vergangene Traumata zu integrieren, erklärt das dritte *Reframe,* wie sie uns helfen können, auch zukünftige Traumata zu überleben.

Einer der Hauptgründe, warum wir uns zu den besten Raubtieren der Welt entwickelt haben, war unsere Fähigkeit, zu träumen und somit zukünftige Handlungen zu erkunden. Vor allem aber war es unsere Fähigkeit, Albträume zu haben.

Nach Überzeugung von Professor Antti Revonsuo, einem finnischen Wissenschaftler, der die Theorie von der Bedrohungssimulation durch Träumen entwickelt hat, sind REM-Träume »ein uralter biologischer Verteidigungsmechanismus, der evolutionär deshalb ausgewählt wurde, weil damit bedrohliche Ereignisse wiederholt simuliert werden können«[9]. Wir haben beängstigende Träume, damit wir besser in der Lage sind, beängstigende Situationen im Wachleben zu überleben.

Stellen Sie sich zwei prähistorische Frauen vor, die sich eine Höhle teilen. Die eine hat regelmäßig Albträume von Säbelzahntigern und wie man sie bekämpft, vor ihnen flieht oder sich vor ihnen versteckt, während die andere friedlich davon träumt, durch die Savanne zu wandern.

Wenn sie im wachen Leben je auf einen Säbelzahntiger treffen, welche der beiden Frauen wäre wohl besser in der Lage, zu überleben und ihre Gene weiterzugeben? Natürlich diejenige, die in ihren Träumen das Überleben geprobt hat!

Professor Revonsuo kommt zu dem Schluss: »Albträume zwingen uns, simulierte bedrohliche Ereignisse zu durchleben, damit wir im Wachzustand besser darauf vorbereitet sind, sie zu überleben.«[10]

Ein weiterer Beweis dafür, dass Albträume, genau wie Angstträume, tatsächlich gut für uns sein können. Jedenfalls meistens …

Träumen mit PTBS

Wie wir bereits erörtert haben, sind Albträume eine Art Proberaum für Bedrohungen bei Tag und ein sicherer Ort, an dem Traumata sozusagen beleuchtet und geheilt werden können; doch leider können die Auswirkungen einer PTBS auf das Gehirn den Prozess stören oder unterbrechen.

Der Grund dafür ist ein erhöhter Spiegel an Stresshormonen. Es gibt ein Stresshormon namens Noradrenalin (auch bekannt als Norepinephrin), das im Gehirn fast immer in geringen Mengen vorhanden ist, aber während des REM-Schlafs völlig fehlt. Wenn wir also von traumatischen Erlebnissen träumen, können wir die beunruhigenden Erinnerungen in einem sicheren, »geschützten Raum« verarbeiten, der frei von Stresshormonen ist.

Die Schlafforscherin Dr. Els van der Helm erklärt: »Während des REM-Schlafs werden schmerzhafte Erinnerungen reaktiviert und integriert, aber all dies geschieht in einem Zustand, in dem Stressneurochemikalien günstigerweise unterdrückt werden.«[11]

Bei Menschen mit PTBS ist der Noradrenalinspiegel im Gehirn jedoch zu jeder Zeit deutlich erhöht, auch wenn sie träumen, und das bedeutet, sie träumen in einem Raum, der nicht »abgesichert« wurde. Dieser hohe Noradrenalinspiegel während der REM-Phase *verhindert* die heilende Wirkung der Albträume, die in dieser Phase auftreten. Für Menschen mit PTBS können Albträume daher eher retraumatisierende Flashbacks darstellen als heilende therapeutische Interventionen.

Dies könnte auch erklären, warum Albträume bei Menschen mit PTBS so häufig wiederkehren. Da das Gehirn nicht in der Lage ist, den REM-Schlaf zu nutzen, um die traumatischen Erinnerungen wie üblich zu integrieren, versucht es den Integrationsprozess immer und immer wieder von vorne und bleibt dabei wie eine kaputte Schallplatte in einer Schleife hängen.

Aber hier ist die gute Nachricht: Wenn wir den Noradrenalinspiegel in unserem Gehirn senken können, können wir Bedingungen schaffen, die den natürlichen Heilungsprozess des REM-Träumens ermöglichen und die Nadel von der Schallplatte heben.

Dies kann auf zwei Arten geschehen: entweder auf chemischem Weg mit Noradrenalin-reduzierenden Medikamenten wie Prazosin, das bereits zur Behandlung von PTBS-Symptomen angeboten wird, oder auf natürlichem Weg, eben durch die stressreduzierende langsame Atmung, durch Tiefenentspannung und Achtsamkeitsübungen, die wir bislang gelernt haben.

>> Feedback aus der Praxis <<

Wie viele Menschen feststellen, verringert sich die Angst, die Albträume verursacht, schon enorm, wenn man mit dieser neuen Sichtweise von Albträumen bekannt gemacht wird.

Ein Workshop-Teilnehmer sagte:
»Albträume sind anscheinend der Beginn eines Heilungsprozesses, und man sollte sich ihnen stellen und sie annehmen, anstatt sie zu ignorieren oder vor ihnen davonzulaufen. Das ist ein großer Fortschritt für mich.«

Ein anderer kommentierte:
»Zu verstehen, wie Albträume funktionieren und dass sie für Menschen mit PTBS etwas ganz Normales sind, hat mir sehr geholfen.«

ooooo

In den Kapiteln 13 und 15 werden wir einige der wirksamsten Techniken zur Integration von Albträumen kennenlernen, doch zuvor wollen wir zwei weitere nächtliche Erscheinungsformen von Stress und Trauma erkunden und entstigmatisieren: Nachtangst und Schlaflähmung.

Kapitel 12

Nachtangst und Schlaflähmung

»Selbst in den Schrecken der Nacht gibt es eine Tendenz zur Gnade, die uns nicht im Stich lässt.«

Robert Goolrick,
Autor von »The End of the World As We Know It«
(dt. »Das Ende der Welt, wie wir sie kennen«)

Albträume treten im Schlaf auf, Nachtangst und Schlaflähmung dagegen in einem Übergangsbereich, in dem die Grenzen zwischen Schlaf und Wachsein verschwimmen. Beide sind bei Menschen, die mit Traumata, PTBS oder einem hohen Maß an Stress und Angst zu kämpfen haben, recht häufig anzutreffen, aber genau wie Albträume verlieren sie viel von ihrem Schrecken, wenn man erst einmal weiß, wie sie funktionieren.

Nachtangst

Nachtangst bzw. Nachtschreck unterscheidet sich deutlich von einem Albtraum. Während Albträume in der Regel im REM-Traumschlaf auftreten, hat Nachtangst eigentlich gar nichts mit

Träumen zu tun und ähnelt eher nächtlichen Panikattacken. Sie tritt in der Regel in den ersten drei oder vier Stunden des Schlafs (während der längeren Tiefschlafperioden) auf, und zwar meistens beim hypnopompen Übergang vom Tiefschlaf zum Wachsein.

Wer von einer Nachtangst betroffen ist, sitzt vielleicht kerzengerade im Bett, mit aufgerissenen Augen, Herzklopfen, womöglich sogar schreiend, und kann aus diesem Zustand mehrere Minuten lang nicht geweckt werden. Nachtangst kann sich auch mit einer Form des Schlafwandelns überdecken, bei der die Betroffenen aus dem Bett rennen, um der unsichtbaren Bedrohung zu entkommen.

Diese Episoden extremer Panik und purer Angst gehen normalerweise nicht mit einer grausigen Geschichte oder den visuellen Eindrücken eines Albtraums einher, und wenn man die Person bittet, zu erklären, was so furchterregend war, hat sie oft keine Antwort parat[1] oder beschreibt nur ein Gefühl des Unheils oder spricht davon, vor etwas fliehen zu müssen.

Diese Amnesie ist sozusagen die rettende Gnade, ebenso wie die Tatsache, dass der Geist noch in den entspannenden Delta-Gehirnwellen des Tiefschlafs schwelgt; und so legt man sich danach häufig einfach wieder hin und schläft weiter – oft ohne sich beim morgendlichen Aufwachen an die Episode zu erinnern.

Der verstorbene große Schlafforscher Dr. William Dement stellte die Theorie auf, dass wir bei Nachtangst möglicherweise gar keine Angst empfinden, weil es der Körper, nicht der Geist ist, der die Angst zum Ausdruck bringt. Diese Betrachtungsweise ist besonders interessant im Hinblick auf unseren körperbasierten Ansatz beim Umgang mit Traumata, denn sie scheint darauf hinzudeuten, dass der Schlaf ganz natürlich weitergehen kann, sobald der Körper die traumatischen Stressoren abgebaut hat.

Was ist die Ursache für Nachtangst?

Nachtangst tritt am häufigsten bei Kindern zwischen 3 und 12 Jahren auf und ist stark genetisch bedingt. Bei etwa 80 Prozent der betroffenen Kinder gibt es eine familiäre Vorbelastung.[2]

Bei Erwachsenen kann der Nachtschreck durch kurzfristige Ursachen wie Fieber, Schlafentzug, Jetlag oder Drogenkonsum ausgelöst werden. Meistens wird er jedoch mit psychischen Problemen wie Traumata, hohem Stresslevel, Depressionen, Angstzuständen oder bipolaren Störungen assoziiert.

Außerdem besteht ein Zusammenhang zwischen Nachtangst und Atemproblemen wie Schlafapnoe, weshalb Techniken wie das kohärente Atmen bei Nachtangst so gut zu funktionieren scheinen: Sie beruhigen nicht nur das aus dem Gleichgewicht geratene ANS, sondern stärken auch das Atmungssystem.

Wie können wir Nachtangst verhindern? Bringen Sie das ANS durch langsames Atmen wieder ins Gleichgewicht, beruhigen Sie den Geist durch Achtsamkeitsübungen und senken Sie das Stressniveau durch Tiefenentspannung.

Im nächsten Kapitel wird der »Kreis der Beschützer« vorgestellt, eine Übung, die viele Menschen bei der Arbeit mit Albträumen und Nachtangst als besonders hilfreich empfinden.

Schlaflähmung

Bei einer Schlaflähmung bzw. Schlafparalyse wacht man auf und ist nicht in der Lage, sich zu bewegen; manchmal wird sie von einem Druckgefühl auf der Brust begleitet – als würde man festgehalten –, von Gefühlen von Angst und Schrecken und oft auch von visuellen und auditiven Halluzinationen. Für die meisten Menschen ist das eine beängstigende Erfahrung, da sie aufgrund der halluzinatorischen Bilder und Geräusche womöglich glauben, Dämonen würden versuchen, von ihnen Besitz zu ergreifen, oder dunkle Kräfte seien im Zimmer.

Die Schlaflähmung tritt am häufigsten während des hypnopompen, manchmal aber auch während des hypnagogen Zustands auf. Scheinbar hält sie stundenlang an, aber sie dauert in Wirklichkeit selten länger als ein paar Minuten und kommt eigentlich recht häufig vor.

ooooo

Wissenschaftliche Fakten zum Thema »Schlaflähmung«

Die Schlaflähmung wird dadurch verursacht, dass eines der drei REM-Schlafsysteme, die Muskellähmung, aktiviert bleibt, während die beiden anderen, die sensorische Blockade und die kortikale Aktivierung, ausgeschaltet sind, das heißt, unser Gehirn ist zwar teilweise aufgewacht und unsere Sinne nehmen einen Teil des sensorischen Inputs auf, aber unser physischer Körper kann sich nicht bewegen.

Weil unser Gehirn kurzzeitig sowohl träumt als auch wach ist, können halluzinatorische Bilder unser normales Sichtfeld überlagern, und oft treten auch laute akustische Halluzinationen auf. Die Angst, die dieser veränderte Zustand hervorruft, kann auch zu Hyperventilation sowie zu einem Gefühl der Schwere auf der Brust führen. Dies geht oft mit hypnagogen Halluzinationen einher: akustische und visuelle Traumaspekte, die die Wachwelt überlagern.

Wenn man nun noch bedenkt, dass die Schlaflähmung häufig mit einer Form von Hyperakusis einhergeht, also einer Geräuschüberempfindlichkeit bzw. einem Zustand, bei dem Geräusche verstärkt und verzerrt werden, dann wird klar, warum in früheren Zeiten die Besessenheit durch einen Dämon oft die beste Erklärung zu sein schien.

ooooo

Auf Schlaflähmung wird in der Geschichte und in allen Kulturen Bezug genommen. Vom japanischen »*Kanashibari*« – »in Metall gefesselt« –, über das simbabwische »*Madzikirira*« – »von einer Hexe stark niedergedrückt« –, bis hin zu den Inkubus-/Sukkubus-Mythen des Westens wurde das Aufwachen aus dem Schlaf, bei dem man vor Schrecken gelähmt ist, universell mythologisiert. Auch die subjektiven Symptome scheinen ziemlich universell zu sein.

Wie wir zum Glück inzwischen wissen, ist die Schlaflähmung ein neurologisch erklärbares Phänomen, sodass wir mit den dämonischen Mythen der Vergangenheit aufräumen können.

~ Schlaf-Notiz ~

Verwirrenderweise kann die Schlaflähmung auch im Rahmen eines »falschen Erwachens« auftreten: eines Traums, in dem wir träumen, wir seien aufgewacht, obwohl wir in Wirklichkeit noch schlafen. Das heißt, auch wenn es sich so anfühlt, als wären Ihre Augen offen und Sie würden Halluzinationen erleben, die Ihr Schlafzimmer überlagern, träumen Sie vielleicht nur, dass Ihre Augen offen sind und Sie diese Halluzinationen erleben.

Verbindung zu Traumata

Mein Freund Ryan Hurd ist Psychologie-Dozent an der JFK University, Kalifornien, und Autor von *»Sleep Paralysis: A Guide to Hypnagogic Visions and Visitors of the Night«*. In einem Zoom-Gespräch Anfang 2021 bestätigte er, dass gelegentliche Schlaflähmungen durch eine Vielzahl von Gründen ausgelöst werden können, darunter ein gestörter Schlafrhythmus oder Schlafapnoe, aber auch Stress, Drogenkonsum oder einfach größere Lebensveränderungen. Bei Menschen mit Panikattacken, Traumata oder PTBS steigt die Häufigkeit allerdings sprunghaft an. Eine 2018 durchgeführte Analyse von 42 wissenschaftlichen Studien[3] zur Schlaflähmung ergab, dass in mehreren Studien die Rate bei Personen, bei denen eine PTBS diagnostiziert worden war, deutlich erhöht war.

Ryan teilte mir mit: »Bei Menschen, die ein Trauma erlebt haben, besonders bei denen, die in ihrer Kindheit sexuell missbraucht wurden, ist Schlaflähmung ein sehr häufiges Symptom.«[4] Wie er weiter erklärte, erzeugen schlechter Schlaf und starke Ängste den perfekten »Sturm« für eine Schlaflähmung[5], und bei Menschen, die außer mit schlechtem Schlaf auch mit Stress, Ängsten oder Traumata zu kämpfen haben, ist die Wahrscheinlichkeit, Schlaflähmungen durchzumachen, viel größer.

Integration der Schlaflähmung

Langfristig lässt sich die Schlaflähmung am besten dadurch verhindern, dass man den wahrscheinlichen Auslöser, eben den hohen Stress- und Angstpegel, senkt und gleichzeitig die schlechten Schlafmuster verbessert, die sie verschlimmern. Praktiken wie Achtsamkeit, Atemarbeit und Tiefenentspannung sind also durchaus hilfreich. Aber was ist, wenn wir tatsächlich eine Schlaflähmung erleben?

Dann ist es am besten, das parasympathische Nervensystem über den Atem zu aktivieren. Dadurch wird die Kampf-oder-Flucht-Angstreaktion reduziert, welche die Schlaflähmung verursacht und ihr Gestalt verleiht.

Ryan sagte: »Es ist wirklich wichtig, zu versuchen, uns zu entspannen und normal zu atmen, anstatt weiterhin flach und keuchend, wie es die Angst vor der Situation so oft mit sich bringt. Sobald wir die Kontrolle über unseren Atem gewinnen, haben wir auch die Kontrolle über unsere Angstreaktion.«[6]

Ich hatte früher oft Schlafparalysen, und mein persönlicher Tipp lautet: lang und ausgedehnt ausatmen – bzw. sich diese Form der Atmung vorstellen –, entweder durch die Nase oder wenn möglich durch die Vorderzähne, wobei ein Geräusch entsteht, das dem Ablassen von Luft aus einem Reifen ähnelt. Dadurch entspannt sich das Atmungssystem, und der Parasympathikus wird aktiviert, was dazu beiträgt, die Lähmung zu lösen.

Eine andere Möglichkeit besteht darin, bei der Erfahrung zu bleiben, aber ihren Inhalt zu verändern. Die Halluzinationen der Schlaflähmung haben ihren Ursprung *in unserem eigenen Geist* und spiegeln daher das innere Umfeld unseres Geistes wider, das während der Schlaflähmung in der Regel von totaler Angst geprägt ist.

Bei manchen kann diese Angst Visionen von Geistern oder Außerirdischen hervorrufen, aber bei Menschen, die ein Trauma erlitten haben, erzeugt sie vielleicht Bilder der traumatischen Erlebnisse. Gelingt es uns jedoch, das innere geistige Umfeld der Angst in Liebe zu transformieren, können wir sehr wohl beobachten, wie sich diese halluzinierten Dämonen vor unseren Augen in Engel verwandeln. »Denken Sie einfach an etwas Schönes« ist eine grobe Vereinfachung, doch wenn wir ein inneres Umfeld der Liebe und Sicherheit schaffen können, wird sich dies direkt auf die Erfahrung auswirken.

Das ist natürlich leichter gesagt als getan, aber es ist durchaus möglich und erklärt, warum so viele Menschen durch ein Gebet aus der Schlaflähmung ausbrechen: Der Akt des Betens verändert das innere Umfeld und verwandelt Angst in Liebe.

~ Schlaf-Notiz ~

Durch die Schlaflähmung stehen wir mit einem Bein im Wachzustand und mit dem anderen im Traum, was eine ideale Voraussetzung für den Eintritt in einen luziden Traum sein kann. Wenn Sie sich also sicher fühlen, können Sie bewusst dabei bleiben, weil Sie wissen, dass es sicher ist, wieder in den Traum einzutreten, aus dem Sie gekommen sind, aber dieses Mal luzide. Was könnten Sie dann tun? Einige Ideen dazu finden Sie in Kapitel 15.

Schlaflähmung kann dazu führen, dass man meint, verrückt zu werden, und deshalb voller Scham schweigt und weiter darunter leidet; aber sie ist keineswegs ein Zeichen von Wahnsinn, und man muss sich nicht davor fürchten. Höchstwahrscheinlich sind Sie nicht von Dämonen besessen, Sie werden nicht verrückt, und es gibt auch keine dunklen Mächte in Ihrem Schlafzimmer. Aufgrund eines Ungleichgewichts in Ihrem ANS ist Ihr Gehirn einfach nur vor Ihrem Körper aufgewacht – und das können Sie durchaus in Ordnung bringen. Dann können Sie auch wieder friedlich schlafen.

Kapitel 13

Übungen zur Albtraum-Integration

»Geh an Orte, die dir Angst bereiten,
um den Buddha in dir selbst zu entdecken.«

Machig Labdrön,
tibetische Yogini, 11. Jahrhundert

Ob Sie nun unter Albträumen, Nachtangst oder Schlaflähmung leiden – alle bisher erwähnten Praktiken, besonders Yoga Nidra und kohärentes Atmen, helfen, die Auswirkungen zu integrieren und zu lindern.

Ich möchte Ihnen aber auch eine Reihe weiterer Techniken vorstellen; sie wurden speziell für Menschen entwickelt, die aktuell an Albträumen arbeiten.

Die folgenden Techniken wurden sowohl von Menschen mit einer starken PTBS oder einem schlimmen Trauma als auch von Menschen ohne Trauma erfolgreich angewandt; sie sind also alle sicher und sehr effektiv.

Übung: Kreis der Beschützer

Diese Übung wurde von einer alten Praxis der tibetischen Bön-Linie inspiriert und ist besonders hilfreich für alle, die mit Albträumen, Nachtangst oder ihrer Angst vor dem Schlafengehen zu tun haben. Besonders in meinen Gruppen mit Teilnehmern, die unter traumatischen Albträumen infolge einer PTBS leiden, ist sie immer besonders beliebt.

Die ursprünglichen tibetischen Lehren besagen, man solle bei Angstgefühlen vor dem Zubettgehen seinen Schlafplatz in einen heiligen, geschützten Raum verwandeln, indem man sich vorstellt, von mächtigen Beschützern, erleuchteten Wesen und Dakinis (weiblichen Verkörperungen des Erwachens) umgeben zu sein; diese Wesen bleiben präsent »wie Mütter, die über ein Kind wachen, oder Wächter, die einen König oder eine Königin umgeben«.[1]

Wer mit den tibetischen Vorstellungen von erleuchteten Wesen nicht so viel anfangen kann, kann sich alles und jeden vorstellen, was ein Gefühl von Liebe, Sicherheit, Loyalität und Schutz vermittelt. Unsere Beschützer können lebendig oder tot, real oder unwirklich, uns bekannt oder unbekannt sein. Sie können Superhelden oder Buddhas sein, mythische Krieger oder religiöse Symbole, Vorfahren oder Planeten. Manche Menschen stellen sich beim Einschlafen vor, von riesigen Büffeln, Jesus Christus, Kampfkunstsportlern und dem Zauberer Gandalf umgeben zu sein, die alle Wache halten, während man schläft.

Ich persönlich könnte mir in jeder der vier Himmelsrichtungen meinen buddhistischen Lehrer Lama Yeshe Rinpoche und den tantrischen Meister Padamsambhava aus dem 8. Jahrhundert neben einem riesigen schamanischen Krafttier wie einem Garuda und der strahlenden Sonne vorstellen, und dann könnte ich die Lücken mit Feuer, Kristallen, Bergen und Galaxien füllen. Es gibt hier keine Regeln – Sie können nichts falsch machen, also schränken Sie sich nicht ein. Seien Sie kreativ.

Gemäß den buddhistischen Lehren prägt der Geist, mit dem wir einschlafen, die ganze darauffolgende Nacht. Wenn wir uns also beim Einschlafen beschützt und sicher fühlen, werden unser Schlaf und unsere Träume entsprechend davon beeinflusst.

Man kann diese Übung auch machen, wenn man gerade nicht mit Albträumen zu kämpfen hat, denn sie hilft beim entspannten, ruhigen Einschlafen, was dann auch einen besseren Schlaf ermöglicht.

Sie können sich selbst durch die folgenden Schritte führen:

- Wählen Sie die Beschützer und/oder Beschützerinnen, die Sie anrufen wollen. Im Bett schließen Sie vor dem Einschlafen die Augen und lassen sich in die Hypnagogie fallen.

- Nun stellen Sie sich vor, wie Ihr erster Beschützer in der Nähe Ihres Kopfes steht oder sitzt. Sie müssen ihn nicht deutlich sehen, aber wissen, dass er da ist, über Sie wacht, Sie beschützt und Sie in Liebe einhüllt.

- Als Nächstes stellen Sie sich Ihren zweiten Beschützer vor, der zu Ihren Füßen sitzt oder steht. Er wacht mit Liebe über Sie. Spüren Sie, wie stark sein Schutz ist.

- Stellen Sie sich nun Ihren dritten Beschützer zu Ihrer linken Seite vor. Spüren Sie seine Liebe und die Sicherheit, die zu Ihnen herabstrahlt.

- Sie haben jetzt jeweils einen Beschützer oder eine Beschützerin am Kopf, an den Füßen und an der linken Seite; Sie müssen sie nicht deutlich sehen, nur wissen, dass sie da sind.

- Und nun stellen Sie sich vor, dass Ihr vierter Beschützer an Ihrer rechten Seite sitzt oder steht, über Sie wacht und ein Gefühl der Sicherheit und der Liebe ausstrahlt.

- Nehmen Sie sich einen Moment Zeit, um die Liebe, die Sicherheit und den Schutz zu spüren, den Ihre Beschützer Ihnen bieten. Sie sind von Schutz umgeben. Sie sind von Liebe umgeben.

- Zu guter Letzt füllen Sie die Lücken zwischen den Beschützern. Das kann man ebenfalls mit Menschen, Tieren oder Lichtkugeln machen, mit Kristallen, Feuer, Waffen, Sternen, Galaxien, Lichterketten … Wofür auch immer Sie sich entscheiden, füllen Sie die Lücken zwischen den vier primären Beschützern und vervollständigen Sie so den Kreis der Beschützer.

- Halten Sie diese Visualisierung so lange wie möglich bei, dann lassen Sie sie verblassen, lassen sie aus Ihrem geistigen Auge entschwinden und gleiten dabei über den hypnagogen Zustand in den Schlaf, in dem Wissen, dass Sie beschützt sind.

Falls Sie sich direkt von mir auf Englisch anleiten lassen möchten, können Sie diese Übung auch mithilfe einer geführten Audiomeditation machen, die auf *www.charliemorley.com/wakeuptosleep* verfügbar ist (»Circle of Protectors«).

Tagespensum

Jede Nacht, wenn Sie möchten, oder nach Bedarf, auch im Wachzustand, sobald Sie sich überfordert fühlen oder Angst haben.

~ Schlaf-Notiz ~

Letztlich ist diese Übung allerdings überflüssig. Zum einen, weil es in Ihrem Geist nichts gibt, wovor Sie beschützt werden müssen, und zum anderen, weil Ihre Beschützer und Beschützerinnen ohnehin immer bei Ihnen sind. Sie sind in Ihnen und sind nie von Ihrer Seite gewichen, nicht ein einziges Mal. Tatsächlich ruft diese Übung sie nicht herbei, sondern öffnet Ihnen die Augen, damit Sie sehen, dass sie bereits da sind.

>> Feedback aus der Praxis <<

Meine Freundin Donna Dee ist eine UK Garage DJane. Sie hat bei mir einen sechswöchigen *»Mindfulness of Dream & Sleep«*-Kurs absolviert, und von allen Praktiken war der »Kreis der Beschützer« der eigentliche Durchbruch für sie. Sie erzählte mir:
»Ich hatte schon immer Probleme mit dem Einschlafen. Ich fühle mich einfach unwohl und unsicher, wenn ich einschlafe, und ich habe auch Albträume.
Ich habe so ziemlich alles ausprobiert, aber nichts hat funktioniert, bis ich den ›Kreis der Beschützer‹ ausprobiert habe. Ich stelle mir all diese buddhistischen Gottheiten um mich herum vor, und ich kann ihre Energie wirklich spüren.
Meistens bringe ich die Übung gar nicht zu Ende, weil ich mich so entspannt fühle, dass ich vorher einschlafe. Es ist eine der nützlichsten Praktiken, die ich je kennengelernt habe, aber ich wende sie nicht mehr an, weil ich sie nicht mehr brauche: Die Angst ist weg. Die Übung hat etwas verändert.«

Eine Frau namens Stella, die denselben Kurs besuchte, schrieb der Praxis eine ähnlich starke Wirkung zu:
»Das Bett war für mich nie ein sicherer oder entspannender Ort, weil ich von meinem Vater sexuell missbraucht worden war und auch oft nachts wach lag, um zu hören, ob er sich an meiner Mutter vergriff; im Bett wachsam zu bleiben, falls etwas passiert, und nicht einzuschlafen, ist also tief in meinem Körper verwurzelt.
Der ›Kreis der Beschützer‹ fühlt sich für mich wie das fehlende Teil an. Ich habe die Übung gestern Abend anhand deiner Anleitungen auf YouTube gemacht, und es fühlte sich so gut an, all diesen Schutz und die Sicherheit zuzulassen. Mein Mann war an meinem Kopf, Jesus zu meinen Füßen, eine grasbewachsene Wiese zu meiner Linken und Sonnenstrahlen zu meiner Rechten. Ich fühlte mich der Sicherheit und des Schutzes würdig. Ich fühlte mich wie eine Königin. Ich schlief so leicht ein. Ich brauchte nicht auf der Hut zu sein, wie ich es normalerweise war. Das ist sehr wichtig für mich.«

Übung: 4–7–8-Atmung

Es ist 4 Uhr morgens, und Sie sind gerade aus einem Albtraum aufgewacht, Sie sind aufgewühlt und können nicht wieder einschlafen. Oder vielleicht liegen Sie schon seit Stunden wach, weil Sie einfach zu aufgedreht sind, um zu schlafen? Dann brauchen Sie die 4–7–8-Atmung: einatmen und dabei bis vier zählen, die Luft anhalten und dabei bis sieben zählen, und beim Ausatmen bis acht zählen.

Während die gleichmäßig rhythmische kohärente Atmung, bei der jeweils bis fünf gezählt wird, hervorragend dazu geeignet ist, eine perfekte Balance im ANS zu schaffen, wird jetzt durch die Verlängerung der Ausatmung (in diesem Fall die Verdoppelung) der Schwerpunkt auf den Parasympathikus verlagert.

Medizinische Studien haben ergeben, dass das Ruhe- und Verdauungssystem stärker stimuliert wird, wenn die Ausatmung länger ist als die Einatmung, was noch mehr beruhigt und den Körper noch mehr entspannt als gleichmäßiges Ein- und Ausatmen.[2]

In gewisser Weise noch wichtiger als die verlängerte Ausatmung ist das Anhalten des Atems, während man bis sieben zählt, denn dadurch wird der Kohlendioxidgehalt leicht erhöht, wodurch sich die Blutgefäße im gesamten Körper erweitern. Das senkt den Blutdruck und kann die Entspannung noch vertiefen.

Für viele Menschen ist die kohärente Atmung mehr als genug, um die den Schlaf verhindernden Stressfaktoren zu beseitigen; aber wenn Sie einmal den Parasympathikus etwas mehr auf Trab bringen wollen, sollten Sie es mit der 4–7–8-Atmung probieren. Sie ist großartig vor dem Zubettgehen, allerdings nicht so toll, wenn Sie schwere Maschinen bedienen müssen!

Dr. Andy Weil, Gründer des Arizona Center for Integrative Medicine, hat die Wirkung dieser Methode eingehend untersucht und sagt: »Das ist eine großartige Einschlafhilfe. Und wenn Sie mitten in der Nacht aufwachen und nicht wieder in den Schlaf finden, hilft Ihnen diese Technik, sofort wieder einzuschlafen.«[3]

Die 4–7–8-Atmung ist ein natürliches Beruhigungsmittel für das Nervensystem. Und im Gegensatz zu Tranquilizern bzw. Beruhigungsmedikamenten, die oft mit der Zeit ihre Wirkung verlieren, gewinnt diese Übung durch Wiederholung und Übung an Kraft.

Anmerkung: Schwangere und Personen mit schweren Atembeschwerden sollten *nicht* den Atem bis sieben anhalten!

4–7–8-Atmung – so geht's:

- Setzen Sie sich schlafbereit und bequem hin, legen Sie Ihre Zunge hinter die oberen Vorderzähne und atmen Sie vollständig und hörbar durch den Mund aus.
- Nun schließen Sie den Mund, atmen durch die Nase ein und zählen dabei bis vier.
- Halten Sie den Atem an und zählen Sie dabei bis sieben.
- Lassen Sie Ihren Atem hörbar durch den Mund entweichen und zählen Sie dabei bis acht.
- Wiederholen Sie diesen Ablauf bei den ersten paar Malen 4-mal und steigern Sie dann die Anzahl der Wiederholungen auf bis zu 12-mal hintereinander.

Tagespensum

Je nach Bedarf – tagsüber, vor dem Zubettgehen, mitten in der Nacht. Ein großartiges zusätzliches »Entspannungswerkzeug«!

~ *Schlaf-Notiz* ~

Die 4-7-8-Atmung ist keine neue Erfindung, sondern eine Form des Pranayama aus dem uralten indischen Yoga. *»Prana«* bedeutet »Lebenskraft« und wird oft als »Atem« übersetzt. *»Yama«* bedeutet »Kontrolle, Zurückhaltung«, sodass *»Pranayama«* mit »Atemkontrolle« übersetzt werden kann. Eigentlich hat das Wort eine viel differenziertere Bedeutung; bei Pranayama geht es weniger darum, die Lebenskraft zu kontrollieren, als darum, sie fließen zu lassen.

>> Feedback aus der Praxis <<

Ich habe die 4–7–8-Atmung einer Italienerin namens Adette beigebracht, die an einem von mir in Venedig geleiteten Retreat zum luziden Träumen teilnahm. Wie sie mir erzählte, haben sich ihre Schlafgewohnheiten dadurch völlig verändert:
»Ich fühlte mich dadurch sicherer und entspannter, als hätte ich eine Entspannungspille genommen! Schon in der ersten Nacht schlief ich besser, und so praktiziere ich die Atmung jetzt jede Nacht und auch bei Tag, wenn ich mich gestresst fühle. Wenn ich nachts aufwache, mache ich ein paar Runden die 4–7–8-Atmung und schlafe schon bald wieder ein.«

ooooo

Übung: Albtraum-*Rescripting*

Das Albtraum-*Rescripting* ist eine kreative Schreib- und Zeichenübung, bei der wir unseren Albtraum in Worten und Bildern aufs Papier »herunterladen« und – das ist dabei am wichtigsten– das Ende bzw. den Ausgang bewusst verändern.

Die Version, die ich unterrichte, ist inspiriert von der »Planned Dream Intervention« (PDI) von Dr. Justin Havens und der Arbeit von Dr. Deidre Barrett an der Harvard University über Trauminkubation.

Nach Ansicht von Dr. Havens verhindert das Aufwachen aus einem Albtraum die vollständige Integration des Trauminhalts. Wenn wir jedoch im Wachzustand ein alternatives Ende für unseren wiederkehrenden Albtraum kreieren können – zum Beispiel, dass das Auto nicht verunglückt oder wir vor dem Angriff gerettet werden –, kann diese neue Vorstellung in den Albtraum integriert werden, sobald er wieder auftritt, ohne das übliche Ende, das uns erschreckt und aufweckt. Nach Meinung von Dr. Deidre Barrett können wir durch kreatives Schreiben, Visualisierungen und Affirmationen im Wachzustand die Idee eines Traums, den wir im Schlaf haben möchten, »ausbrüten« bzw. inkubieren. Im Grunde genommen suchen wir uns vor dem Einschlafen aus, wovon wir träumen wollen. Wie sie herausfand, konnten 75 Prozent der Studienteilnehmer ihre Träume durch Techniken zur Trauminkubation vor dem Schlafengehen willentlich beeinflussen.[4]

Albtraum-*Rescripting* kombiniert Elemente aus beiden Ansätzen: Sie schreiben bzw. zeichnen Ihren letzten bzw. immer wiederkehrenden Albtraum auf und fragen sich dann: »Wie würde ich diesen Albtraum enden lassen, wenn ich sein Ende beeinflussen könnte?«

Dann zeichnen (oder schreiben) Sie mit einem andersfarbigen Stift das neue Ende Ihres Albtraums auf. Sie könnten zum Beispiel den Autounfall in eine neue Szene umschreiben, in der das Auto über die Dächer davonfliegt. Oder Sie rufen ein Wesen aus dem Kreis Ihrer Beschützer herbei, um Sie vor einer physischen Bedrohung zu schützen. Oder Sie beschwören Ihre eigene innere Kraft herauf, um einen Dämon in einen Engel zu verwandeln, der Sie liebevoll umarmt.

Bei dieser Übung schreiben Sie das Ende buchstäblich um und stellen sich nach Wunsch ein anderes vor. Dann »brüten« Sie dieses neue Ende vor dem Schlafengehen durch eine Art hypnagoge Affirmation aus. Im Folgenden gehen wir das Schritt für Schritt durch.

Bei manchen Menschen beendet diese Praxis tatsächlich die wiederkehrenden Albträume; andere haben sie zwar immer noch, aber jetzt mit einem neuen Ende oder einfach mit einer nicht mehr so starken emotionalen Wucht.

Dr. Joanne Davis erklärt: »Mit dem Umschreiben wird das neue Ende nicht unbedingt in den Traum integriert; stattdessen tritt der Albtraum in der Regel einfach nicht mehr oder in einer weniger starken Form auf. Dann wird er einfach seltener und verschwindet. Es ist fast so, als ob das Problem durch die Aufarbeitung bei Tag nicht immer wieder nachts durchlebt werden muss.«[5]

Bei manchen Menschen führt diese Technik tatsächlich zu einem luziden Traum, in dem sie den Albtraum nach Belieben bewusst umgestalten können.

Demnächst mehr zum Thema »Luzides Träumen«; hier ist zunächst eine Schritt-für-Schritt-Anleitung für das Albtraum-*Rescripting* …

Übung: Albtraum-*Rescripting* – Schritt für Schritt

- Notieren Sie Ihren letzten oder am häufigsten wiederkehrenden Albtraum – oder noch besser: Zeichnen Sie ihn.[6] Entladen Sie dabei die emotionale Energie des Albtraums mit Worten, Bildern, Farben und Symbolen vollständig auf das Blatt Papier, auch die Gefühle und Emotionen, die Sie während des Albtraums empfunden haben. Seien Sie kreativ – Sie können dabei nichts falsch machen.

- Nehmen Sie sich die Zeit, den Albtraum auf dem Blatt Papier wirklich ganz zu durchleben. Lassen Sie den Albtraum wissen, dass Sie ihn wahrnehmen; wenn möglich, können Sie ihn auch anschauen und ihm laut zusprechen: »Ich sehe dich, Albtraum!«

- Dann fragen Sie sich: »Wenn ich das Ende dieses Albtraums ändern könnte, wie würde ich ihn beenden wollen?«

- Mit einem andersfarbigen Stift notieren oder zeichnen Sie dann, wie Sie das Ende des Albtraums verändern möchten. Zeichnen Sie zum Beispiel das Auto, das vom Unfall wegfliegt, oder streichen Sie die Worte des üblichen Endes durch und ersetzen Sie sie durch: »Ich werde von meinen Beschützern gerettet, und der Angreifer verschwindet.« Wie immer kann man hier nichts falsch machen, also seien Sie kreativ und beschränken Sie sich nicht auf realistische Szenarien.[7] Die kognitive Neurowissenschaftlerin Perrine Ruby sagt: »Wenn man den Kontext des Traums ändert – die physikalischen Gesetze und so weiter –, kann sich die Perspektive verändern [und] ein anderer Blickwinkel auftun; unser Verständnis kann sich wandeln – was dazu beiträgt, die Emotion des Traums zu verändern.«[8] Vielleicht möchten Sie sogar das aktualisierte Traumskript neu zeichnen bzw. erneut aufschreiben, um das neue Ende noch stärker in Ihrem Bewusstsein zu verankern.

- Schauen Sie sich dann vor dem Schlafengehen den umgeschriebenen Albtraum an und proben Sie ihn in Ihrem Geist, um ihn zu verinnerlichen. Gehen Sie ihn im Kopf durch und sagen Sie zum Beispiel: »Kurz vor dem Zusammenstoß schwebt das Auto auf magische Weise in den Himmel, und ich bin in Sicherheit und unverletzt.« Erinnern Sie sich dabei daran: Wenn Sie diesen (oder einen anderen) Albtraum erneut haben, haben Sie die Macht, den Ausgang in das von Ihnen gewählte Ende zu transformieren.

- Wenn Sie schließlich die Hypnagogie durchlaufen, stellen Sie sich vor, wie sich der umgeschriebene Albtraum abspielt, bekräftigen Sie das neue Ende (zum Beispiel, dass das Auto in den Himmel schwebt) immer und immer wieder in Ihrem Geist und genießen Sie das Gefühl der Stärkung.

Tagespensum

Je nach Bedarf.

>> Feedback aus der Praxis <<

Keith McKenzie, der Veteran des Fallschirmjägerregiments, dem dieses Buch gewidmet ist, hatte bei einer Version dieser Übung eine so starke Erkenntnis, dass seine wiederkehrenden Albträume aufhörten. Er benutzte die Technik eigentlich in dem Versuch, einen luziden Traum zu haben, aber allein der Akt, ein alternatives Ende für einen Albtraum, der ihn so lange geplagt hatte, zu zeichnen, führte in seiner Psyche zu einer Art Auflösung, sodass der Albtraum nie wieder kam. Er scherzte immer:
»Also, ich weiß nicht, ob deine Techniken für das luzide Träumen bei Albträumen funktionieren, denn ich habe keine mehr!«

~ Schlaf-Notiz ~

Viele der Übungen in diesem Buch können für Kinder angepasst werden. Ich möchte Sie dazu ermutigen, falls Sie fühlen, sie könnten von Nutzen sein. »Albtraum-*Rescripting*« und der »Kreis der Beschützer« eignen sich besonders gut. Es kann auch eine Version der langsamen, tiefen Atmung geübt werden – wir nennen sie »An der Blume riechen und die Kerze ausblasen«; dabei atmet das Kind entlang seines senkrecht nach oben weisenden Zeigefingers ein und aus.

Übung: Wechselseitige Nasenatmung 4-4-8 zur schnellen Beruhigung

Diese Technik ist so etwas wie eine Notfallwiederbelebung für die Psyche und perfekt für Menschen geeignet, die gerade aus einer Nachtangst oder einer Schlaflähmung aufgewacht sind. Sie kann sogar helfen, eine Panikattacke zu stoppen.

Bei dieser Praxis verschließen Sie ein Nasenloch, während Sie durch das andere in einem ganz bestimmten Rhythmus atmen, der nachweislich Körper und Geist schnell beruhigt.[9] Laut einer Studie der Manipal University aus dem Jahr 2017 verringerte die wechselseitige Nasenatmung bzw. Wechselatmung das Lampenfieber von Menschen, die eine Rede halten wollten, aber eine Phobie vor öffentlichen Auftritten haben.[10] Zahlreiche andere medizinische Studien haben ergeben, dass diese Technik den Stresspegel, die Herzfrequenz und den Blutdruck schnell senkt.

4–4–8-Wechselatmung – so geht's:

- Legen Sie den Zeige- und Mittelfinger der rechten Hand auf den Nasenrücken, während Sie mit Daumen und kleinem Finger abwechselnd das rechte und linke Nasenloch verschließen und wieder öffnen. Wenn Ihnen das zu kompliziert erscheint, können Sie auch nur einen oder beide Zeigefinger benutzen, um jeweils ein Nasenloch zu verschließen.
- Atmen Sie bei geschlossenem rechtem Nasenloch langsam durch das linke Nasenloch ein, zählen Sie dabei bis vier. Dann halten Sie die Luft an, während Sie erneut bis vier zählen.
- Lassen Sie nun das rechte Nasenloch los, verschließen Sie das linke Nasenloch und atmen Sie durch das rechte Nasenloch aus, während Sie still auf acht zählen.

- Atmen Sie danach durch das rechte Nasenloch ein, zählen Sie dabei bis vier; dann halten Sie den Atem an, wobei Sie ebenfalls auf vier zählen.

- Lassen Sie das linke Nasenloch los, verschließen Sie das rechte Nasenloch und atmen Sie bis acht durch das linke Nasenloch aus.

- Wiederholen Sie diese Übung 9-mal – oder bis Sie sich ganz ruhig fühlen.

Unter *www.charliemorley.com/wakeuptosleep* finden Sie eine englischsprachige Videodemonstration dieser Technik *(»Alternate Nostril Breathing«)*.

Tagespensum

Je nachdem, wie und wann Sie es brauchen. Wenn Sie möchten, können Sie die Übung auch zu einem Teil der täglichen Atemroutine machen.

Nach einigen Wochen des Übens können Sie beim Ausatmen bis zehn zählen, beim Einatmen und Anhalten aber weiterhin nur bis vier.

~ Schlaf-Notiz ~

Ich denke, diese Technik wirkt nicht nur wegen all der Gehirnchemie so gut gegen Angstattacken, sondern vor allem deshalb, weil das Üben viel Konzentration erfordert und der Geist ganz unbewusst von der überwältigenden Angst abgelenkt wird.

Übung: Hypnopompe Achtsamkeit (Meditation mit der Schlummertaste)

Da sowohl Nachtangst als auch Schlaflähmungen am häufigsten im hypnopompen Zustand auftreten, ist es hilfreich, zu lernen, in diesem Zustand ruhig und gelassen zu bleiben. Das ist auch eine großartige, eigenständige Achtsamkeitsübung.

Für manche Menschen kann die Achtsamkeit in der Hypnopompie eine der reinsten Bewusstseinserfahrungen überhaupt sein. Der Meditationslehrer Rob Nairn ist ein Hypnopompie-Spezialist, und es war seine Idee, diese Praxis in unsere gemeinsam durchgeführten Retreats und Workshops einzuführen.

Rob glaubt: »Wenn wir lernen können, ruhig im hypnopompen Zustand zu verweilen, eröffnet sich uns eine Ebene psychologischer Einsicht, die in keinem anderen Geisteszustand erreicht wird.«[11]

Das Ziel dieser Praxis besteht darin, achtsam zu werden und dann in dieser kurzen Zeitspanne zwischen Schlaf und Wachsein zu ruhen, die wir jedes Mal beim Aufwachen durchlaufen.

Und so geht's:

- Der hypnopompe Zustand kann nur aus dem Tiefschlaf heraus erreicht werden. Erlauben Sie sich also, langsam und achtsam aufzuwachen, wenn möglich, ohne die Augen zu öffnen. Beim Aufwachen bewegen Sie Ihren Körper *nicht;* bleiben Sie einfach achtsam und bewusst liegen. Wenn Sie sich von einem Wecker haben wecken lassen, stellen Sie ihn vorsichtig ab oder drücken Sie die Schlummertaste, schließen Sie die Augen, sofern Sie sie geöffnet haben, und kehren Sie in den hypnopompen Zustand zurück (es gibt eine Pufferzone von mindestens etwa einer Minute, in der die Hypnopompie auch nach dem Öffnen der Augen noch zugänglich ist).

- Verweilen Sie einfach in Ruhe und bewusst in der Hypnopompie und nehmen Sie wahr, wann Sie einatmen und wann

Sie ausatmen. Falls Sie spüren, dass Sie nochmals in den Schlaf gleiten, nehmen Sie einfach wieder Ihren Atem wahr und spüren, wie Ihr Körper vom Bett getragen wird.

- Lassen Sie Ihren Geist etwa 5–10 Minuten in diesem Zustand in Ruhe verweilen (oder bis Ihr Wecker klingelt), öffnen Sie dann die Augen und wachen Sie ganz auf.

Tagespensum

Sooft Sie wollen oder möglichst jedes Mal, wenn Sie aufwachen.

~ Schlaf-Notiz ~

Wenn Sie möchten, können Sie auch stundenlang in diesem Zustand verweilen. Rob Nairn praktizierte jeden Morgen von 4 bis 6 Uhr hypnopompe Achtsamkeit und erzählte mir einmal, dass diese Praxis ihm die wichtigsten Erkenntnisse und Ideen für seinen Bestseller *»Living, Dreaming, Dying«* (dt. *»Leben, Träumen, Sterben – Das Tibetische Totenbuch und die westliche Psychologie«*) bescherte.

· Checkliste Teil IV ·

- Erinnern Sie sich an die drei neuen Betrachtungsweisen für Albträume:
  - ein Traum, der schreit;
  - ein Zeichen für einen heilenden Geist;
  - ein Werkzeug der Evolution.

- Verwenden Sie eine oder alle der Techniken zur Albtraum-Integration, sooft Sie wollen.

- Üben Sie möglichst jeden Tag mindestens 20 Minuten lang entweder kohärentes Atmen oder *Breath-Body-Mind*.

- Behalten Sie auch Ihre regelmäßige Yoga-Nidra-Praxis bei, möglichst täglich. Wenn das nicht machbar ist, dann ist, wie ich immer sage, ein bisschen besser als nichts.

- Vernachlässigen Sie auch nicht Ihr Nachtjournal.

- Machen Sie sich bereit, die atemberaubende Welt des luziden Träumens zu betreten.

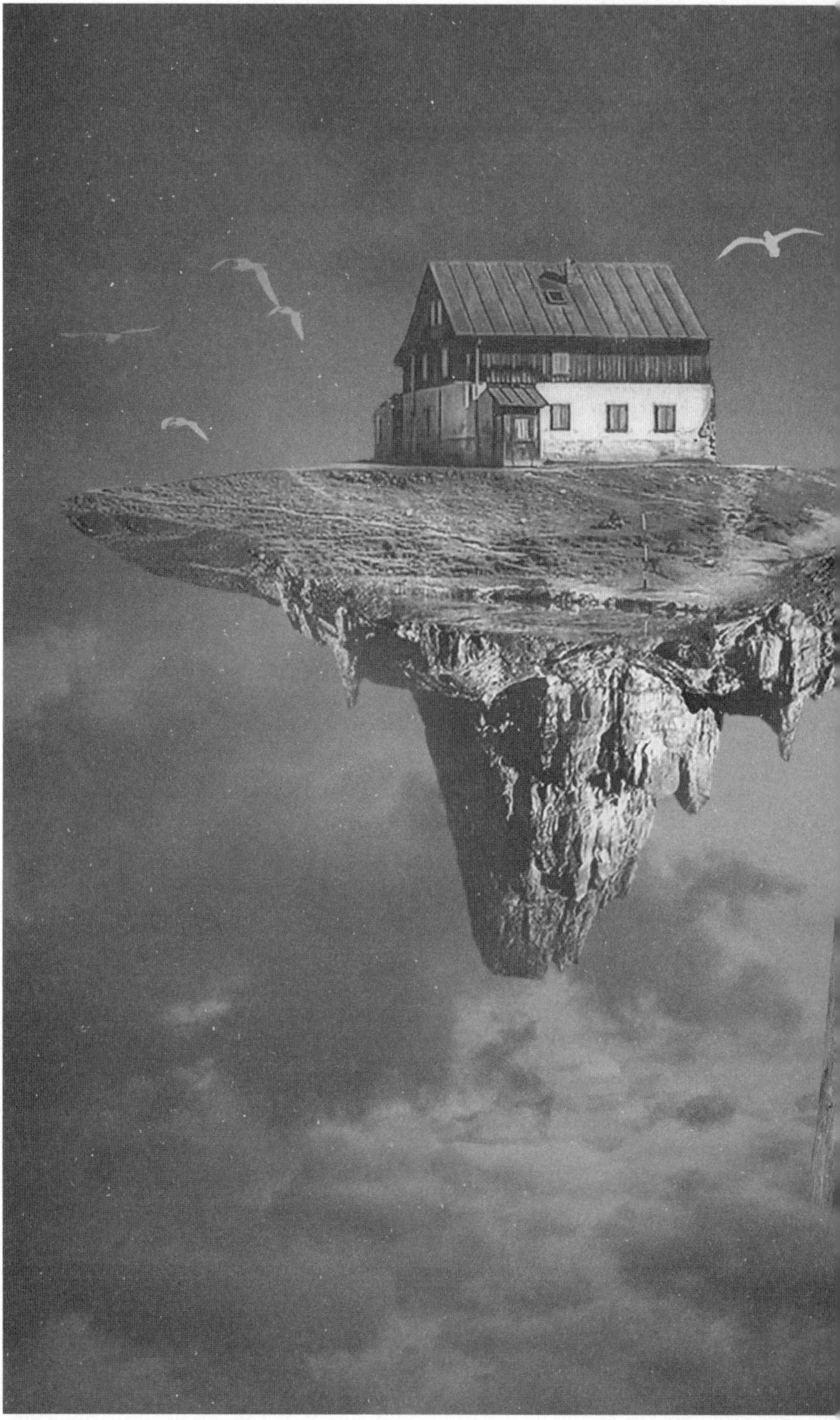

Teil V

LUZIDES TRÄUMEN

»Es gibt keinen besseren Weg,
unsere Wahrnehmung der Realität
tiefgreifend zu verändern,
als einen luziden Traum zu haben.«

Rob Nairn,
Achtsamkeits-Pionier

ooooo

Ich habe einen Großteil des letzten Jahrzehnts damit verbracht, Menschen zu lehren, wie man luzide träumt, und ich habe zwei Bücher zu diesem Thema geschrieben: *»Lucid Dreaming Made Easy«* (dt. *»Klarträumen für Anfänger: Gestalte deine Träume – gestalte dein Leben«*) und *»Dreams of Awakening«*. Meiner Meinung nach ist luzides Träumen bzw. Klarträumen, wie es auch genannt wird, zweifellos eine der wirksamsten Behandlungen zur Trauma-Integration, die es gibt. Aber im Gegensatz zu jeder anderen Technik, die wir bisher erforscht haben, ist sie nicht für alle Menschen geeignet: Wenn Sie derzeit an einer Derealisation oder Psychose arbeiten, warten Sie am besten, bis Sie die psychotische Periode hinter sich haben, bevor Sie luzides Träumen praktizieren. Auch wenn Sie gerade *mitten* in einer traumatischen Phase stecken, warten Sie besser ab, denn Klarträumen ist sehr anstrengend; deshalb sollten Sie zuallererst Ihren Stresspegel und Ihre Schlafzyklen stabilisieren.

ooooo

Kapitel 14

Mit Monstern Freundschaft schließen

»Wenn man erst einmal luzide ist, braucht man nicht mehr vor dem zu fliehen, was man fürchtet. Warum sollte man davor weglaufen, wenn man es doch verwandeln kann?«

Lama Yeshe Rinpoche

Ein luzider Traum ist ein Traum, in dem wir wissen, dass wir träumen, während wir träumen. Im Traum haben wir einen plötzlichen Bewusstseinsschub und sagen: *»Oh, wow, ich träume – ich bin gerade in einem Traum!«* Dann haben wir die Möglichkeit, den Traum nach Belieben zu lenken, und wachen oft sogar vor lauter Aufregung auf. Wenn Sie jemals eine solche Erfahrung gemacht haben, ist das ein luzider Traum.

Aus psychologischer Sicht könnte ein luzider Traum definiert werden als »die Reaktivierung des selbstreflexiven Bewusstseins im scheinbar unbewussten REM-Traumschlafzustand«, aber im Grunde genommen ist es einfach jeder Traum, bei dem wir wissen, dass wir träumen, während wir träumen.

Etwa 55 Prozent der Menschen geben an, mindestens einmal in ihrem Leben einen luziden Traum gehabt zu haben, aber lediglich

23 Prozent berichten, dass ihnen so etwas jeden Monat passiert,[1] also sind solche Klarträume normalerweise ziemlich selten. Die gute Nachricht ist: Luzides Träumen kann erlernt werden, und in Kapitel 15 werden wir dafür alles Nötige vermitteln.

~ Schlaf-Notiz ~

Auch wenn Sie sich entscheiden, die Praktiken des luziden Träumens in Kapitel 15 nicht zu erlernen, sollten Sie auf jeden Fall den Abschnitt »Zum Abschluss« lesen, denn dort wird erklärt, wie Sie alle vier der vorher erläuterten Praktiken in Ihre tägliche Routine integrieren können.

Jetzt wollen wir auf die Grundlagen eingehen und herausfinden, wie wir durch Klarträumen unsere Träume verändern können.

Bewusst im Unbewussten

In einem vollständig luziden Traum befinden wir uns weder halb im Schlaf und halb im Wachzustand noch in der Hypnagogie, und wir haben auch keine außerkörperliche Erfahrung. Vielmehr sind wir im Tiefschlaf, in der REM-Phase, sind gelähmt und ohne Bewusstsein; aber ein Teil unseres Gehirns hat sich reaktiviert, sodass wir im Unterbewusstsein voll bewusst werden können.

Sobald wir luzide sind, sind wir uns innerhalb eines dreidimensionalen Konstrukts unseres eigenen Geistes voll bewusst. Wir können buchstäblich um eine Projektion unserer eigenen Psyche herumgehen – oder herumfliegen – und komplexe, verwickelte Gespräche mit Personifikationen unserer eigenen Psyche führen.

Erstaunlicherweise werden unsere psychologischen Konzepte, sobald wir luzide sind, oft als Traumfiguren personifiziert oder zumindest belebt, sodass wir mit ihnen auf einer scheinbar physischen

Ebene interagieren können. Wir können buchstäblich ein Gespräch mit unserem höheren Selbst führen, unser inneres Kind treffen oder sogar mit der Quelle unserer tiefsten Angst sprechen.

Klingt dieses Bewusstwerden im Unbewussten ähnlich wie Hypnose? Das stimmt tatsächlich. Im Grunde kann alles, was mit Hypnotherapie behandelt werden kann, auch mit Klarträumen behandelt werden: Süchte, Phobien, Depressionen, Vertrauensprobleme, körperliche Beschwerden[2] und natürlich Traumata und PTBS.

Und so wie ein Hypnosetherapeut eine heilsame Suggestion mit Heilungsabsicht in unser Unterbewusstsein pflanzen kann, kann dies auch ein Klarträumer tun, aber aufgrund der noch tieferen Tiefen, in die uns das luzide Träumen führt, kann es auf einer noch tieferen Ebene wirken.

Woran werden Sie erkennen, dass die Heilung im luziden Traum funktioniert hat? Es wird eine spürbare Veränderung in Ihrem Wachzustand geben – ein nachprüfbarer Beweis, dass es funktioniert hat.

Wenn wir luzide sind, können wir unseren Traum nach Belieben lenken und uns aussuchen, was wir tun wollen, sei es nun Sex mit einem Filmstar (ja, das ist echt angesagt!) oder die Heilung einer bestimmten emotionalen Wunde. Wir können unser Unterbewusstsein erforschen, spirituelle Übungen machen, wie im tibetischen Traum-Yoga[3], und sogar unsere sportlichen Fähigkeiten verbessern[4]; aber wie sehr wir die Traumerzählung auch mitgestalten, wir haben nie wirklich die Kontrolle über den gesamten Traum. Obwohl wir unsere *subjektive* Traumerfahrung choreografieren können, also zum Beispiel benennen, was wir gerne hätten, oder uns dafür entscheiden, am Himmel zu fliegen, macht die umfassendere Traumlandschaft trotzdem ihr eigenes Ding, sodass wir nie die volle Kontrolle haben. Das wollen wir auch gar nicht: Beim luziden Träumen geht es nicht darum, unseren Geist zu beherrschen oder zu kontrollieren, sondern uns mit ihm anzufreunden.

~ Schlaf-Notiz ~

Ein Trauma ist eine Erfahrung der Ohnmacht; es nimmt uns unsere Macht. Zu lernen, wie wir in unseren Träumen aufwachen und sie nach Belieben steuern können, ist eine der psychologisch ermächtigendsten Erfahrungen, die es gibt. Allein das Erlernen des luziden Träumens kann also sehr hilfreich sein, um dem Gefühl der ohnmächtigen Hilflosigkeit entgegenzuwirken, das ein Trauma oft hervorruft.

Wirklicher als wirklich

Luzides Träumen kann zu Recht als eine »Erfahrung der Hyperrealität« bezeichnet werden. Das mag wie eine Übertreibung klingen, ist aber tatsächlich wahr. Der Detailreichtum eines luziden Traums ist überwältigend. Legen Sie die Hand aufs Herz, wenn Sie sich in einem luziden Traum befinden, und Sie werden oft spüren können, wie es schlägt, obwohl sowohl Ihr Herz als auch Ihre Hand nur den Stoff bilden, aus dem die Träume sind.

Ein luzider Traum kann sich sogar »wirklicher« anfühlen als das wirkliche Leben. Diese Hyperrealität rührt daher, dass unsere Sinne nicht durch die Beschränkungen unseres physischen Körpers begrenzt sind. So können Farben leuchtender als je zuvor, Klänge nuancierter und Berührungen intensiver erscheinen.

ooooo

Wissenschaftliche Fakten zum Thema »Klarträumen«

Das luzide Träumen ist seit über 40 Jahren ein wissenschaftlich nachgewiesenes Phänomen. Es hat einzigartige und »erkennbare neuronale Korrelate«, das heißt, es hat nicht nur psychologische, sondern auch physische Komponenten. Forscher der Klinik für Neurologie der Universität Frankfurt bestätigten 2009: »Das luzide Träumen ist ein hybrider Bewusstseinszustand mit definierbaren und messbaren Unterschieden zum Wachzustand und zum REM-/Rapid Eye Movement-Traumzustand.«[5]

Im Jahr 2012 wurde dann am Münchner Max-Planck-Institut für Psychiatrie mithilfe von Hirnüberwachungsgeräten wie EEG und fMRT (funktionelle Magnetresonanztomografie) entdeckt, dass beim Erreichen des luziden Bewusstseins innerhalb eines Traums die Aktivität in »Hirnarealen, die mit Selbsteinschätzung und Selbstwahrnehmung assoziiert werden, unter anderem dem rechten dorsolateralen präfrontalen Kortex und den frontopolaren Regionen, innerhalb von Sekunden deutlich zunimmt«.[6]

In einem nichtluziden Traum ist unser Ich-Gefühl, das mit der Aktivität in Bereichen des präfrontalen Kortex verbunden ist, deaktiviert. Deshalb ist es so einfach, von sich selbst als einem anderen Menschen oder als Kind zu träumen. Die Studie aus dem Jahr 2012 hat jedoch aufgezeigt, dass der präfrontale Kortex wieder aktiviert wird, sobald wir luzides Bewusstsein erlangen und sich unser Ich-Gefühl wieder einschaltet, und das beweist: Luzides Träumen versetzt unser Gehirn in einen Zustand, der vom Wachbewusstsein kaum zu unterscheiden ist.

ooooo

Das Gehirn denkt, du bist wach

Wenn man in einem luziden Traum etwas tut, ist es nicht so, als würde man es sich vorstellen, sondern als würde man es tatsächlich tun. Wie entsprechende Forschungsergebnisse aufzeigen, rufen Handlungen im luziden Traum die gleichen neurologischen Reaktionen hervor wie Handlungen im Wachzustand.[7] Das Anhalten des Atems im luziden Traum, Zeiteinschätzungen (die Zeit im luziden Traum und die Zeit im Wachzustand fühlen sich in etwa gleich an) und sogar die Konfrontation mit Ängsten im luziden Traum lösen genau die gleichen Gehirnreaktionen aus wie im Wachzustand. Laut Studien der Universität Heidelberg wurden Athleten, die ihre jeweilige sportliche Disziplin bewusst im luziden Traum trainierten, im Wachzustand tatsächlich besser.[8]

Sie kennen bestimmt den alten Spruch »Kneif mich mal, damit ich erkenne, ob ich träume«, oder? Wenn Sie sich in einem luziden Traum selbst kneifen, werden Sie einfach Schmerz empfinden. Obwohl eigentlich nichts gekniffen wird (es sind nur Ihre Traumfinger, die in Ihren Traumarm kneifen), erzeugt Ihr Gehirn dennoch die Illusion von Schmerz. Und warum? Weil Ihr Gehirn denkt, Sie seien wach, sobald Sie luzide sind.

Das hat enorme Auswirkungen: Unser neurologisches System kann und will nicht zwischen Wach- und Klartraumerfahrungen unterscheiden. Mit anderen Worten: Für unser Gehirn gibt es keinen erkennbaren Unterschied zwischen luziden Traumerfahrungen und dem Wachleben. Wenn wir uns also in einem luziden Traum einer Angst stellen oder ein Trauma integrieren, meint unser Gehirn, wir hätten dies im wirklichen Leben getan. Das ist der eigentliche, einzigartige Vorteil des luziden Träumens, was die Trauma-Integration betrifft.

Das Gehirn im Schlaf neu vernetzen

Bewusstes Gewahrsein setzt voraus, dass man wach ist, stimmt's? Na ja, das gilt nicht für das Gehirn. Aus neurologischer Sicht ist das selbstreflexive Bewusstsein auf die Aktivierung des präfrontalen Kortex angewiesen, unabhängig davon, in welchem Zustand wir uns befinden. Für unser psychophysisches System ist ein luzider Traum also nicht nur eine Visualisierung, sondern eine Realität, und aus diesem Grund können in unseren luziden Träumen neuronale Bahnen gestärkt und geschaffen werden, genauso wie im Wachzustand.

Dies ist auf die Neuroplastizität zurückzuführen: die biologische Grundlage der Gewohnheit. Je mehr wir bestimmte Gehirnnetzwerke nutzen, desto stärker werden sie durchblutet und desto tiefer werden die Furchen in der Dichte der grauen Substanz dieser Gehirnregion.

Wie wir ja schon gelernt haben, geht die subjektive Erfahrung der Luzidität – *Oh wow, ich träume!* – mit einer Aktivierung des präfrontalen Kortex einher. Sobald das passiert, beginnt unser Gehirn, neue neuronale Bahnen anzulegen, und zwar genau so, wie es das im Wachzustand tut.

Was bedeutet das? Klarträumer können ganz bewusst neuronale Bahnen schaffen und stärken, die auf den Handlungen basieren, welche sie in ihren luziden Träumen ausführen. Diese neuronalen Bahnen können dann im Wachzustand leichter aktiviert werden. Luzides Träumen bedeutet, dass wir unser Gehirn im Schlaf neu vernetzen und so neue Denkgewohnheiten schaffen können, frei von den lähmenden Auswirkungen von Angst, Stress oder Trauma.

Trauma-Integration im luziden Traum

In den letzten zehn Jahren hatte ich das Privileg, mitzuerleben, wie luzides Träumen dazu beitragen kann, einige der »ohnmächtigsten« Bevölkerungsgruppen zu stärken, von Militärveteranen bis hin zu Menschen, die in ihrer Kindheit missbraucht wurden. Aber wie funktioniert das eigentlich?

Für manche ist der erste Schritt die Arbeit an ihren Albträumen. Etwa ein Drittel aller spontanen luziden Träume beginnen als Albträume, und aufgrund der gewahrseinsfördernden Qualität von Angst stellen viele Menschen mit wiederkehrenden Albträumen oft fest, dass sie in diesem Albtraum luzide werden.

Die meisten Menschen, die in einem Albtraum luzide werden, versuchen allerdings als Erstes, sich selbst aufzuwecken – was sich ganz logisch anhört. Dabei wird jedoch eine wertvolle Gelegenheit verpasst, denn wenn wir aufwachen, wird das psychische Trauma oder die Angst, die den Albtraum verursacht hat, nicht integriert. Genau deshalb kehren Albträume so oft wieder.

Wir müssen uns darin üben, in unseren Albträumen zu bleiben, uns unseren Ängsten zu stellen und sogar auf unser Trauma zuzugehen.

Und wie wird sich das Trauma in unseren luziden Träumen manifestieren?

Manchmal als direkte Wiederholung der traumatischen Erfahrung, aber oft nimmt der traumatisierte Teil von uns auch eine scheinbar körperliche oder personifizierte Form an.

Einer der einzigartigen Aspekte des luziden Träumens ist die Fähigkeit, direkt mit diesen symbolischen Manifestationen des Geistes zu kommunizieren. Ganz gleich, ob sich unser Trauma als ein auf uns zustürmendes Monster, eine rote Rauchwolke oder einfach als ein Gefühl des Verderbens manifestiert – anstatt davor wegzulaufen, es zu bekämpfen oder abzuweisen, sollten wir luzide bleiben und es mit der mitfühlenden Erkenntnis annehmen, dass es lediglich eine mentale Repräsentation unseres eigenen Traumas ist und dass wir nun die wertvolle Chance haben, es zu integrieren.

Und wie wir ja schon gehört haben: Indem wir uns einem Trauma in einem luziden Traum stellen und es integrieren, haben wir für unser Gehirn das Trauma *tatsächlich* in der Realität integriert.

Bei der Behandlung von Traumata und Albträumen mithilfe von Klarträumen stehen uns drei Hauptoptionen zur Verfügung; doch bevor wir uns näher damit beschäftigten, noch ein Wort zum Thema »Retraumatisierung«.

Retraumatisierung

Manche Menschen machen sich womöglich Sorgen, dass die absichtliche Konfrontation mit einem Trauma in einem luziden Traum das Risiko einer Retraumatisierung birgt, aber diese Sorge ist unbegründet. Wie wir bereits gelernt haben, hilft das Träumen über schmerzhafte Ereignisse tatsächlich, die negativen Auswirkungen schwieriger Erinnerungen zu reduzieren,[9] und REM-Träume sind explizit darauf ausgelegt, Traumata sicher zu erforschen und zu integrieren. Durch luzides Träumen wird dieser Prozess nur beschleunigt. Und was entscheidend ist: Wir lassen zu, dass er in einem Gehirn stattfindet, welches das Trauma genau so integriert, wie es das im Wachzustand tun würde.

Sobald wir erst einmal luzide sind, lässt unser Gehirn auch nicht zu, dass wir etwas tun, was zu einer Retraumatisierung führt. Genauso, wie es die Hand automatisch vor einem Feuer zurückziehen lässt, wird es uns entweder aufwecken oder unseren Versuch, in einem luziden Traum etwas Schädliches zu tun, einfach blockieren. Der Psychiater Carl Gustav Jung beschrieb dies als einen intelligenten Selbstregulierungsmechanismus der Psyche, der danach strebt, den Geist im Gleichgewicht zu halten. Ich habe ihn Dutzende Male in Aktion gesehen, sowohl in meinen eigenen Klarträumen als auch in den Klarträumen derjenigen, die ich unterwiesen habe.

Ganz gleich, ob Ihr Geist Ihre Bitte, dem Trauma zu begegnen, einfach ignoriert oder ein blinkendes Neonschild mit der Aufschrift »Zugang verweigert« aufstellt (das ist tatsächlich passiert) – die evolutionäre Intelligenz des Verstandes wird Sie auf keinen Fall zu weit gehen lassen.

Option 1: Sich dem Albtraum stellen

Bei dieser ersten Option üben wir uns darin, luzide zu werden, und wenn wir das nächste Mal einen Albtraum haben, versuchen wir ganz bewusst, darin zu bleiben, anstatt aufzuwachen.

Sobald wir luzide sind, rufen wir uns in Erinnerung, dass unser Körper sicher im Bett liegt und sich unser Geist an einem Ort befindet, der buchstäblich dafür geschaffen wurde, Angst und Trauma zu erforschen: der REM-Schlaf. Wir sind in Sicherheit und bereit, uns unserer Angst zu stellen. Wenn wir ganz zweifelsfrei erkannt haben, dass das, was wir für eine lebensbedrohliche Situation in der Außenwelt *hielten,* in Wirklichkeit nur eine Traumprojektion ist, tun wir den ersten Schritt in Richtung Albtraum-Integration.

Der einfache Akt des *bewussten* Verweilens im Albtraum kann manchmal schon ausreichen, um das zugrunde liegende Trauma zu integrieren. Wir lassen zu, dass die Manifestation des Traumas im Albtraum zum Ausdruck kommen kann und bewusst erlebt wird, und damit lassen wir auch zu, dass diese Energie wahrgenommen, losgelassen und integriert wird.

Sobald wir in einem Albtraum luzide werden, kommt es auch zu einer erheblichen Veränderung unserer Gehirnchemie, nicht nur durch die Reaktivierung des präfrontalen Kortex, sondern auch durch einen massiven Abfall des Stresshormonspiegels, denn wir erkennen, dass wir träumen und daher nicht wirklich in Gefahr sind. Wie wir bereits gelernt haben, hindert eben der erhöhte Spiegel an Stresshormonen während des REM-Schlafs Menschen mit PTBS daran, den heilenden Nutzen aus ihren Albträumen zu ziehen.

Das luzide Träumen senkt den Stresshormonspiegel im Gehirn erheblich, sodass die Heilungskapazität des REM-Traumzustands wieder aktiviert werden kann. Obwohl das derzeit noch nicht bewiesen ist, halte ich es für den zugrunde liegenden biologischen Mechanismus, durch den luzides Träumen dabei hilft, PTBS-bedingte Albträume zu heilen.

>> Feedback aus der Praxis <<

Ich traf Ivan, einen jungen Mann aus Brasilien, der als IT-Forscher an der Universität von Kopenhagen in Dänemark arbeitet, bei einem Retreat zum luziden Träumen, das ich 2018 auf Holy Isle vor der Westküste Schottlands leitete. Er hatte wiederkehrende Albträume, in denen es fast immer um Killermaschinen ging. Die Angst ließ sein Bewusstsein oft luzide werden, aber er hatte immer noch zu viel Angst, sich ihnen zu stellen, und wachte auf, wenn es passierte.

Nachdem er verstanden hatte, dass genau das zu den wiederkehrenden Albträumen führte, beschloss er, bewusst in den Albträumen zu bleiben, statt aufzuwachen, und das Trauma zu integrieren, das sie verursachte.

Später schickte er mir eine E-Mail:

»In diesen Albträumen gibt es immer Maschinen, die mich jagen und mich zu töten versuchen. Es ist immer das gleiche Thema: Killermaschinen. In diesem speziellen Albtraum waren es Baustellenmaschinen mit mechanischen Armen, die mich packen wollten.

Durch die Angst wurde mir klar, dass es sich um einen Traum handelte, und ich wurde völlig luzide. Sobald ich wusste, dass ich träumte und in Sicherheit war, schaute ich die Maschinen an, und die Angst löste sich einfach auf. Die nächste furchterregende Maschine blieb stehen, und ich stellte mir vor, wie ich ihr Liebe schickte, und dann verwandelte sie sich langsam in einen zahmen Elefanten! Ich berührte den Elefanten. Es war ein wunderschönes Tier.
Dann beschloss ich, Liebe in die gesamte Traumlandschaft zu schicken, die eine große Baustelle war. Plötzlich wurde alles rosa, und Menschen mit Cocktails tauchten auf, der Boden war mit bunten Blumen bedeckt, und der Traum wurde zu einer Party! Ich bin lächelnd aufgewacht und habe das Gefühl, dass sich meine Energie stark verändert hat.«

ooooo

Wissenschaftliche Fakten

zum Thema »Klarträumen zur Heilung von PTBS«

Für all das gibt es auch wissenschaftliche Belege.

Eine Studie von 1997, bei der fünf Personen, die unter chronischen Albträumen litten, das luzide Träumen beigebracht wurde, kam zu folgendem Ergebnis: »In allen fünf Fällen gingen die Albträume zurück«, und: »Behandlungen, die auf der Induktion luzider Träume beruhen, können einen therapeutischen Nutzen haben.«[10]

Eine Folgestudie ein Jahr später erbrachte Folgendes: »Vier der fünf Probanden hatten keine Albträume mehr, und bei der fünften Person hatte die Intensität und Häufigkeit der Albträume abgenommen.«[11]

Das Fazit einer Studie aus dem Jahr 2006 lautete: »Das Üben des luziden Träumens scheint wirksam dazu beizutragen, die Häufigkeit von Albträumen zu verringern«;[12] und auf der Tagung der Europäischen Wissenschaftsstiftung 2009 wurde festgestellt, dass luzide Träume ein so wirksames Mittel gegen Albträume sind, dass »Menschen durch das Üben des luziden Träumens behandelt werden können«[13].

Eine neurobiologische Studie aus Brasilien aus dem Jahr 2013 erbrachte, dass luzides Träumen »als Therapie für wiederkehrende Albträume, ein häufiges Symptom der posttraumatischen Belastungsstörung«, eingesetzt werden kann.[14]

Ein wissenschaftlicher Bericht aus dem Jahr 2019, in dem über zehn verschiedene Arbeiten über die luzide Traumtherapie (ja, das gibt es) ausgewertet wurden, kam zu dem Schluss, dass das luzide Träumen »bei der Behandlung von Patienten mit Albträumen helfen kann, denn es verringert potenziell die Häufigkeit, Intensität und den Grad der psychischen Belastung«[15].

Und schließlich war ich im Sommer 2021 federführend an einer Studie des Institute of Noetic Sciences in Kalifornien zur Behandlung von PTBS durch luzides Träumen beteiligt. Die Studie untersuchte, ob die Trauma-Integration durch luzide Träume so stark ist, dass sie sich auf entzündliche Biomarker im Körper auswirkt. Die verheißungsvollen Ergebnisse wurden 2022 veröffentlicht.

ooooo

Option 2: Freundschaft schließen

Die zweite Option – sollte sie erforderlich sein – besteht darin, dass wir den Albtraum nicht nur durchleben, sobald wir luzide geworden sind, sondern uns gestärkt durch das Wissen, dass dies *unser* Traum ist und *wir* somit die mächtigste Kraft in ihm sind, proaktiv mit heilender Absicht auf alle albtraumhaften Formen oder Szenarien zubewegen. Wie ich in meinem TED-Vortrag 2011 erörtert habe, schließen wir sie buchstäblich in die Arme, wenn möglich, oder schauen ihnen zumindest auf psychologischer Ebene ins »Gesicht« und umarmen sie, denn wir wissen, dass das einfach traumatisierte und verwundete Teile unserer eigenen Psyche sind.[16]

Und aufgrund des Phänomens der Neuroplastizität, das in luziden Träumen auftritt, stärken wir jedes Mal, wenn wir uns in einem luziden Traum unseren Ängsten stellen und sie annehmen, die neuronalen Bahnen, die mit unserer Fähigkeit assoziiert werden, uns unseren Ängsten auch im Wachzustand zu stellen und sie anzunehmen.

~ *Schlaf-Notiz* ~

Faszinierenderweise erfüllt diese Art der Trauma-Integration im luziden Traum auch die Voraussetzungen, die laut Trauma-Experte Dr. Bessel van der Kolk für eine vollständige Integration von Traumata erforderlich sind: die Reaktivierung des präfrontalen Kortex (wenn wir luzide werden) und die Regulierung der Amygdala (wenn wir uns dem stellen und das annehmen, wovor wir Angst hatten).

>> Feedback aus der Praxis <<

Ein brillantes Beispiel dafür, wie man wiederkehrende Albträume nutzt, um luzide zu werden, und sie dann bewusst in einen Traum der Heilung verwandelt, stammt von meinem Freund Ahmed.

Ahmed ist ein angesehener islamischer Gelehrter, der wegen einer Klage wegen illegaler Einwanderung zu Unrecht inhaftiert wurde; in der Folge verlor er seinen Arbeitsplatz, sein akademischer Ruf erlitt scheinbar irreparablen Schaden, und er versank in eine tiefe Depression. Er bekam stressbedingte Haut- und Herzprobleme, und bald darauf stumpfte er emotional ab und litt unter einer PTBS und wiederkehrenden Trauma-Albträumen.

Er versuchte es mit einer Therapie, aber das half nicht viel.

Dann kaufte seine Frau für ihn die arabische Übersetzung meines Buches *»Lucid Dreaming Made Easy«* (dt. *»Klarträumen für Anfänger: Gestalte deine Träume – gestalte dein Leben«*), weil sie dachte, luzides Träumen könnte ihm helfen. Er lernte die Techniken und beschloss sich seinen Ängsten zu stellen und sie anzunehmen, wenn er in seinen Albträumen luzide würde. Er hat mir aus dem Irak gemailt:

»Ich begann ein Traumtagebuch zu führen, machte die Realitätschecks und erlebte nach einigen Wochen meinen ersten luziden Traum.

Ich war wieder in dem Land, in dem ich im Gefängnis gewesen war, und die Leute, die mich beschuldigt hatten, waren ebenfalls da. In diesem Moment wurde mir klar, dass ich nicht mehr dort lebte, also musste ich wohl träumen.

Ich wurde luzide. Ich ging die Hauptstraße entlang und sagte mir: ›Ich träume – ja, ich träume!‹ Ich wusste, als Klarträumer konnte ich Veränderungen herbeiführen, die mich im Wachleben heilen würden. Also sagte ich mit lauter, klarer Stimme: ›Ich bin nicht das Monster, für das mich diese Leute halten. Ich bin die Unschuld!‹

Wohlgemerkt, ich sagte nicht, ich sei unschuldig, sondern: ›Ich bin die Unschuld.‹ Ich habe mich direkt auf die Eigenschaft der Unschuld bezogen, um ihre Wahrheit zu verkörpern.

Dann befand ich mich in einem Park, umgeben von spielenden Kindern. Ich fühlte grenzenlose Freude.

Ich war immer noch luzide, und so beschloss ich, mein anderes Problem zu bewältigen: Wegen des Traums hatte ich eine Wut auf Gott entwickelt und betete nur noch sehr unregelmäßig. Also nutzte ich die Gelegenheit, meine Beziehung zu Gott zu heilen. Mit der Unschuld eines Kindes rief ich dem Traum zu: ›Ich liebe Gott so sehr! Ich bin einfach zu verletzt.‹

Ich wurde von grenzenloser Liebe überflutet, war zu Freudentränen gerührt, und um mich herum begannen rote Blumen zu wachsen. Und dann wachte ich auf.

Seit diesem luziden Traum sind drei Monate vergangen. Das Ekzem ist weg, die Wutanfälle sind weg, die Grübeleien über die Vergangenheit sind weg. Meine Frau sagt mir, der Unterschied bei mir sei wie zwischen Tag und Nacht. Ich habe meinen Frieden gefunden. Ich weiß, dass ich nichts falsch gemacht habe, ich sehe optimistischer in die Zukunft, und ich bin kreativer. In diesem einen Traum konnte ich die beiden großen Wunden heilen, die mein Leben vergiftet hatten. Ich bin nicht mehr wütend auf Gott. Ich weiß, dass ich geliebt werde und dass all diese Prüfungen eine Weisheit für mich bereithielten.«

Ahmeds Heilung durch luzide Träume ist ein profundes Beispiel für die Kraft der Behandlung von PTBS und Traumata durch Klarträume.

Wenn ich seine Worte lese, bin ich sogar noch zuversichtlicher, dass eines Tages, noch zu meinen Lebzeiten, die Therapie mit luziden Träumen so weit verbreitet und so hoch angesehen sein wird wie jede andere Form der Psychotherapie.

ooooo

Option 3: Transformation

Bei Option Nummer 3 warten wir nicht darauf, dass der Albtraum eintritt, sondern wir suchen bewusst nach seinem Ursprung und rufen ihn zu uns.

Sobald wir luzide sind, rufen wir die Quelle unseres Traumas oder unserer Verletzung in den Traum, um uns ihr zu stellen, sie liebevoll zu umarmen und anzunehmen und vielleicht sogar mit ihr zu sprechen.

Im Traum rufen wir buchstäblich: »Ich will meiner sexuellen Scham begegnen!«, oder: »Ich bin bereit, mein Kindheitstrauma loszulassen. Trauma der Kindheit, ich lasse dich frei!«

Und was auch immer dann auftaucht – ob eine Personifizierung des Traumas, ein Monster unangebrachter Scham oder einfach ein Gefühl des Untergangs: Wir umarmen es mit liebevoller Akzeptanz, entweder buchstäblich oder mit unserer Intention.

Wie ein Jungianischer Psychotherapeut, der an einem meiner Retreats teilnahm, mir einmal sagte, können wir dann »in einem einzigen luziden Traum mehr Trauma heilen als in jahrelanger Therapie«.

Auch wenn es Wochen oder sogar Monate dauern mag, bis unser Klartraum-Training so stabil ist, dass wir uns im Klartraum einem Trauma zuwenden können: Sobald wir das schaffen, wachen wir vielleicht am nächsten Morgen auf und fühlen uns wie ein ganz anderer Mensch.

>> Feedback aus der Praxis <<

Als ich Fiona kennenlernte, arbeitete sie seit über 30 Jahren als Krankenschwester in der Psychiatrie. Sie nahm an verschiedenen meiner Kurse teil, darunter auch an Kursen zum luziden Träumen und an einem Kurs zur Schattenintegration. Ein paar Jahre zuvor hatten bei ihr Albträume begonnen, weil ein mit einer PTBS einhergehendes Kindheitstrauma wieder hochkam: Zwanzig Jahre zuvor war sie von einem Auto angefahren worden. Sie litt auch regelmäßig unter falschem Erwachen mit Schlaflähmung und Nachtangst, hatte aber mit den erlernten Techniken schon bald erstaunliche Erfolge. Mit ihren Worten:

»Das erste Mal gelang es mir, ein Trauma während eines wiederkehrenden Albtraums zu transformieren, in dem eine männliche Gestalt mein Zimmer betrat. Ich wurde luzide und schaffte es, ihn zu konfrontieren, und ich sagte zu ihm tatsächlich: ›Ich liebe dich.‹ Ich wusste, dass er genau das hören musste, denn er war nur ein Teil von mir, der verletzt war.
Sobald ich diese Worte gesagt hatte, verschwand er in einer schwarzen Rauchwolke, die nach oben hin aus dem Traum gesaugt wurde.
Ich dachte, jetzt wäre es zu Ende, aber ein Trauma hat viele Gesichter, nehme ich an, denn etwa eine Woche später hatte ich einen weiteren Albtraum, und dieses Mal funktionierte das ›Ich liebe dich‹ nicht. Ich wachte auf; mein Mann tröstete mich.
Etwa fünf Wochen lang passierte nichts, aber ich war jede Nacht so unruhig, dass ich Yoga Nidra und meinen ›Kreis der Beschützer‹ anwenden musste, um einschlafen zu können.
Nach unserem letzten Gespräch fühlte ich mich jedoch bereit, mich dem zu stellen, was auch immer die Figur repräsentieren mochte.
In dieser Nacht, als ich meinen Schutzkreis um mich herum visualisiert hatte, lud ich im Kopf tatsächlich die Albtraumfigur ein, diese Nacht in meine Träume zu kommen. Und er kam, und ich wurde luzide, aber diesmal war ich bereit.
Als ich luzide wurde, stand er über mir, und ich sagte nur: ›Ich habe auf dich gewartet. Können wir Freunde sein?‹

Plötzlich wurde die dunkle Gestalt weiß und löste sich vor mir auf wie Puderzucker, der auf den Boden fällt.
Am nächsten Tag wachte ich auf und fühlte mich sehr müde und auch verkatert, obwohl ich keinen Alkohol getrunken hatte. Dann überkam mich eine Art Euphorie, und mir wurde klar, was ich geschafft hatte. Seitdem habe ich keine Angst mehr vor dem Einschlafen, und wenn die Albträume wiederkommen, weiß ich, was zu tun ist.«

Fionas Geschichte ist ein Paradebeispiel nicht nur für die Anwendung der verschiedenen Techniken aus unserem »Werkzeugkasten«, sondern auch dafür, wie wir uns mit unserem inneren Mut unseren Albträumen stellen und sie annehmen können. Das von ihr beschriebene »Katergefühl« war ebenfalls bezeichnend: Sie hatte offensichtlich etwas auf einer tiefen somatischen Ebene losgelassen.

ooooo

Auch an scheinbar alltäglicheren (aber oft ebenso lähmenden) Wunden können wir durch luzides Träumen arbeiten. Da es in diesem Buch um durch Stress und Trauma beeinträchtigten Schlaf geht, spiegeln die von mir gewählten Beispiele meist dieses Thema wider, aber die große Mehrheit der Klarträumer wird nicht durch Albträume luzide, sondern einfach, indem sie lernen, wie man luzide Träume hat. Sobald sie wissen, wie man luzide träumt, können sie ihre Luzidität nutzen, um an kreativen Blockaden, Beziehungsproblemen, ihrem Sporttraining und sogar an Ernährungsfragen zu arbeiten.

>> Feedback aus der Praxis <<

Robert nahm an einem der Online-Retreats zum luziden Träumen teil, die ich während des Lockdowns 2020 leitete, und wollte an seiner ungesunden Beziehung zum Essen arbeiten. Wir hatten besprochen, dass sich der psychologische Begriff »Schatten« auf alles in uns bezieht, was wir verdrängt, verleugnet oder abgelehnt haben – oft Scham, Ängste und Traumata. Robert wollte also den Schatten seiner ungesunden Beziehung zum Essen integrieren.

Er erstellte einen Traumplan (eine Technik, die wir im nächsten Kapitel lernen werden und mit deren Hilfe man einen luziden Traum planen kann), praktizierte beim Einschlafen die Techniken des luziden Träumens, und sobald er luzide war, passierte Folgendes:

»Ich rief: ›Essens-Schatten, komm zu mir!‹
Dann bemerkte ich zu meiner Rechten einen jungen Mann neben mir auf dem Boden liegen. Ich schaute auf seinen Kopf und konnte eine große Zunge sehen, die aus einem Schlitz an der Seite seiner Stirn hervorlugte.
Ich fragte: ›Bist du mein Essens-Schatten?‹, und er sagte: ›Ja.‹
Ich wollte ihn umarmen, aber ich konnte sehen, dass andere Leute uns aufmerksam beobachteten. Ich fragte ihn: ›Sind diese Leute auch mein Schatten?‹ Er bejahte, also rief ich allen zu: ›Lasst uns eine Gruppenumarmung machen!‹, und sie kamen alle nach vorne und umringten mich. Ich streckte meine Arme aus, um alle zu umarmen, und ich konnte sie kaum alle in den Arm nehmen. Es war erstaunlich. Ich umarmte tatsächlich meinen Essens-Schatten.
Ich wachte mit dem Gefühl auf, dass dies die unglaublichste Erfahrung meines Lebens war. Und es hat auch mein Leben verändert.
Am nächsten Tag waren meine Frau Anne und ich auswärts essen, und sie stellte überrascht fest, dass ich die Hälfte meines Hauptgerichts stehen gelassen hatte. Sie fragte mich, ob denn das Essen in Ordnung sei. Ich sagte, es sei toll, aber ich müsse nicht noch mehr davon essen. Das war mir noch nie passiert.
Ich mag mein Essen immer noch, aber ich bin jetzt wählerisch, was die Größe meiner Portionen angeht, und ich fühle mich nicht mehr von dem Drang kontrolliert, zu viel zu essen oder zum Schrank zu gehen, um etwas Essbares zu finden, damit ich meine Gefühle unterdrücken kann. Das war eine große Veränderung für mich und auch eine tiefgreifende Heilung.«

ooooo

Die Therapie des luziden Träumens

Luzides Träumen hat ein enormes Potenzial als therapeutisches Mittel. Ich glaube, es wird eines Tages Vollzeit-Therapeuten für luzide Träume geben, deren Aufgabe es sein wird, Patienten dahingehend zu beraten, wie sie durch ihre luziden Träume direkt an der eigenen Psyche arbeiten können.

Das letzte Wort zu dieser Möglichkeit möchte ich James Scurry überlassen; er ist einer der wenigen Menschen, der einerseits ein qualifizierter Psychotherapeut ist und andererseits das Klarträumen für sich selbst als therapeutisches Mittel eingesetzt hat. Auf einem meiner Workshops sprach er mit den Teilnehmern über seine persönlichen Erfahrungen mit luzidem Träumen und darüber, wie das Klarträumen seiner Meinung nach in das gängige psychotherapeutische Modell passen könnte:

»Ich wollte meine Ausbildung zum Psychotherapeuten mit dem luziden Träumen verbinden, weil ich glaube, dass wir gerade erst zu verstehen anfangen, wie mächtig das luzide Träumen ist, und ich wollte es für mich selbst erforschen.

Ich hatte versucht, in den Therapiesitzungen mein eigenes Kindheitstrauma zu verarbeiten, konnte aber im Therapieraum keinen Zugang dazu finden. Es war nur endloses Gerede, und ich merkte, dass ich immer wieder getriggert wurde und es einfach nicht funktionierte.

Also machte ich einen Traumplan, um mein inneres Kind zu treffen. Ich lernte die Techniken, und als ich das nächste Mal luzide wurde, rief ich mein inneres Kind zu mir, mit der Absicht, das Kindheitstrauma zu heilen.

Es erschien, auf dem Bett sitzend: nur ein kleiner Junge mit blondem Haar. Aber er war in diesem Zimmer eingesperrt gewesen, ganz allein, und er war krank.

Es gab keine Fanfare, es war nicht wie eine große Erleuchtung. Er hat eigentlich nicht einmal etwas gesagt. Aber ich konnte ihn halten und umarmen. Ich konnte spüren, wie klein er war.

Und in meinem Herzen brach der Damm. Ich habe einfach mit ihm gesprochen. Ich habe ihm gesagt, dass es mir sehr leidtut. Und dann bin ich aufgewacht. Mir liefen die Tränen übers Gesicht. Es war eine unglaubliche Heilung.

In diesem Moment begann ich, die wahre Bedeutung dieser Praxis zu verstehen. Ich bin selbst Psychotherapeut, aber ich konnte diesen verletzten kleinen Jungen nicht durch meine Therapiesitzungen erreichen, sondern nur durch den Prozess des luziden Träumens. In einer Nacht des luziden Träumens schaffte ich, wozu ich in Hunderten von Therapiestunden nicht in der Lage gewesen wäre.«

Wenn uns das luzide Träumen also wirklich so tiefgreifende Vorteile bietet, sollten wir keine Zeit mehr verschwenden, sondern jetzt lernen, wie es geht …

Kapitel 15

Praktiken des luziden Träumens

»Es gibt drei wesentliche Voraussetzungen, um das luzide Träumen zu lernen: die entsprechende Motivation, die korrekte Praxis wirksamer Techniken sowie eine hervorragende Traumerinnerung.«

Dr. Stephen LaBerge, Experte für die wissenschaftliche Erforschung von Klarträumen

Die folgenden Techniken stammen aus meinem zweiten Buch *»Lucid Dreaming Made Easy«* (dt. *»Klarträumen für Anfänger: Gestalte deine Träume – gestalte dein Leben«*); ich habe sie ergänzt und für eine Leserschaft angepasst, die mit Stress oder mit einem Trauma zu tun hat.

Es kann Wochen oder Monate dauern, bis sich das luzide Träumen stabilisiert hat, und selbst dann haben wir vielleicht nur ein paar luzide Träume pro Monat; doch es reicht schon ein einziger, um unser Leben zu verändern, also ist es die Mühe auf jeden Fall wert.

Die Übung ist ziemlich umfangreich, deshalb erkläre ich zuerst alle Techniken und dann, wie man sie von Woche zu Woche immer weiter aufeinander aufbaut.

Gehen Sie es langsam an, achten Sie darauf, dass Sie die anderen Kernpraktiken beibehalten – Schlafbewusstheit, Ruhe und Entspannung, Atemarbeit und Albtraum-Integration –, lernen Sie, wie man luzide träumt, und haben Sie Spaß dabei!

Übung: Planung luzider Träume

Als Erstes müssen Sie sich auf das »Warum« konzentrieren. Warum wollen Sie einen luziden Traum haben? Einen guten Grund dafür zu haben, ist die wirksamste Technik für das luzide Träumen, die es gibt.

Wenn Sie die feste Absicht haben, in Ihrem nächsten luziden Traum etwas zu tun, ziehen Sie nicht nur die Ursachen und Bedingungen an, die für die Manifestation dieses Traums erforderlich sind, sondern schaffen auch die Erwartung, luzide zu werden.

In meinen Workshops unterrichte ich die Planung von luziden Träumen in drei Hauptphasen:

1. einen Traumplan aufschreiben;

2. einen Traumplan zeichnen (der träumende Geist arbeitet in Bildern, daher ist dies hilfreich);

3. ein »*Sankalpa*« erstellen (ein Sanskrit-Begriff, der »Wille« oder »Absicht« bedeutet) bzw. eine Art Absichtserklärung.

Die folgenden Schritte umfassen alle drei Phasen:

- Skizzieren Sie einige Ideen dahingehend, was Sie in Ihrem nächsten luziden Traum gern tun würden: Was möchten Sie heilen? Welches Trauma möchten Sie integrieren? Mit welchem Teil Ihres Schattens möchten Sie interagieren?

- Sobald Sie sich entschieden haben, was Sie tun wollen, beginnen Sie Ihren Traumplan auszuformulieren. Beginnen Sie mit »In meinem nächsten luziden Traum werde ich …« und beschreiben Sie dann, was Sie im Klartraum tun wollen.

- Als Nächstes zeichnen Sie ein Bild Ihres Traumplans in Aktion. Ich verwende nur Strichmännchen und Sprechblasen, aber wenn Sie künstlerisch veranlagt sind, können Sie natürlich auch Ihr Talent nutzen.

- Schreiben Sie nun Ihr *Sankalpa,* Ihre Absichtserklärung – eine prägnante Aussage, die die Essenz Ihres Traumplans zusammenfasst. Wenn ich in meinem Traumplan zum Beispiel ausführlich beschrieben habe, wie ich meiner Beziehungsangst begegnen und sie mit liebevoller Güte umarmen möchte, könnte mein *Sankalpa* viel prägnanter sein: »Charlie mit dem gebrochenen Herzen, komm zu mir!« Ihr Traumplan kann so lang und so detailliert sein, wie Sie wollen, aber ich empfehle Ihnen, Ihr *Sankalpa* kurz und prägnant auf den Punkt zu bringen.

- Der letzte Schritt erfolgt, wenn Sie sich das nächste Mal in einem luziden Traum wiederfinden. Sobald Sie luzide werden, rufen Sie sich Ihren Traumplan ins Gedächtnis, sprechen Ihr *Sankalpa* laut aus und führen dann Ihren Traumplan aus.

In meinem nächsten luziden Traum werde ich ...
... den verwundeten Teil von mir selbst heilen, indem ich im Traum rufe: »Ich bin geheilt! Ich bin frei von meinen Wunden! Verletztes Selbst, ich lasse dich frei!« Währenddessen erfahre ich eine zutiefst wohltuende Integration meiner psychologischen Wunden; ich erwache und fühle mich friedvoll und geheilt.

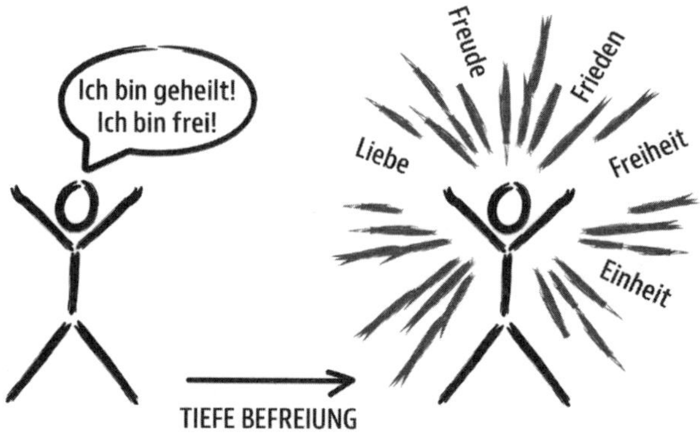

Sankalpa: »Ich bin geheilt!
Ich bin frei von meinen Wunden!
Verletztes Selbst, ich lasse dich frei!«

Mein Traumplan

ooooo

Manchmal kann die Traumplanungstechnik eine so starke Saat der Intention säen, dass unser Unterbewusstsein auf unsere Bitte reagiert und wir luzide werden; doch normalerweise müssen wir ein paar weitere Bedingungen schaffen, um luzide Träume zu fördern.

Hier sind einige der effektivsten Möglichkeiten dafür.

Übung: Träume erinnern und dokumentieren

Ich hoffe, Sie führen immer noch Ihr Nachttagebuch. Wenn Sie täglich Ihre Schlaferfahrungen aufschreiben, hilft das, die Erinnerung an einen hauptsächlich unbewussten Prozess in Ihrem Bewusstsein zu verankern. Sooft Sie dies tun, stärken Sie nicht nur die »Muskeln« des Schlafbewusstseins (was jeden Tagebucheintrag einfacher macht), sondern auch die Kommunikationsleitung zwischen Ihrem Unterbewusstsein und Ihrem Bewusstsein. Je stärker sie wird, desto stärker kann auch Ihre psychische Gesundheit werden.

Das Trainieren der Fähigkeit, sich an die eigenen Träume zu erinnern, ist eine wesentliche Voraussetzung für das luzide Träumen, denn je bewusster man sich seiner Träume ist, desto einfacher wird es sein, *in* seinen Träumen bewusst zu werden.

Die meisten Menschen haben jede Nacht vier oder fünf Traumperioden, aber nicht alle Menschen erinnern sich daran. Ich glaube, der Hauptgrund dafür ist einfach, dass wir nicht *versuchen,* uns an sie zu erinnern. Als Erstes müssen Sie sich also fest vornehmen, sich an Ihre Träume zu erinnern; dann sollten Sie sich nach ein paar Nächten zumindest ohne große Schwierigkeiten an einen Teil der Träume erinnern können. Immerhin bedeuten vier oder fünf Traumperioden pro Nacht etwa 1800 Traumperioden pro Jahr und weit über 100.000 Traumperioden in einem Leben! Und jede Traumperiode kann mehrere Träume enthalten. Sie werden also viele Träume haben, an die Sie sich erinnern können …

Der nächste Schritt besteht darin, sie zu dokumentieren, sobald Sie aus ihnen erwachen, entweder in Ihrem Nachttagebuch oder in einem neu angelegten Traumtagebuch.

- Vor dem Zubettgehen und während des Einschlafens (durch den hypnotisch suggestiblen hypnagogen Zustand) sagen Sie sich mindestens ein paar Minuten lang immer wieder in Gedanken: *»Heute Nacht erinnere ich mich an meine Träume. Ich habe ein ausgezeichnetes Traumgedächtnis.«* Diese einfache Methode kann ein zutiefst wirksames Mittel gegen Traumamnesie sein.

- Wenn Sie aus einem Traum aufwachen, rufen Sie sich möglichst viel davon ins Gedächtnis und schreiben es auf bzw. dokumentieren es auf irgendeine Weise. Sie müssen nicht jedes winzige Detail aufzeichnen – Sie werden schon wissen, was Sie für erwähnenswert halten und was nicht –, und Sie müssen sich auch nicht ewig damit aufhalten. Konzentrieren Sie sich einfach auf die Hauptthemen und -gefühle und das allgemeine Narrativ. Wenn Sie sich nur an eine einzige Tatsache oder ein Gefühl aus Ihrem Traum erinnern können, können Sie von diesem Punkt aus rückwärts arbeiten und schließlich den Rest des Traums zusammensammeln.

- Oft sind die Erinnerungen an unsere Träume in unserem Körper spürbar und nicht nur in unserem Verstand gespeichert. Vergessen Sie also nicht, in Ihrem Körper alle Gefühle zu erforschen, mit denen Sie aufwachen. Manchmal ist meine Traumerinnerung so einfach wie: »Ich kann mich nicht an viel aus dem Traum erinnern, aber ich bin mit einem Glücksgefühl im Bauch aufgewacht.«

Tagespensum

Wenn möglich, rezitieren Sie die Affirmation zum Erinnern Ihrer Träume jedes Mal beim Einschlafen und schreiben Sie jeden Morgen in Ihr Traumtagebuch.

Wenn Sie Ihre Träume nicht mindestens 4- oder 5-mal pro Woche aufschreiben, kann der Weg zum Klarträumen sehr lang sein.

ooooo

Top-Tipps für die Traumdokumentation

- Schreiben Sie »Ohne Traumerinnerung aufgewacht«, falls Sie sich an keine Träume erinnern können, denn das wird zumindest dazu beitragen, dass Sie sich angewöhnen, jeden Morgen ein Traumtagebuch zu führen.

- Geben Sie nicht auf, wenn Sie sich nicht sofort an einen Traum erinnern können. Geben Sie sich Zeit, sich zu erinnern.

- Wenn Sie Ihr Smartphone als Traumtagebuch verwenden, sollten Sie die Helligkeit des Bildschirms herunterschalten.

- Ich verbringe selten mehr als 5 oder 10 Minuten damit, beim Aufwachen meine Träume aufzuschreiben, aber ich führe sie oft während des Frühstücks weiter aus. Vielleicht möchten Sie das auch tun.

Wenn Sie irgendwann Ihre Träume regelmäßig erinnern und dokumentieren, werden Sie vielleicht wiederkehrende Elemente erkennen, zum Beispiel, dass Sie oft von Ihrer toten Großmutter träumen oder dass Sie wieder in Ihrem Elternhaus sind oder dass Sie mindestens einmal pro Woche im Traum von Zombies gejagt werden.

Diese sich wiederholenden Elemente können genutzt werden, um luzide zu werden, denn wenn man sich ihrer im Wachzustand bewusst wird, wird man sich ihrer vielleicht auch im Traum bewusst und denkt: »Moment mal, ich träume immer von Zombies. Warte mal – oh wow, ich muss wohl gerade träumen!«

Das bildet die Grundlage für unsere nächste Technik: Traumzeichen.

Übung: Traumzeichen

Ein Traumzeichen ist jeder unwahrscheinliche, unmögliche oder bizarre Aspekt der Traumerfahrung, der ein Hinweis darauf sein kann, dass wir träumen. Die Träume der meisten Menschen sind voller Traumzeichen – Dinge, die so weit hergeholt sind wie sprechende Hunde und tote Verwandte oder so subtil wie die Rückkehr in die Schule. Grundsätzlich gilt: Wenn es etwas ist, das im Wachleben normalerweise nicht vorkommt, kann es sich durchaus um ein Traumzeichen handeln.

Ich unterteile die Traumzeichen in drei Hauptgruppen:

- Anomal: zufällige, einmalige Anomalien wie sprechende Fische oder Ninja-Babys.
- Thematisch: traumhafte Themen oder Szenarien wie die Rückkehr in die Schule oder das Nacktsein in der Öffentlichkeit.
- Wiederkehrend: Traumzeichen, die mehrfach aufgetaucht sind; sie sind ein echter Segen für Klarträumer.

Einer der wichtigsten Gründe für das Führen eines Traumtagebuchs besteht darin, unsere persönlichen Traumzeichen aufzuzeichnen und zu notieren. Wissen wir erst einmal, um welche es sich handelt, kann das nächste Mal, wenn wir eines davon im Traum sehen, Luzidität ausgelöst werden.

Erkennen von Traumzeichen

- Sobald Sie sich an Ihre Träume erinnert und sie aufgeschrieben haben, lesen Sie Ihre Notizen noch einmal durch und halten Ausschau nach Traumzeichen. Wenn Sie zum Beispiel geträumt haben, Sie seien eine Straße entlanggegangen und hätten Barack Obama neben einem blauen Drachen stehen sehen, dann wären Ihre Traumzeichen »Barack Obama« und »blauer Drache«. Es sei denn, Sie wären Michelle Obama. In diesem Fall wäre es kein Traumzeichen, Barack Obama zu sehen, denn er wäre ein Merkmal Ihres täglichen Lebens. Der blaue Drache wäre jedoch immer noch ein Traumzeichen. Wenn Sie mehrmals von einem blauen Drachen geträumt hätten, wäre dies ein wiederkehrendes Traumzeichen. Wiederkehrende Traumzeichen bedeuten wiederkehrende Gelegenheiten, luzide zu werden.

◎ Sobald Sie Ihre Traumzeichen ausfindig gemacht haben, nehmen Sie sich fest vor, sie das nächste Mal zu erkennen, wenn sie auftauchen. Erinnern Sie sich vor dem Schlafengehen immer wieder daran: »Wenn ich das nächste Mal einen blauen Drachen sehe, werde ich wissen, dass ich träume!« Wenn Sie das nächste Mal von Ihrem Traumzeichen träumen, wird der Luziditätsauslöser aktiviert, sodass Sie spontan denken: »Blauer Drache? Aha, das ist ein Traumzeichen – ich muss träumen!« Und schon werden Sie luzide.

Sobald Sie Ihre Traumzeichen bemerken, stellen Sie womöglich fest, dass Sie nun ständig Träume voller Traumzeichen haben. Das ist ein gutes Zeichen, ein Hinweis darauf, dass Ihr Unterbewusstsein versucht, Ihnen zu helfen, luzide zu werden, indem es Ihnen eine Menge verrückter Traumzeichen in Ihre Träume schickt!

Tagespensum

Jedes Mal, wenn Sie einen Traum aufschreiben, gehen Sie ihn durch, um Ihre Traumzeichen zu erkennen. Mit der Zeit wird dieser Prozess automatisch ablaufen, aber in der Anfangsphase sollten Sie eine Liste mit Ihren aktuellen Traumzeichen erstellen.

~ Schlaf-Notiz ~

Jedes Mal, wenn wir beim Durchlesen unserer Träume ein Traumzeichen erkennen und anerkennen, entwickeln und verstärken wir eine Gewohnheit kritischen und reflektierenden Gewahrseins. Dieses Gewahrsein sickert schon bald in unsere Träume ein. Genau das macht uns luzide!

Das Erkennen eines Traumzeichens ist eine der am häufigsten genutzten Möglichkeiten, um in einen luziden Traum zu gelangen. Manchmal entdecken wir aber vielleicht ein Traumzeichen und sind uns sicher, zu träumen; aber der Rest des Traums ist so realistisch, dass wir einfach nicht akzeptieren können, dass wir uns in einem Traum befinden.

Das ist der Zeitpunkt, an dem wir einen Realitätscheck brauchen.

Übung: Realitätschecks

Dr. Stephen LaBerge und die Forscher des Lucidity Institute in Kalifornien haben wissenschaftlich nachgewiesen, dass der menschliche Geist bestimmte Dinge im präluziden Traumzustand (dem Zustand kurz vor der Luzidität) praktisch unmöglich konsistent replizieren kann.[1] Genau daran lässt sich demnach überprüfen, ob wir träumen oder nicht.

Realitätsprüfungen werden im nichtluziden Traumzustand durchgeführt; wenn wir allerdings bewusst genug sind, zu denken: »*Ich sollte einen Realitätscheck machen*«, dann sind wir natürlich schon fast luzide.

Es gibt viele verschiedene Realitätschecks; ich werde Ihnen einige meiner Favoriten vorstellen. Können Sie die folgenden Dinge tun? Wenn nicht, dann träumen Sie womöglich:

- Schauen Sie Ihre ausgestreckte Hand zweimal kurz hintereinander an; sie sollte sich in keiner Weise verändern.

- Lesen Sie einen Text zweimal zusammenhängend, ohne dass er sich verändert.

- Benutzen Sie digitale oder elektrische Geräte, ohne dass sie sich verändern oder in irgendeiner Weise schlecht funktionieren.

Während eines Traums arbeitet unser Gehirn auf Hochtouren, um unsere detailreiche Traumlandschaft in Echtzeit aufrechtzuerhalten, und obwohl es darin erstaunlich gut ist, fällt es ihm oft schwer, die Einzelheiten eines komplizierten Bildes, wie zum Beispiel einen Textabschnitt oder eine ausgestreckte Hand, zweimal kurz hintereinander wiederzugeben, wenn wir bereits luzide sind. Der Versuch, es zu einer solchen Nachbildung zu bewegen, wird also eine ziemlich ähnliche, aber unvollkommene Wiedergabe liefern, und das zu erkennen, macht uns luzide.

Wir wollen uns diese drei Realitätschecks nun genauer betrachten …

Hände anschauen

Wenn gerade etwas Seltsames passiert ist und Sie zu träumen meinen, sich aber nicht hundertprozentig sicher sind: Blicken Sie auf Ihre ausgestreckte Hand, schauen Sie dann schnell weg und wieder zurück. Oder beobachten Sie Ihre Hand, während Sie sie wenden und wieder zurückdrehen.

In jedem Fall wird Ihr Traumverstand sein Bestes geben, um genau das gleiche Bild zu reproduzieren, aber er hat nicht die Verarbeitungsgeschwindigkeit, um dies perfekt zu tun, sodass Ihre Hand auf den zweiten Blick eine seltsame Form hat; vielleicht fehlen ein oder zwei Finger; oder sie sieht womöglich scheckig oder verwandelt aus. Ich habe schon gesehen, wie sich meine Hand in ein Elefantenbaby verwandelt hat und ihr drei neue Finger gewachsen sind!

Text lesen

In einem Traum ist es praktisch unmöglich, einen Text zweimal hintereinander kohärent zu lesen. Das Forschungslabor von LaBerge fand heraus, dass sich der Text selbst in luziden Träumen in 75 Prozent der Fälle beim Lesen und in 95 Prozent der Fälle beim zweiten Lesen verändert hat.[2] Wenn Sie also zu träumen glauben, versuchen Sie etwas zu lesen: Der Text wird oft unverständlich sein, sich während des Lesens bewegen oder in manchen Fällen ganz verschwinden – alles Anzeichen dafür, dass Sie gerade träumen.

Digitale oder elektrische Geräte verwenden

Genauso wie der träumende Verstand mit der Wiedergabe von Text zu kämpfen hat, hat er auch Schwierigkeiten mit dem hochdetaillierten Bildschirm eines Smartphones oder eines Computers, der oft verschwommen und in irgendeiner Weise verändert erscheint. Ich weiß, es klingt verrückt, aber im Traum ist es oft unmöglich, eine Digitaluhr abzulesen, irgendein digitales oder elektrisches Gerät erfolgreich zu bedienen oder auch nur ein Licht ein- und auszuschalten.

ooooo

Obwohl sich in Ihren Träumen oft Gelegenheiten zur Realitätsprüfung ergeben, werden Sie sie in der Regel nur ergreifen, wenn Sie ein Traumzeichen entdeckt haben und eine Bestätigung Ihrer gegenwärtigen Realität benötigen.

Sie können diesen Prozess jedoch aktiv beschleunigen: Gewöhnen Sie sich an, Realitätschecks durchzuführen, während Sie wach sind. Das ist die Grundlage der »Seltsam-Technik«, auf die wir gleich eingehen werden.

~ Schlaf-Notiz ~

Wenn Sie zu träumen meinen, aber hundertprozentig sicher sein wollen (bevor Sie versuchen, am Himmel zu fliegen), schauen Sie zweimal hintereinander auf etwas mit einem detailreichen Muster, zum Beispiel auf Ihre Hand, und wenn es sich verändert, wissen Sie mit Sicherheit, dass Sie träumen.

Übung: Die Seltsam-Technik

Diese Technik ist täuschend einfach, und damit gelange ich in die meisten meiner luziden Träume. So funktioniert es:

- Wann immer in Ihrem Alltag etwas Seltsames passiert oder Sie eine Synchronizität, ein *Déjà-vu,* einen seltsamen Zufall oder eine andere Art von traumähnlicher Anomalie erleben, nehmen Sie sich einen Moment Zeit und denken Sie: *»Das ist seltsam. Kann es sein, dass ich gerade träume?«*

- Dann führen Sie einen Realitätscheck durch, und solange Ihrer Hand kein zusätzlicher Finger wächst oder sie sich in ein Elefantenbaby verwandelt, können Sie sicher sein, dass Sie *nicht* träumen.

Daraus entwickelt sich eine Gewohnheit, die auch in Ihren Träumen auftaucht, aber im Traumzustand wird sich Ihre Hand *tatsächlich* verändern, und Sie werden luzide.

Tagespensum

Üben Sie dies nach Möglichkeit jeden Tag. Sooft Sie etwas Seltsames oder Unerwartetes sehen, nehmen Sie es bewusst wahr und machen einen Realitätscheck.

Sie sollten mit dieser Technik zehn oder mehr Realitätschecks pro Tag durchführen, sonst wird diese Gewohnheit womöglich nicht in Ihre Träume einfließen.

ooooo

Alle bislang beschriebenen Techniken des luziden Träumens würden in der tibetisch-buddhistischen Tradition als »Tagtechniken« bezeichnet, weil wir sie tagsüber im Wachzustand durchführen. Die nächsten beiden Techniken sind dagegen »Nachttechniken«, denn wir praktizieren sie nachts beim Einschlafen.

Übung: Hypnagoge Affirmation

Bei dieser Technik nutzen Sie während des Einschlafens im hypnagogen Zustand dessen hypnotisches Potenzial, und zwar, indem Sie in Gedanken eine positive Affirmation Ihrer Absicht, luzide zu werden, aufsagen.

Sie können dies beim Einschlafen tun, aber am besten geht es nach dem Aufwachen in den frühen Morgenstunden – mindestens 4½–5 Stunden nach dem Zubettgehen –, damit Sie Ihre Tiefschlafphasen nicht unterbrechen. Die letzten Stunden unseres Schlafzyklus sind auch die Zeit, in der wir am leichtesten aus dem Wachzustand in die Träume gelangen, und zu dieser Zeit führt die Hypnagogie dann direkt in den Traumzustand.

Wenn Sie gerade ein hohes Stresslevel, viel Angst oder Liebeskummer haben, können Sie womöglich nach dem Aufwachen nicht wieder einschlafen. Falls das immer wieder vorkommt, sollten Sie diese Technik nur beim Einschlafen praktizieren.

Egal, wann Sie praktizieren – es ist immer wichtig, Ihrem schläfrigen Bewusstsein die Intention eines luziden Traums einzupflanzen.

- Nehmen Sie sich etwas Zeit, um eine Affirmation zu formulieren, zum Beispiel: *»Ich erkenne meine Träume vollkommen luzide«*, oder: *»Wenn ich das nächste Mal träume, weiß ich, dass ich träume«*, oder was auch immer Ihre Intention, luzide zu werden, am besten zum Ausdruck bringt.

- Während Sie in die Hypnagogie eintreten, sagen Sie diese Affirmation immer wieder im Geiste auf, und zwar mit möglichst aufrichtigem Gefühl und Begeisterung – das ist entscheidend, denn ohne Entschlossenheit wird diese Technik einfach nicht funktionieren.

- Wiederholen Sie die Affirmation immer weiter; dabei geht es nicht so sehr darum, die Affirmation bis zu dem Punkt aufzusagen, an dem Sie in einen Traum eintreten (obwohl das großartig wäre), sondern vielmehr darum, in den letzten Minuten des bewussten Gewahrseins die feste Absicht zu hegen, Luzidität zu erlangen. Ihre Affirmation sollte möglichst das Letzte sein, was Ihnen durch den Kopf geht, bevor Sie »wegtreten« und in den Schlaf gleiten.

Tagespensum

Wenn Sie möchten, können Sie das jede Nacht machen, aber achten Sie darauf, mit der Technik Ihren Schlaf nicht zu sehr zu stören. Die Affirmation sollte nur ein paar Minuten lang rezitiert werden, während Sie einschlafen, und nicht länger.

Wenn Sie nachts aufstehen, um aufs Klo zu gehen, ist das eine perfekte und ungestörte Gelegenheit, diese Technik beim Wiedereinschlafen zu üben.

Übung: Bewusstes Einschlafen

Für viele Menschen ist das bewusste Einschlafen der heilige Gral des luziden Träumens, aber eigentlich ist es gar keine so große Sache. Obwohl es lange dauern kann, bis man es beherrscht, habe ich es Hunderten von Menschen beigebracht und gesehen, wie sie es innerhalb weniger Wochen oder sogar schon in der ersten Nacht der Praxis erfolgreich angewandt haben.

Ziel ist es, den hypnagogen Zustand zu durchlaufen und in den REM-Traumschlaf zu gleiten, ohne wegzutreten, also ohne das Bewusstsein aufzugeben. Das ist sowohl unglaublich einfach als auch oft unheimlich schwer zu erreichen. Es geht darum, den Körper und das Gehirn einschlafen zu lassen, während ein Teil des Geistes bei Bewusstsein bleibt.

Diese Technik kombiniert Elemente einer bekannten Technik des luziden Träumens namens *WILD (wake-initiated lucid dream)* mit einigen meiner eigenen Methoden und einem Hauch von meditativem Bewusstsein. Auch sie wird am besten nach einem kurzen Aufwachen in den letzten Stunden des Schlafzyklus praktiziert.

Wenn Sie in den frühen Morgenstunden aufwachen, entweder auf natürliche Weise oder durch einen Wecker, und dann wieder einschlafen, gelangen Sie viel schneller in den Traumzustand als zu einem früheren Zeitpunkt in der Nacht, und für diese Technik gilt: Je direkter der Eintritt in den Traumzustand, desto besser.

Aber falls Sie feststellen, dass Sie infolge von Stress oder rasenden Gedanken am Einschlafen gehindert werden, sollten Sie diese Technik nicht mehr anwenden.

Meine zwei Lieblingsversionen dieser Technik wollen wir uns jetzt einmal einzeln anschauen.

Hypnagoges Abtauchen

Hier sind Sie wie ein Surfer: Sie paddeln durch die hypnagogen Bilder und tauchen luzide in die Welle des Traums ab. Wenn Sie ein gutes Gespür für Ihr mentales Gleichgewicht und Gewahrsein haben, ist dies die richtige Technik für Sie!

- Sie wachen nach mindestens 4½–5 Stunden Schlaf auf und schreiben Ihre Träume auf. Setzen Sie sich dann die Absicht, Luzidität zu erlangen, schließen Sie die Augen und lassen Sie sich zurück in den Schlaf sinken.

- Wenn Sie in die Hypnagogie eintreten, fokussieren Sie sich sanft auf die Bilder und lassen sich einfach durch sie hindurchtreiben; Sie lassen zu, dass sie sich Schicht für Schicht aufbauen, bis sie sich zu einer echten Traumlandschaft zusammenfügen. Das Entscheidende dabei ist, feinfühlig wachsam zu bleiben, ohne wegzutreten und unbewusst in den Traumzustand hineingezogen zu werden.

- Wenn sich die Traumlandschaft herauskristallisiert, spüren Sie vielleicht einen leichten Sog oder das Gefühl, nach vorne gezogen zu werden – ein Hinweis darauf, dass die »Welle« des Traums jetzt voll ausgebildet ist. Oder in Surfersprache: Sie sind am »Point Break«, dem Punkt, an dem die Welle bricht.

- Wenn Sie jetzt nur noch ein paar Augenblicke bewusst bleiben können und bereit sind »abzutauchen«, werden Sie sich voll luzide in die Welle des Traums fallen lassen.

Körper und Atmung

Wenn Sie eine gute Körperwahrnehmung haben (vielleicht tanzen Sie gerne oder machen Körperarbeit oder Yoga), ist diese Version des bewussten Einschlafens vielleicht genau das Richtige für Sie.

- Nach mindestens 4½–5 Stunden Schlaf wachen Sie auf und schreiben Ihre Träume auf. Sie nehmen sich bewusst vor, Luzidität zu erlangen, schließen die Augen und lassen sich wieder in den Schlaf gleiten.

- Wenn Sie in den hypnagogen Zustand eintreten, fokussieren Sie sich sanft auf die Empfindungen in Ihrem Körper und den Atem, der durch ihn hindurchfließt. Es werden hypnagoge Bilder auftauchen, aber Sie fokussieren sich weiterhin auf die Empfindungen in Ihrem Körper. Wenn Sie das Gefühl haben, Sie würden gleich wegtreten bzw. wegdriften, konzentrieren Sie sich einfach wieder auf das Spüren Ihres Körpers und Ihres Atems. Wie Sie vielleicht merken, funktioniert das gut mithilfe eines systematischen Körperscans. Alternativ nehmen Sie einfach die auftauchenden Körperempfindungen wahr. Auch die bewusste Wahrnehmung der Punkte, an denen Ihr Körper das Bett berührt, funktioniert gut.

- Irgendwann spüren Sie womöglich tatsächlich die Körperlähmung, die den REM-Schlaf begleitet. Das ist kein Grund zur Panik, sondern einfach ein Hinweis, dass Sie an der Schwelle zu einem Traum stehen.

- Nehmen Sie Ihren Körper im Raum bewusst wahr und behalten Sie diese Bewusstheit bei, während sich der Traum aus der Hypnagogie heraus bildet. Dann treten Sie luzide in den Traum ein.

Tagespensum

So viel, wie Sie wollen, solange es Ihren Schlaf nicht zu sehr stört.

Eine Praxis aufbauen

Kombinieren Sie all diese Techniken, dann haben Sie eine vollwertige Praxis für luzides Träumen an der Hand!

Und so geht es:

Sobald Sie Ihren Traumplan erstellt haben, sollten Sie sich mindestens eine Woche lang auf das Erinnern Ihrer Träume fokussieren und sie dokumentieren, damit Sie eine wirklich solide Grundlage für Ihre Praxis haben. Versuchen Sie wenigstens einen Traum pro Nacht abzurufen.

Eine zuverlässige Traumerinnerung bedeutet auch ein zuverlässiges Erkennen von Traumzeichen, denn je mehr Träume Sie erinnern, desto mehr Traumzeichen werden Sie wahrnehmen.

Wenn Sie erst einmal so weit sind, Ihre Traumzeichen bewusst wahrzunehmen, werden Sie sie vielleicht auch *während des Träumens wahrnehmen,* was durchaus zu Ihrem ersten luziden Traum führen kann. Konzentrieren Sie sich ungefähr eine Woche lang darauf, Ihre Traumzeichen zu erkennen.

Hier kommt der Realitätscheck ins Spiel, denn manchmal erkennen wir zwar ein Traumzeichen, aber weil der Rest des Traums so realistisch aussieht, können wir einfach nicht glauben, dass wir tatsächlich träumen. Und genau dann sollte ein solcher Realitätscheck durchgeführt werden.

Wie können Sie während des Träumens daran denken, die Realität zu überprüfen?

Indem Sie sich angewöhnen, im Wachzustand solche Checks durchzuführen: mit der »Seltsam-Technik« (siehe etwas weiter vorne in diesem Kapitel). Sie können entweder sofort damit anfangen oder nach den ein oder zwei Wochen, in denen Sie sich hauptsächlich auf das Erinnern Ihrer Träume und Ihre Traumzeichen fokussieren.

Kommen zu alldem noch die beiden nächtlichen Praktiken hinzu, die »Hypnagoge Affirmation« und das »Bewusste Einschlafen«, haben Sie eine ziemlich solide Praxis des luziden Träumens parat.

Manche von Ihnen werden schon heute Nacht luzide träumen, einfach weil sie den festen Willen dazu haben; bei anderen dauert es ein paar Wochen bis zum ersten luziden Traum.

Bei einem Wochenend-Präsenzworkshop lehre ich alle oben genannten Techniken des luziden Träumens in nur zwei Tagen, bei einem Onlinekurs werden sie über sechs Wochen verteilt, sodass die Teilnehmer ihren persönlichen Zeitplan festlegen und in ihrem eigenen Tempo vorgehen können.

Falls Sie tiefer ins luzide Träumen einsteigen und Dutzende anderer Induktionstechniken erlernen möchten, finden Sie Hinweise auf meine Kurse und Workshops unter *www.charliemorley.com.*

Luzides Leben

Bevor wir die Kapitel über das luzide Träumen abschließen, möchte ich den Samen für einen weiteren genialen Nebeneffekt der Luzidität pflanzen: das luzide Leben.

Der tibetisch-buddhistische Meister Traleg Rinpoche sagte einst:

»Durch luzides Träumen pflanzen wir Samen, die sich im bewussten Geist manifestieren werden. Wenn wir lernen können, unsere Albträume zu transformieren, werden wir nicht nur mit mehr Widerstandskraft aufwachen, sondern auch in der Lage sein, die Albträume unseres täglichen Lebens zu transformieren.«[3]

Wir leben so, wie wir träumen, und jedes Mal, wenn wir uns in einem luziden Traum einem Trauma stellen, es annehmen und integrieren, schaffen wir eine gewohnheitsmäßige Tendenz, das Gleiche im Wachzustand zu tun. Jedes Mal, wenn wir in einem luziden Traum durch den Himmel fliegen, schaffen wir eine neue mentale Gewohnheit, im Wachleben über Begrenzungen hinauszugehen. Jedes Mal, wenn wir uns in einem luziden Traum einer Angst stellen, schaffen wir in unserem Wachleben eine neue Denkweise, die besagt: »Ich werde nicht mehr durch Angst eingeschränkt.« Das luzide Träumen führt also zu einem luziden Leben – zu einer Transformation sowohl unserer Nacht als auch unseres Tages.

· Checkliste Teil V ·

- Das Aufschreiben Ihrer Träume (möglichst jeden Morgen oder an mindestens 5 Tagen pro Woche) und der Realitätscheck während des Tages sind unerlässlich für luzide Träume.

- Sie sollten auf Ihren Traumplan richtig Lust haben! Er sollte Sie begeistern und Sie dazu bringen, früh ins Bett zu gehen. Ist Ihr Traumplan nicht wirklich lebensverändernd? Dann entwerfen Sie einen, der es ist. Gehen Sie in die Tiefe!

- Wenn sich Ihr Schlaf so weit stabilisiert hat, dass Sie in kurzen Aufwachphasen die hypnagoge Affirmationstechnik und das bewusste Einschlafen praktizieren können – und, ganz wichtig, wenn die Angst Sie nicht daran hindert, wieder einzuschlafen –, dann sollten Sie diese Techniken zumindest ein paarmal pro Woche anwenden.

- Unabhängig davon, ob Sie die Techniken für das luzide Träumen anwenden oder nicht, sollten Sie jeden Tag mindestens 20 Minuten lang entweder die kohärente Atmung oder *Breath-Body-Mind* zusätzlich zu Ihrer regelmäßigen Yoga-Nidra-Praxis ausführen.

- Wenden Sie die Techniken zur Integration von Albträumen nach Belieben an und praktizieren Sie die Atemübungen (die 4–7–8-Atmung und die Wechselatmung) auch unabhängig davon, ob Sie Albträume haben oder nicht.

- Im nächsten Kapitel finden Sie Empfehlungen, wie Sie alle in diesem Buch beschriebenen Praktiken in Ihren Alltag integrieren können.

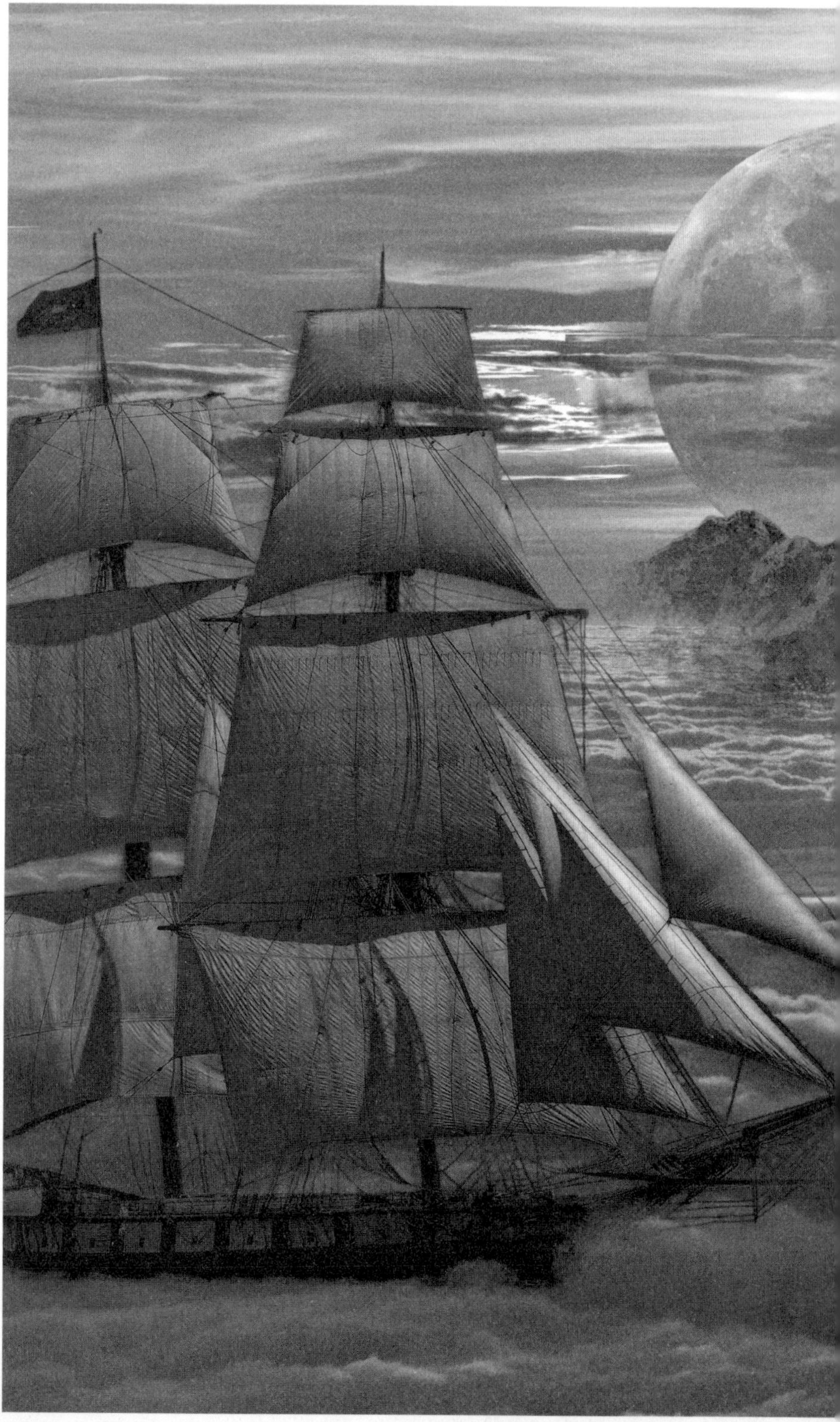

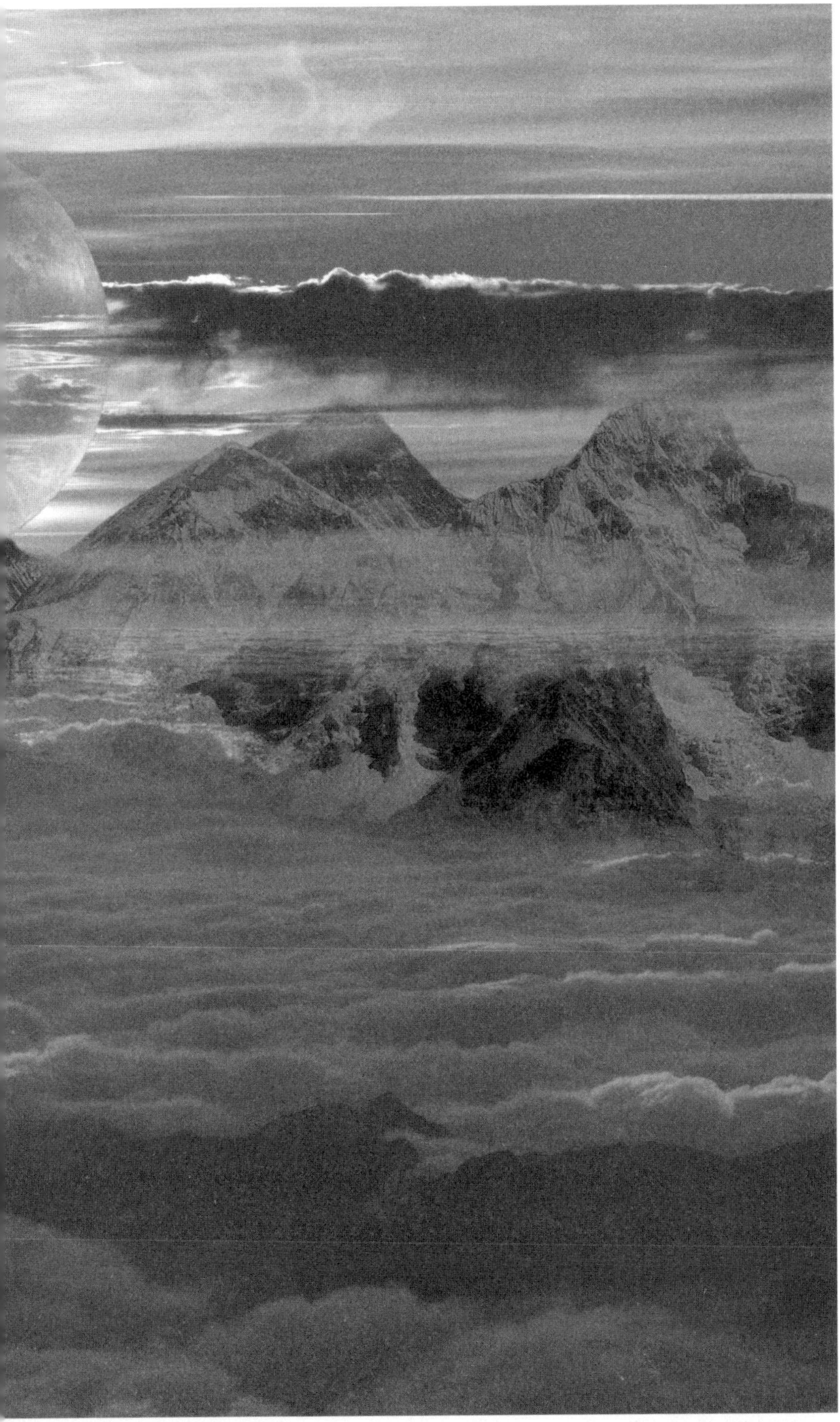

Zum Abschluss

»Heute vor einem Jahr war ich auf dem Retreat für Veteranen.
Seitdem habe ich keine fünf Albträume pro Woche mehr,
sondern bin im vergangenen Jahr nur ein einziges Mal
wegen einer Nachtangst aufgewacht.
Danke, Charlie und Keith!«

*Facebook-Post von Brian,
einem schottischen Veteranen*

Die »wilden Zwanziger« dieses neuen Jahrtausends bringen ungeahnte neue Herausforderungen mit sich, bieten aber auch neue Chancen, und eines ist sicher: Wie gut wir sie bewältigen können, zeigt sich in den Falten unter unseren Augen.

Werden wir gedeihen oder nur überleben? Der Schlaf wird bei der Antwort auf diese Frage eine große Rolle spielen. Die erste und offensichtlichste Manifestation von Stress und Trauma sind Schlafstörungen. Im Wachzustand sind wir vielleicht davon überzeugt, wir würden den Stress bewältigen, oder sind uns nicht bewusst, wie ein nicht integriertes Trauma uns erschöpft, aber sobald das Licht ausgeht, tritt das alles offen zutage.

Wie wir bereits gelernt haben, brauchen wir bei der Arbeit an Stress oder Trauma eine Medizin, die stärker ist als Schlafhygiene-Hacks. Wir müssen die eigentliche Ursache behandeln: ein dysreguliertes Nervensystem.

Im ersten Kapitel wurde aufgezeigt, wie jeder unserer biologischen Prozesse durch schlechten Schlaf negativ beeinflusst, aber durch guten Schlaf verbessert wird. Und guter Schlaf ist unser Geburtsrecht.

Eine Praxis im Alltag schaffen

Obwohl die Übungen in diesem Buch ursprünglich für britische Militärveteranen entwickelt wurden, sind sie so angepasst worden, dass sie für jeden geeignet sind, der unter Schlafstress leidet. Es sind erprobte und bewährte Techniken.

Sowohl *Breath-Body-Mind* als auch Yoga Nidra werden bei einigen der am stärksten traumatisierten Bevölkerungsgruppen schon seit Jahrzehnten erfolgreich zur Behandlung von PTBS eingesetzt. Und das luzide Träumen ist eine so vielversprechende neue Behandlungsmethode für Traumata, dass in den letzten 10 Jahren mehr wissenschaftliche Studien zu diesem Thema durchgeführt wurden als in den 50 Jahren zuvor.

Zu der Zeit, da ich diesen Artikel schreibe, bin ich gerade dabei, eine neue Studie am Institute of Noetic Sciences, das von dem brillanten Dr. Dean Radin gegründet wurde, zu leiten, in der die Wirksamkeit des luziden Träumens bei der Integration von PTBS-Traumata untersucht wird. Und zu diesem Zeitpunkt wird zum selben Thema auch die Veröffentlichung einer erfolgreichen Studie der Swansea University aus dem Jahr 2019 erwartet. Das luzide Träumen spielt in der Traumaforschung wirklich ganz vorne mit.

Wenn man mit Atemarbeit, hypnagoger Achtsamkeit und Klarträumen arbeitet und gleichzeitig Albtraum-Integrationstechniken und Schlafbewusstheit in die Mischung einbringt, erhält man eine sehr effektive Routine.

Und obwohl viele von uns bereits die Vorteile einer oder aller dieser Praktiken gespürt haben werden, kann es eine Weile dauern, bis sich sowohl unser Körper als auch unser Geist daran gewöhnt hat, also geben Sie ihnen Zeit. Denken Sie daran, dass dieses Buch auf dem sechswöchigen Kurs *»Mindfulness of Dream & Sleep«* basiert, also geben Sie sich mindestens 6–8 Wochen Zeit, um die Übungen zu verinnerlichen.

Vielleicht möchten Sie sich auch eine ganze Woche oder länger auf eine der 5 grundlegenden Praktiken fokussieren, bevor Sie zur nächsten übergehen: eine ganze Woche lang nur das Nachttagebuch führen, bevor Sie sich eine ganze Woche lang mit den Yoga-

Nidra-Praktiken befassen, dann 7 Tage lang mit dem kohärenten Atmen und so weiter.

Sie müssen aber nicht alle Techniken immer wieder anwenden. Dieses Buch ist sozusagen Ihr »Werkzeugkasten« mit verschiedenen Tools bzw. Techniken. Wählen Sie Ihre Lieblingswerkzeuge aus und fühlen Sie sich frei, eine persönliche Praxis aufzubauen, die für Sie funktioniert.

Hier sind ein paar Übungsroutinen; sie basieren auf den verschiedenen Charaktertypen, die ich in meinen Workshops kennengelernt habe:

- Der Bett-Liebhaber: Ein paar Minuten Nachtjournal am Morgen, um den Tag zu beginnen; in der Mittagspause ein 15-minütiges Nickerchen unter dem Schreibtisch; und 30 Minuten Yoga Nidra jeden Abend nach der Arbeit.

- Der Atem-Enthusiast: Täglich 30 Minuten kohärentes Atmen oder *Breath-Body-Mind;* Wechselatmung vor einem großen Zoom-Meeting auf der Arbeit; die 4–7–8-Atmung, um sich vor dem Schlafengehen zu entspannen; zusätzlich wird der Mund abgeklebt *(Mouth Taping),* um während des Schlafens die Nasenatmung zu fördern.

- Der Klarträumer: Traumtagebuch jeden Morgen; Realitätschecks während des Tages; zweimal pro Woche um 4 Uhr morgens aufwachen, um die Techniken des luziden Träumens zu üben; und eine große Begeisterung für das luzide Träumen.

- Der Albtraum-Erfahrene: Nachttagebuch an jedem Morgen; 20 Minuten kohärentes Atmen vor dem Zubettgehen; 10 Minuten Tiefenentspannung im Bett sowie »Kreis der Beschützer« beim Einschlafen; die 4–7–8-Atmung oder die Wechselatmung, falls man nach einem beunruhigenden Traum aufwacht, sowie das Bewusstsein für Techniken des luziden Träumens, wenn man in einem Albtraum luzide wird.

Aber was ist mit denjenigen, die mit einem Trauma oder einer PTBS zu tun haben?

Das ideale Programm könnte so aussehen:

- Täglich zwei 20-minütige Sitzungen *Breath-Body-Mind* bzw. kohärentes Atmen
- Täglich mindestens 20 Minuten Yoga Nidra
- Mindestens 10 Minuten Tiefenentspannung vor dem Zubettgehen (oder eine der Techniken aus Kapitel 5)
- Tägliches Schreiben ins Nachttagebuch
- Gegebenenfalls Einsatz von Techniken zur Albtraum-Integration
- Nach 6–8 Wochen (oder wenn sich der Schlaf stabilisiert hat) schrittweise Einführung von Praktiken des luziden Träumens

Für manche, die mit einem Trauma zu tun haben, mag das völlig unrealistisch erscheinen, und für viele ist es dann auch genau das. Betrachten Sie es einfach als ein Ideal, das Sie anstreben sollten, und nicht als eine Verpflichtung, die Ihnen Sorge bereitet.

Ein Trauma senkt oft sowohl unsere Motivation als auch unser Energieniveau. Gehen Sie also freundlich mit sich selbst um. Wenn Sie an manchen Tagen nur 5 Minuten langsam und tief atmen, ist das völlig in Ordnung. An anderen Tagen, wenn Sie motiviert sind, machen Sie vielleicht eine ganze 20-minütige Einheit kohärentes Atmen sowie ein wenig Yoga Nidra. Über beide Tage können Sie sich freuen!

Wenn Sie mit Depressionen oder Traumata zu tun haben, können Sie schon in Festtagslaune sein, weil Sie morgens aus dem Bett aufgestanden sind. Es gibt keine Regeln – nutzen Sie die Tools in Ihrem Werkzeugkasten, wie Sie es für richtig halten; aber wenn Sie sich vornehmen können, jeden Tag mindestens 20 Minuten lang etwas zu tun, sei es Atemarbeit oder Yoga Nidra, wäre das großartig.

Der wichtigste Tipp für jeden lautet: Wenden Sie die Werkzeuge an, die für Sie persönlich funktionieren!

Für manche Menschen verändern schon 20 Minuten kohärentes Atmen pro Tag ihr Leben; für andere mag es die Erkenntnis sein, dass es nicht nur eine wunderbare Entspannung ist, eine halbe Stunde am Tag im Halbschlaf auf dem Boden zu liegen, sondern dass sie dadurch auch völlig zur Ruhe kommen und ihr Schlafzyklus äußerst positiv beeinflusst wird. Für wieder andere sind es vielleicht die Praktiken des luziden Träumens, mit denen sie wirklich in Verbindung gehen, denn sie erkennen: Wenn sie die Ursache ihres Traumas in einem luziden Traum integrieren können, reguliert das allein schon ihr Nervensystem im Wachzustand und lässt sie besser schlafen.

Jeder Mensch ist anders, aber es ist für jeden etwas dabei; also gestalten Sie Ihre ganz persönliche Praxis mit der Kombination, die Sie für die beste halten.

Jede der 5 Kernpraktiken ist für sich genommen eine wirkungsvolle Methode zur Behandlung von Stress und traumabedingten Schlafstörungen. Ob Sie sich also dafür entscheiden, jeden Tag alle Praktiken zu nutzen bzw. jede Woche ein paar davon, oder sich ganz auf diejenige konzentrieren, mit der Sie wirklich in Resonanz gehen: Die Ergebnisse werden für sich sprechen und Sie werden bald sehen, was für Sie am besten funktioniert.

Ich habe eine E-Mail von einer jungen Frau namens Emma erhalten, die an dem sechswöchigen Kurs teilnahm, auf dem dieses Buch basiert, und die es wirklich auf den Punkt bringt:

»Ich bin jetzt so positiv gestimmt. Nicht nur, weil ich einen Haufen neuer Tools in meinem Werkzeugkasten habe, sondern auch, weil ich mich nicht mehr wie ein Freak fühle und keine Angst mehr vor Albträumen habe. Ich fühle mich nicht mehr kaputt und bin sogar so selbstbewusst, dass ich über mein Trauma aus der Vergangenheit und über meine Arbeit daran mit anderen gesprochen habe.

Es fühlt sich so an, als würde ich endlich die Ursache des Übels an der Wurzel packen und nicht nur die Symptome bekämpfen. Ich kann dir gar nicht sagen, wie glücklich mich das macht.

Ich weiß, dass ich noch Arbeit vor mir habe und es einige Zeit dauern könnte, aber ich habe das Gefühl, ich habe das letzte Teilchen meines Puzzles gefunden: der Kurs, die 5 Praktiken, wie sie alle zusammenwirken … Sie haben einen so großen Einfluss gehabt.«

Wenn Sie eine bessere Schlafqualität, weniger Stress und Angst am Tag, ein höheres Energieniveau, eine veränderte Wahrnehmung von Albträumen und vor allem ein freundlicher gestimmtes Verhältnis zum Schlaf bemerken, dann machen Sie so weiter, wie Sie es bisher getan haben. Wenn nicht, können Sie die Kombination der Praktiken gerne anpassen, um herauszufinden, was für Sie funktioniert.

Der vor uns liegende Weg

Im Lauf der letzten 10 Jahre hat sich das bis dahin eher weniger beachtete Thema »Achtsamkeit« zu einem Mainstream-Thema entwickelt, und inzwischen werden von Schulen, nationalen Gesundheitssystemen, militärischen Ausbildungsprogrammen und internationalen Regierungen entsprechende Programme dazu angeboten.

Im gleichen Zeitraum ist auch das Interesse an der Schlafforschung gestiegen: Begriffe wie »Schlafhygiene« und »Schlaf-Hacking« tauchen in Gesprächen auf, in denen die Daten von »Schlaftrackern« aus der letzten Nacht verglichen werden.

Und doch sind diese beiden Zeitgeist-Strömungen noch nicht vollständig integriert worden. Ich hoffe, dieses Buch hat in gewisser Weise dazu beigetragen, das zu ändern.

Es gibt natürlich Dutzende von Büchern, die sich mit jeder der 5 Kernpraktiken des *»Mindfulness of Dream & Sleep«*-Programms befassen, aber dieses Buch ist meines Wissens das erste, das sie alle in einem für Traumata empfindsamen Ansatz zusammenfasst.

Dr. Daniel Libby ist klinischer Psychologe und Gründer des Veterans' Yoga Project in der Bay Area (Metropolregion San Francisco) in Kalifornien. Im Rahmen meiner Forschungsarbeit für die Winston Churchill Fellowship habe ich ihn zu seiner Arbeit befragt, und er gab mir Auskunft: »Trauma ist in seinem Kern eine entmachtende bzw. schwächende Erfahrung. Posttraumatischer Stress ist eine entmachtende Störung. Bei den Atemübungen und der Arbeit mit dem Körper geht es darum, wieder Macht zu erlangen. Es geht darum, dich mit deinem eigenen Geist, deinem eigenen Körper, deinem eigenen Willen und deiner Fähigkeit, zu leben und dein Leben zu schätzen, zu verbinden.«[1]

Ich hoffe aufrichtig, die Praktiken in diesem Buch helfen Ihnen genau dabei und Sie können sie nutzen, um Ihre Beziehung zu den 30 Jahren, die Sie schlafend verbringen, wieder zu stärken – damit Sie, wie mein buddhistischer Lehrer Lama Yeshe Rinpoche einmal sagte, »wacher und bewusster sind; bewusster und freundlicher; freundlicher zu sich selbst und zu anderen – das ist der Punkt!«

Anhang

Praktiken zur Schlafhygiene

Wie wir bereits gelernt haben, basieren die meisten Schlafhygiene- und Schlaf-Hacking-Ansätze gegen Schlaflosigkeit darauf, die äußeren Bedingungen (das »Wetter«) des Schlafs zu verändern und nicht die eigentliche Ursache (das »Klima«). Wir wollen uns trotzdem ein paar der effektivsten Tipps zur Schlafhygiene ansehen, einfach damit wir sie in unserem Werkzeugkasten haben.

Einer der Hauptgründe, warum ich nicht viel Wert auf Schlafhygiene-Hacks im Allgemeinen lege, beruht auf der Tatsache, dass sie oft eine zusätzliche Ebene der Angst erzeugen, da wir davon besessen sind, die perfekten äußeren Bedingungen für den Schlaf zu schaffen, und uns dann selbst einreden, wir könnten nicht schlafen, falls diese Bedingungen nicht erfüllt sind. Doch es sind nur Vorschläge, also messen Sie ihnen bitte nicht allzu viel Bedeutung bei.

Licht ausschalten

Wir sind sowohl psychisch als auch physiologisch darauf programmiert, Dunkelheit mit Schlaf zu assoziieren. Wir brauchen die Dunkelheit, um die Produktion von Melatonin auszulösen, dem natürlich beruhigenden Hormon, das für die Festlegung unseres Schlaf-Wach-Rhythmus verantwortlich ist, aber leider verbringen wir viele unserer Abende damit, auf blaues Licht ausstrahlende Bildschirme zu starren (Notebooks, Tablets, Smartphones), die diese Melatoninproduktion stoppen. Schon eine Stunde Lesen auf einem iPad verzögert die Melatoninausschüttung um 2–3 Stunden und stört den REM-Schlaf im folgenden Schlafzyklus. Künstliches blaues Licht löst sogar die Produktion von Cortisol aus. Versuchen Sie daher, mindestens eine Stunde vor dem Schlafengehen nicht auf einen hellen LED-Monitor zu schauen. Beginnen Sie eine oder zwei Stunden vor dem Zubettgehen damit, das Licht zu dimmen, und halten Sie Ihr Schlafzimmer so dunkel wie möglich.

Achten Sie auch auf die hellen Standby-Lichter an Fernsehgeräten und stellen Sie sicher, dass Ihr Smartphone ausgeschaltet ist oder sich im Flugzeugmodus befindet und die Bildschirmhelligkeit niedrig eingestellt ist.

Umgekehrt sollten Sie versuchen, sich absichtlich dem Licht auszusetzen, wenn Sie vom Bett aufstehen und für den Tag bereit sind. Das Sonnenlicht enthält viel Licht mit blauem Spektrum, und wenn wir aufwachen, ist es genau das, was wir wollen. Direktes Sonnenlicht trägt auch zur Bildung von Vitamin D bei, das in engem Zusammenhang mit der Schlafgesundheit steht, sowie von Serotonin (dem Wachheitshormon), das in Verbindung mit der späteren Melatoninproduktion ebenfalls sehr vorteilhaft für unseren Wach-Schlaf-Zyklus ist.

Lichtrezeptoren in den Augen senden Informationen an das Gehirn und teilen ihm mit, dass Serotonin produziert werden soll. Ein Blick aus dem Fenster, selbst wenn es bewölkt ist, hilft also, dem Gehirn die Botschaft zu vermitteln, dass es Zeit zum Aufwachen ist.

Sie können dafür spezielle Leuchtkästen gegen sogenannte saisonal-affektive Störungen wie die Winterdepression kaufen, aber natürliches Licht ist oft noch besser, denn 30 Minuten natürliches Licht bringen sogar an einem bewölkten Tag mehr als stundenlanges Sitzen vor einem Leuchtkasten.

Grundsätzlich gilt: Dunkel vor dem Schlafengehen und hell nach dem Aufwachen.

~ Schlaf-Notiz ~

Rotes Licht kann vor dem Schlafengehen guttun, da es das Melatonin-anregende Licht eines Feuers nachahmt. Rote Glühbirnen oder Kerzenlicht können diesen Effekt erzeugen. Ich habe eine rote LED-Lampe, mit der ich meine Wohnung zwei Stunden vor dem Schlafengehen beleuchte, und ich versuche mir vor dem Schlafengehen bei Kerzenlicht die Zähne zu putzen, um eine maximale Melatoninproduktion zu erreichen.

Cool bleiben

In seinem Hörbuch »*The Yoga of Sleep*« erklärt Dr. Rubin Naiman, dass Schlaflosigkeit größtenteils auf eine Störung der Körperwärme zurückzuführen ist. Wenn die Sonne untergeht, kühlt die Erde ab, und der menschliche Körper ist darauf ausgelegt, dasselbe zu tun.

Menschen, die unter Schlaflosigkeit leiden, schlafen oft einfach in zu warmen Räumen (die maximale Temperatur im Schlafzimmer sollte 20 °C betragen, besser weniger). Es kann aber auch sein, dass sie ihre Körperwärme tagsüber nicht ausreichend abgeführt haben.

Die Überhitzung unseres Körpers wird oft durch ein zu heißes, energiegeladenes Gehirn verschlimmert, was zu übermäßiger geistiger Energie führt. Um sich abzukühlen, sollten Sie die Aufnahme von Licht, verarbeiteten Lebensmitteln, verarbeiteten Informationen (einschließlich sozialer Medien) vor dem Zubettgehen reduzieren.

Wenn Sie können, sollten Sie Ihre Energieleistung tagsüber bewusst erhöhen, indem Sie mehr Sport treiben, aber nicht in den drei Stunden vor dem Zubettgehen. Eine Studie der Universität von Oregon hat ergeben, dass Sie Ihre Schlafqualität um 65 Prozent verbessern können, wenn Sie sich 2½ Stunden pro Woche mäßig bis kräftig bewegen.[1] Bewegung wird also dringend empfohlen.

Wenn Sie körperlich müde sind, wird Ihr Körper leichter einschlafen, aber Bewegung hilft auch, den Geist zu beruhigen, da Ihr Gehirn weniger als sonst mit Adrenalin aufgeladen ist.

Ausruhen nicht vergessen

Ruhe ist die Brücke vom Wachsein zum Schlaf, doch viele Menschen versuchen diese Brücke zu überspringen und enden in der Dunkelheit rasender Gedanken, bevor die Hypnagogie überhaupt einsetzt.

Viel besser ist es, diese Brücke vor dem Schlafengehen bewusst zu erschaffen und zu überqueren, indem Sie 10 Minuten oder auch länger Yoga Nidra oder Atemübungen wie kohärentes Atmen oder die 4–7–8-Atmung praktizieren.

Heiße Bäder sind ebenfalls eine gute Option, um Ruhe und Entspannung zu schaffen und sich letztlich abzukühlen. Ja, ein heißes Bad führt dazu, dass die Körpertemperatur nach dem Verlassen des Bades sinkt, was perfekte Bedingungen für den anschließenden Schlaf schafft. Untersuchungen haben gezeigt, dass ein heißes Bad vor dem Schlafengehen zudem im darauf folgenden Schlaf 15 Prozent mehr erholsamen Tiefschlaf bewirken kann.[2]

Entspannende Lektüre vor dem Zubettgehen kann uns ebenfalls helfen, vor dem Schlafen zur Ruhe zu kommen. Wissenschaftler der Universität von Sussex haben herausgefunden, dass schon eine 6-minütige Lektüre den Stresspegel um bis zu 68 Prozent senkt und dass man beim Lesen »aktiv die Vorstellungskraft anregt, da die Worte auf der Seite die Kreativität anregen und die Lesenden in einen veränderten Bewusstseinszustand versetzen«.[3]

Apropos »veränderte Zustände«: Ein Drink (oder eine Zigarette) vor dem Schlafengehen mag den Eindruck erwecken, die Ruhe zu fördern, aber verwechseln Sie nicht Beruhigung mit Entspannung. Ein Glas Wein zum Abendessen wird innerhalb von 2–3 Stunden wieder abgebaut – seien Sie also unbesorgt. Bei starkem Alkoholkonsum müssen wir allerdings vorsichtig sein, denn wenn wir betrunken ins Bett gehen, können wir zwar in einen leichten Schlaf fallen, aber der anschließende REM- und Tiefschlaf wird uns teilweise vorenthalten.

Was das Rauchen betrifft, so sind weder Tabak noch Cannabis förderlich für den Schlaf, da Nikotin ein Stimulans ist und das THC in Cannabis unsere REM-Phasen verkürzt. Die CBD-Verbindung in Cannabis kann dagegen sehr entspannend wirken und hat keine nachteiligen Folgen für den Schlaf, sodass CBD-Öl vor dem Schlafengehen für viele hilfreich sein kann.

Im Schlafzimmer Ordnung schaffen

Versuchen Sie zunächst, den Lärm abzustellen, das Zimmer zu verdunkeln und es sich im Bett bequem zu machen. Es ist vielleicht nicht möglich, alle Geräusche und das Licht auszuschalten, aber Ohrstöpsel und Verdunkelungsrollos können helfen; sie sind ziemlich günstig und ihr Geld wert.

Was die Geräusche betrifft, so ist der Leichtschlaf die Phase, aus der man am leichtesten durch Lärm geweckt wird, und da wir 50 Prozent unserer Schlafzeit in diesem Zustand verbringen, ist die Lärmreduzierung von größter Bedeutung. Ich musste Dutzende verschiedener Ohrstöpsel ausprobieren, bevor ich welche fand, die mir wirklich helfen.

~ Schlaf-Notiz ~

Der Qualitätstest für Schaumstoffstöpsel ist der sogenannte Rückfederungstest: Drücken Sie den Schaumstoffstöpsel zwischen Ihren Fingern zusammen und lassen Sie ihn wieder los. Je länger es dauert, bis er wieder in seine volle Form zurückspringt, desto dichter ist der Schaumstoff und desto mehr Lärmschutz bietet er.

Was Ihr Bett angeht, so lautet einer meiner besten Lebenstipps, sich ein bequemes Bett und bequeme Schuhe zu besorgen, denn wenn Sie nicht in dem einen sind, dann wahrscheinlich in den anderen. Und doch ist es erstaunlich, wie viele Menschen ein Bett haben, das sie nicht mögen. Wer knapp bei Kasse ist, kann mit einer dicken Matratzenauflage selbst die abgenutzteste Matratze zum Bruchteil des Preises einer neuen Matratze aufwerten.

Zweitens muss Ihr Schlafplatz die *Freisetzung* von Energie unterstützen und nicht die Erzeugung von Energie. Wenn möglich, sollte das Bett nur zum Schlafen und für Sex genutzt werden, nicht zum Arbeiten. Das Schlafzimmer sollte nicht wie ein Wohnzimmer mit einem Bett darin aussehen – oder noch schlimmer: wie ein Büro mit einem Bett darin. Da heutzutage immer mehr Menschen im Homeoffice arbeiten, ist das womöglich schwierig. Machen Sie sich nicht zu viel Stress damit, aber versuchen Sie zumindest, dafür zu sorgen, dass Ihr Bett nicht wie ein Büro aussieht, wenn Sie darin einschlafen wollen.

Außerdem strahlen Elektronikschaltungen elektromagnetische Felder (EMF) aus, die nachweislich die Ausschüttung von Melatonin unterdrücken und besonders empfindliche Menschen daran hindern, schläfrig zu werden.[4] Falls Sie also glauben, besonders empfindlich auf EMF zu reagieren, sollten Sie alles, was mit Elektronikschaltungen versehen ist, mindestens eine Armlänge von Ihrem Kopf entfernt aufstellen.

Und schließlich sollten Sie für ein möglichst hohes Gefühl der Sicherheit sorgen. Es kann helfen, die Schlösser an Ihrer Haustür zu überprüfen. Für Menschen, die mit Traumata arbeiten, besonders für diejenigen, die in ihrer Kindheit ein sexuelles Trauma erlebt haben, kann der Einbau eines einfachen Schlosses an der Schlafzimmertür eine sehr positive Wirkung haben.

Kaffee mit Köpfchen trinken

Von Kaffee wird in Büchern über Schlaf im Allgemeinen abgeraten, da er den Tiefschlaf beeinträchtigen kann, und wenn man ihn innerhalb von 6 Stunden vor dem Schlafengehen trinkt, kann sich die Gesamtschlafzeit um eine Stunde verringern.[5]

Ich denke jedoch, wir müssen dieses Thema etwas realistischer betrachten, wenn wir an traumabedingten Schlafstörungen arbeiten. Für manche Menschen ist eine Tasse Kaffee ein notwendiges Übel, um nach einer Nacht mit unzureichendem Schlaf in den Tag zu starten, sowie ein willkommener Genuss nach einer anstrengenden Nacht, also schauen wir uns einmal an, wie man Kaffee auf die am wenigsten schlimme Weise zu sich nehmen kann.

Koffein hat eine Halbwertszeit von etwa 5 Stunden; die Halbwertszeit ist die Zeit, die unser Körper benötigt, um die Hälfte der Droge auszuscheiden. Ein Kaffee um 9 Uhr morgens sollte also bis 19 Uhr aus unserem Körper verschwunden sein, aber ein Kaffee um 14 Uhr wird erst um Mitternacht vollständig abgebaut sein.

Allerdings braucht der Körper älterer Menschen länger, um das Koffein zu verarbeiten, was ebenfalls zu bedenken ist.

Grundsätzlich sollten Sie versuchen, nach dem Mittagessen keinen Kaffee mehr zu trinken, aber es ist auch keine Katastrophe, wenn Sie das nicht schaffen.

Außerdem ist Koffein suchterzeugend, das heißt, bei regelmäßigem Konsum entwickeln Sie eine Toleranz gegenüber Koffein; daher ist es viel besser, es strategisch einzusetzen. Wenn Sie nur zweimal pro Woche eine Tasse Kaffee trinken, sind Sie danach übererregt; trinken Sie hingegen mehrere Tassen pro Tag, macht Sie das Koffein unter Umständen tagsüber nicht einmal mehr wach und stört Ihren Schlaf trotzdem massiv!

Das autonome Nervensystem ausbalancieren

Schließlich wird auch noch die Einhaltung regelmäßiger Schlafenszeiten sehr empfohlen. Nach meiner Erfahrung kann das für Menschen, die mit einem Trauma zu tun haben, nur eine weitere belastende Erwartung darstellen, also seien Sie in diesem Punkt nachsichtig mit sich.

Vergessen Sie eines nicht: Der Schlaf hängt in erster Linie vom Zustand des autonomen Nervensystems ab. Es ist also viel wichtiger, sich um dessen Regulierung zu bemühen, als sich über die exakte Temperatur Ihres Schlafzimmers und die Einhaltung der exakt gleichen Schlafenszeiten den Kopf zu zerbrechen.

Bringen Sie Ihr ANS ins Gleichgewicht, dann werden Sie sich tief entspannen und unter fast allen Bedingungen gut schlafen.

Hinweise und Referenzen

Einleitung

1. Das Wetter bezieht sich auf das, was gerade passiert; das Klima dagegen ist das langfristige Umweltmuster des Wetters, das viel länger braucht, um sich zu verändern, aber wenn es sich einmal verändert hat, ist die Veränderung oft langfristiger Natur. Diese Metapher habe ich von Catherine Duncan, einer Geografin, die ich bei einem buddhistischen Seelsorgekurs kennengelernt habe.
2. Der vollständige Bericht ist auf www.charliemorley.com/wakeuptosleep einsehbar [Stand: 24. Juni 2021].
3. American Sleep Association, »Sleep and Sleep Disorder Statistics«: www.sleepassociation.org/about-sleep/sleep-statistics [abgerufen: 24. Juni 2021].
4. Joe Rogan Experience #1109 (25. April 2018): Matthew Walker: www.youtube.com/watch?v=pwaWilO_Pig [abgerufen: 24. Juni 2021].
5. Krystal, A. (2008), »The Treatment of Insomnia: New Developments«: www.thedoctorwillseeyounow.com/content/sleep/art1949.html [abgerufen: 24. Juni 2021].

Kapitel 1: Ein Drittel unseres Lebens

1. Walker, M., »Why We Sleep: Science of Sleep and Dreams«, Talks at Google (20. Dezember 2017): https://www.youtube.com/watch?v=aXflBZXAucQ [abgerufen: 30. Juni 2021].
2. Laut Aussagen der National Sleep Foundation (NSF) braucht ein erwachsener Mensch mindestens 7–8 Stunden Schlaf pro Nacht: Chattu, V.K., et al. (2018), »Insufficient Sleep Syndrome: Is it Time to Classify it as a Major Noncommunicable Disease?«, *Sleep Science,* 11(2): 56–64.
3. Walker, op. cit.
4. Chaput, J., und Tremblay, A. (2012), »Adequate Sleep to Improve the Treatment of Obesity«, *CMAJ,* 184(18): 1,975–6.
5. Stevenson, S. (2016), *Sleep Smarter.* New York: Rodale Books, S. xxviii.
6. Walker, op. cit.
7. Joe Rogan Experience #1109 (25. April 2018): Matthew Walker: www.youtube.com/watch?v=pwaWilO_Pig [abgerufen: 24. Juni 2021].
8. Ibid.
9. Loyola University Health System (2015), »How Much Sleep Do we Need? Expert Panel Offers New Guidelines«: www.eurekalert.org/pub_releases/2015-02/luhs-hms021115.php [abgerufen: 24. Juni 2021].

10. American Psychological Association (2014), »More Sleep Would Make Most Americans Happier, Healthier and Safer«: www.apa.org/research/action/sleep-deprivation [abgerufen: 24. Juni 2021].
11. American College of Cardiology (2014), »Daylight Saving Impacts the Timing of Heart Attacks«: www.acc.org/aboutacc/press-releases/2014/03/29/09/16/sandhu-daylight-saving [abgerufen: 24. Juni 2021].
12. Ibid.
13. Mednick, S., et al. (2003), »Sleep-Dependent Learning: A Nap Is as Good as a Night«: https://pubmed.ncbi.nlm.nih.gov/12819785/ [abgerufen: 24. Juni 2021].
14. Walker, The Joe Rogan Experience, op. cit.
15. American Psychological Association, op. cit.
16. Ibid.
17. Ibid.
18. Carter, A., et al. (2019), »Mindfulness in the Military: Improving Mental Fitness in the UK Armed Forces Using Next Generation Team Mindfulness Training«: www.researchgate.net/publication/337678323 [abgerufen: 24. Juni 2021].
19. Probanden, die im Rahmen einer Studie des Massachusetts General Hospital nur 30 Minuten am Tag Achtsamkeitsmeditation praktizierten, zeigten eine Zunahme der Dichte der grauen Substanz im Hippocampus (einem Bereich, der für Lernen und Gedächtnis verantwortlich ist) und eine Abnahme der Dichte in der Amygdala (einem Bereich, der für Angst und Stressreaktionen verantwortlich ist): Hözel, B.K., et al. (2011), »Mindfulness Practice Leads to Increases in Regional Brain Gray Matter Density«, *Psychiatry Research,* 191(1): 36–43.
20. William, C. (2017), »Different Meditation Types Train Distinct Parts of Your Brain«: www.newscientist.com/article/2149489 [abgerufen: 24. Juni 2021].
21. Es gibt sogar immer mehr Belege dafür, dass »Traumata auch ohne kognitives Bewusstsein vollständig integriert werden können«; meine Intuition sagt mir allerdings, dass ein körperbasierter Ansatz zusammen mit einer psychotherapeutischen Gesprächstherapie wahrscheinlich der ideale Ansatz wäre.
22. Cleveland Clinic (2020), »Common Sleep Disorders«: https://my.clevelandclinic.org/health/articles/11429 [abgerufen: 24. Juni 2021].
23. Ekirch, A.R. (2001), »Sleep we have lost: pre-industrial slumber in the British Isles«, *American Historical Review* 106(2): 343–386.
24. Ekirch, A.R. (2016), »Segmented sleep in preindustrial societies«: www.ncbi.nlm.nih.gov/pmc/articles/PMC4763365/ [abgerufen: 24. Juni 2021].
25. Hegarty, S. (2012), »The Myth of the Eight-Hour Sleep«: www.bbc.co.uk/news/magazine-16964783 [abgerufen: 30. Juni 2021].
26. Ekirch, »Segmented sleep in preindustrial societies«, op. cit.

27. Beaumont, M. (2019), »Insomnia and the Late Nineteenth Century Insomniac: The Case of Albert Kimball«: https://discovery.ucl.ac.uk/id/eprint/10095398/ [abgerufen: 24. Juni 2021].

Kapitel 2: Wissen ist Macht

1. Hegarty, S. (2012), »The Myth of the Eight-Hour Sleep«: www.bbc.co.uk/news/magazine-16964783 [abgerufen: 30. Juni 2021].
2. Everitt, H., et al. (2014), »GPs' Management Strategies for Patients with Insomnia: A Survey and Qualitative Interview Study«: https://bjgp.org/content/64/619/e112 [abgerufen: 24. Juni 2021].
3. Schlafforscher sprachen früher von fünf Schlafphasen, aber 2007 beschloss die American Academy of Sleep Medicine, NREM3 und NREM4 zusammenzufassen, sodass es nur noch vier Phasen gibt.
4. NIH Research Matters (2013), »How Sleep Clears the Brain«: www.nih.gov/news-events/nih-research-matters/how-sleep-clears-brain [abgerufen: 24. Juni 2021].
5. Peters, B., »How to Resolve a Lack of Deep Sleep«: www.verywellhealth.com/lack-of-deep-sleep-3966027 [abgerufen: 24. Juni 2021].
6. WebMD (2019), »Talking in Your Sleep«: www.webmd.com/sleep-disorders/talking-in-your-sleep [abgerufen: 24. Juni 2021].
7. Joe Rogan Experience #1109 (25. April 2018): Matthew Walker: www.youtube.com/watch?v=pwaWilO_Pig [abgerufen: 24. Juni 2021].
8. Walker, M. (2018), *Why We Sleep*. London: Penguin, S. 208.
9. Dem ist nicht so, wenn der multimodale sensorische Kortex aufgrund eines Schlaganfalls oder einer Kopfverletzung geschädigt ist, und selbst dann kehren die Träume nach der Genesung zurück.
10. Die REM-Schlaf-Verhaltensstörung tritt auf, wenn jemand seine Träume während des Träumens körperlich auslebt. Erwacht er aus einer solchen Episode, passt die Beschreibung des Traums in der Regel zu den körperlichen Bewegungen dieser Person, sei es nun die Abwehr eines Angreifers oder das Rauchen einer Zigarette. Bei Männern mittleren Alters kann eine REM-Schlaf-Verhaltensstörung oft ein Vorläufer von Parkinson sein; bei anderen Personen ist eventuell der Serotonin- und Dopaminspiegel durch die Einnahme von Antidepressiva wie Serotonin-Wiederaufnahmehemmern, die die Hemmung der motorischen Systeme während des Schlafs beeinflussen, gestört. Wenn Sie glauben, an einer REM-Schlaf-Verhaltensstörung zu leiden, sollten Sie sich untersuchen lassen.

Kapitel 3: Den Schlaf dokumentieren: das Nachttagebuch

1. Clive Holmes, ein buddhistischer Lehrer, sagte mir einmal: »Furcht und Faszination können nicht gleichzeitig im Geist existieren.« Als ich das zum ersten Mal hörte, dachte ich, das sei sicher zu sehr vereinfacht, doch selbst Jahre später gilt diese Aussage für mich nach wie vor.

2. Fünfzig Prozent der Menschen, die unter PTBS oder einem Trauma leiden, berichten von Albträumen, in denen das Trauma erneut abläuft: Carr, M. (2016), »Nightmares after Trauma: How Nightmares in PTSD Differ from Regular Nightmares«: www.psychologytoday.com/gb/blog/dream-factory/201603/nightmares-after-trauma [abgerufen: 24. Juni 2021].
3. Walker, M. (2018), *Why We Sleep*. London: Penguin, S. 204.
4. Walker, M. (2019), »Why Do We Selectively Remember Dreams?«: www.foundmyfitness.com/episodes/selectively-remember-dreams [abgerufen: 24. Juni 2021].
5. Arnulf, I., et al. (2014), »Will Students Pass a Competitive Exam that they Failed in their Dreams?«, *Conscious Cognition,* 29: 36–47.
6. Cocozza, P. (2018), »Night Terrors: What Do Anxiety Dreams Mean?«: www.theguardian.com/lifeandstyle/2018/oct/03/nightterrors-what-do-anxiety-dreams-mean [abgerufen: 24. Juni 2021].
7. Der vollständige »Mindfulness of Dream and Sleep«-Bericht ist unter www.charliemorley.com/wakeuptosleep einsehbar.

Kapitel 4: Gestresster Schlaf

1. Meadows, G. (2014), *The Sleep Book: How to Sleep Well Every Night.* London: Orion, S. 32.
2. Elliott, S. B. (2005), *The New Science of Breath,* 2. Auflage, California: Coherence Publishing, 2005, S. 8.
3. Brown, R.P., und Gerbarg, P. (2012), *The Healing Power of the Breath.* Trumpeter Books, S. 10.
4. Ibid., S. 34.
5. E-Mail an den Autor, März 2021.
6. Stevenson, S. (2016), *Sleep Smarter.* New York: Rodale Books, S. 14.
7. Cleveland Clinic (2021), »Stress«: https://my.clevelandclinic.org/health/articles/11874-stress [abgerufen: 24. Juni 2021].
8. Davison, K.M., et al. (2020), »Nutritional Factors, Physical Health and Immigrant Status Are Associated with Anxiety Disorders Among Middle-Aged and Older Adults: Findings from Baseline Data of the Canadian Longitudinal Study on Aging (CLSA)«: www.mdpi.com/1660-4601/17/5/1493 [abgerufen: 24. Juni 2021].
9. Kim, T.D., et al. (2020), »Inflammation in Post-Traumatic Stress Disorder (PTSD): A Review of Potential Correlates of PTSD with a Neurological Perspective«: www.ncbi.nlm.nih.gov/pmc/articles/PMC7070581 [abgerufen: 24. Juni 2021].
10. Naiman, R., »Mindful Sleep, Mindful Dreams« (Blog): https://www.psychologytoday.com/us/blog/mindful-sleep-mindful-dreams/201101/how-cool-is-your-sleep [abgerufen: 24. Juni 2021].

11. St-Onge, M.-P., et al. (2016), »Fiber and Saturated Fat are Associated with Sleep Arousals and Slow Wave Sleep«: https://jcsm.aasm.org/doi/10.5664/jcsm.5384 [abgerufen: 24. Juni 2021].
12. Davison, op. cit.
13. Littlehales, N. (2016), *Sleep.* Penguin Life, 2016, S. 136.

Kapitel 5: Hypnagoge Achtsamkeit

1. Organisiert von Sadaya, Keith McKenzie-Hilfsorganisation für Veteranen.
2. Persönliche E-Mail von Uma.
3. Stankovic, L. (2011), »Transforming Trauma: A Qualitative Feasibility Study of Integrative Restoration (iRest) Yoga Nidra on Combat-Related Post-Traumatic Stress Disorder«: https://pubmed.ncbi.nlm.nih.gov/22398342/ [abgerufen: 25. Juni 2021]; iRest, »iRest Yoga Nidra Research«: www.irest.org/irest-research [abgerufen: 25. Juni 2021].
4. Pence, P.C., et al. (2014), »Delivering Integrative Restoration-Yoga Nidra Meditation (Irest®) to Women With Sexual Trauma at a Veterans' Medical Center: A Pilot Study»: https://pubmed.ncbi.nlm.nih.gov/25858651/ [abgerufen: 25. Juni 2021].
5. Ferreira-Vorkapic, C., et al. (2018), »The Impact of *Yoga Nidra* and Seated Meditation on the Mental Health of College Professors«, *International Journal of Yoga,* 11(3): 215–23.
6. Lou, H.C., et al. (1999), »A 15O-H2O PET Study of Meditation and the Resting State of Normal Consciousness«, *Human Brain Mapping,* 7(2): 98–105.

Kapitel 6: Ruhe- und Entspannungsübungen

1. Hölzel, B.K., et al. (2011), »Mindfulness Practice Leads to Increases in Regional Brain Gray Matter Density«: www.ncbi.nlm.nih.gov/pmc/articles/PMC3004979/ [abgerufen: 25. Juni 2021].
2. Weir, K. (2016), »The Science of Naps: Researchers are Working to Pinpoint the Benefits – and Possible Drawbacks – of an Afternoon Snooze«: www.apa.org/monitor/2016/07-08/naps [abgerufen: 25. Juni 2021].
3. Donvito, T. (2020), »10 Things that Happen to your Body When you Take a Nap«: www.thehealthy.com/sleep/benefits-of-napping/ [abgerufen: 25. Juni 2021].
4. Goldschmied, J.R., et al. (2015), »Napping to Modulate Frustration and Impulsivity: A Pilot Study«: www.sciencedirect.com/science/article/abs/pii/S0191886915003943 [abgerufen: 25. Juni 2021].
5. Fry, A. (2020), »Napping«: www.sleepfoundation.org/articles/napping [abgerufen: 24. Juni 2021].

6. Mednick, S., et al. (2003), »Sleep-Dependent Learning: A Nap Is as Good as a Night«: https://pubmed.ncbi.nlm.nih.gov/12819785/ [abgerufen: 25. Juni 2021].

Kapitel 7: Trauma und PTBS

1. In einem Gespräch mit dem Autor, November 2020.
2. E-Mail von Dr. Heather Sequeira an den Autor, April 2021.
3. In einem Gespräch mit dem Autor, November 2020.
4. Weitere Informationen zu ihren Arbeiten finden sich unter www.ptsdtraumaworkshops.co.uk/ [abgerufen: 25. Juni 2021].
5. Whalley, M.G., et al. (2013), »An fMRI Investigation of Posttraumatic Flashbacks«: www.ncbi.nlm.nih.gov/pmc/articles/PMC3549493/#b0125 [abgerufen: 25. Juni 2021].
6. Kim, T.D., et al. (2020), »Inflammation in Post-Traumatic Stress Disorder (PTSD): A Review of Potential Correlates of PTSD with a Neurological Perspective«: www.ncbi.nlm.nih.gov/pmc/articles/PMC7070581/ [abgerufen: 25. Juni 2021].
7. Cortisol hat einen neurotoxischen Effekt auf den Hippocampus.
8. McGreevey, S. (2011), »Eight Weeks to a Better Brain: Meditation Study Shows Changes Associated with Awareness, Stress«: https://news.harvard.edu/gazette/story/2011/01/eight-weeks-to-a-better-brain/ [abgerufen: 25. Juni 2021].
9. Williams, C. (2017), »Different Meditation Types Train Distinct Parts of your Brain«: www.newscientist.com/article/2149489different-meditation-types-train-distinct-parts-of-your-brain/ [abgerufen: 25. Juni 2021].
10. Ibid.
11. Williams, op. cit.
12. Rendon, J. (2015), »How Trauma Can Change You – For the Better«: www.time.com/3967885/how-trauma-can-change-you-for-the-better/ [abgerufen: 25. Juni 2021].
13. Hefferon, K., et al. (2009), »Post-Traumatic Growth and Life-Threatening Physical Illness: A Systematic Review of the Qualitative Literature«, *British Journal of Health Psychology,* 14(2): 343–378.
14. Bloom, L., und Bloom, C. (2016), »Post Traumatic Growth: The Benefits of Stress«: www.psychologytoday.com/gb/blog/stronger-the-broken-places/201610/post-traumatic-growth [abgerufen: 24. Juni 2021].
15. Rendon, op. cit.

Kapitel 8: Und atmen …

1. Agarwal, D., et al. (2020), »Equanimity in the Time of COVID: The Past Ameliorates the Present«: www.ncbi.nlm.nih.gov/pmc/articles/PMC7456456/ [abgerufen: 30. Juni 2021].

2. Cromie, W.J. (2002), »Meditation Changes Temperatures: Mind Controls Body in Extreme Experiments«: https://news.harvard.edu/gazette/story/2002/04/meditation-changes-temperatures/ [abgerufen: 30 Juni 2021].
3. Brown, R.P., und Gerbarg, P. (2012), *The Healing Power of the Breath.* Trumpeter Books, S. 35.
4. Philippot, P. (2002), »Respiratory Feedback in the Generation of Emotion«, *Cognition and Emotion,* 16(5): 605–627.
5. Nestor, J. (2020), *Breath: The New Science of a Lost Art.* London: Penguin Life, S. xvii.
6. In einem Gespräch mit dem Autor, Januar 2021.
7. Nestor, op. cit., S. 6.
8. Ibid., S. 50.
9. Ibid.
10. Tsubamoto-Sano, N., et al. (2019), »Influences of Mouth Breathing on Memory and Learning Ability in Growing Rats«: https://pubmed.ncbi.nlm.nih.gov/30918208/ [abgerufen: 30. Juni 2021]. Als die an dieser Studie beteiligten Forscher die Auswirkungen der Mundatmung bei menschlichen Probanden untersuchten, fanden sie eine Verbindung zu Schlafstörungen und ADHS; sie werden durch den unausgewogenen Sauerstoffgehalt im präfrontalen Kortex verursacht, der durch die Mundatmung entsteht.
11. Nunez, K. (2021), »What Are the Advantages of Nose Breathing vs Mouth Breathing?«: www.healthline.com/health/nosebreathing [abgerufen: 30. Juni 2021].
12. Baker, L. (2000), »Lung Function May Predict Long Life or Early Death«: http://www.buffalo.edu/news/releases/2000/09/4857.html [abgerufen: 30. Juni 2021].
13. Ibid.
14. Agarwal, op. cit.
15. Knutson, F. (2019), »Why Watching the Breath Won't Work: HRV Breathing«: www.youtube.com/watch?v=J_2A-moeQU&t=14s [abgerufen: 30 Juni 2021].
16. Ibid.
17. Ibid.
18. Ibid. Die Studien deckten auf, dass die durchschnittliche Atemfrequenz zwischen 1929 und 1980 bei 6 Atemzügen pro Minute lag.
19. Whitworth, G. (2019), »What is a Normal Respiratory Rate?«: www.medicalnewstoday.com/articles/324409 [abgerufen: 30 Juni 2021].

Kapitel 9: Kohärente Atmung

1. »Coherent Breathing« ist ein eingetragenes Warenzeichen der im Jahr 2005 von Stephen Elliott gegründeten COHERENCE LLC.

2. »Awakened Mind«, ein Markenzeichen der verstorbenen Anna Wise, beschreibt ein Gehirnwellenmuster, das symmetrische Amplituden der Gehirnwellenbänder Delta, Theta, Alpha und Beta in den Bereichen der Okzipitallappen 1 und 2 des Gehirns aufweist.
3. Eine hohe Herzfrequenzvariabilität ist ein Zeichen für gute Gesundheit. Menschen, die unter posttraumatischem Stress, Angstzuständen oder Depressionen leiden, neigen aufgrund der Dysregulation ihres Stressreaktionssystems zu einer geringeren Herzfrequenzvariabilität. Kohärentes Atmen erzeugt eine sehr hohe Herzfrequenzvariabilität.
4. Im Rahmen einer EEG-Studie, bei der Richard Brown an einen Gehirnscanner angeschlossen war, geriet sein Gehirn beim kohärenten Atmen in einen so tiefen Zustand von Alpha- und Theta-Gehirnwellen, dass man dachte, er habe einen Schlaganfall, und das Experiment beendete, um nach ihm zu schauen.
5. In einem Gespräch mit dem Autor, 2018.
6. Elliott und Kollegen haben einen Anstieg der Amplitude der Alpha-Gehirnwellen bereits beim ersten »kohärenten« Atemzug der Testpersonen dokumentiert.
7. In einem Gespräch mit dem Autor, Juli 2020.
8. In einem Gespräch mit dem Autor, Januar 2021.
9. Nestor, J. (2020), *Breath: The New Science of a Lost Art.* London: Penguin Life, S. 83. Nestor erwähnt, dass der optimale Atemrhythmus für die meisten Erwachsenen etwa 5½ Sekunden beim Einatmen und 5½ Sekunden beim Ausatmen beträgt, was unheimlicherweise auf eben 5½ Atemzüge pro Minute hinausläuft! Aber alles zwischen 4 und 6 Atemzügen pro Minute ist ausreichend.
10. Die Bedeutung der »Resonanz« besteht darin, dass an diesem Punkt der Blutfluss am effektivsten und effizientesten ist und auch die Durchblutungswellen optimal verlaufen.
11. Ich bin knapp 1,80 Meter groß, aber oft atme ich am liebsten mit einer Frequenz von 3½ oder 4 Atemzügen pro Minute. Das mag daran liegen, dass mein Fitnesslevel bzw. meine Lungenkapazität bereits ziemlich hoch ist. Machen Sie es so, wie Ihr Körper es von Ihnen verlangt, und wenn Sie noch langsamer atmen wollen, können Sie das gerne tun.
12. Nestor, op. cit.
13. Ein Tempo etwa wie: »Einundzwanzig, zweiundzwanzig, dreiundzwanzig …«, oder: »Ein Mississippi, zwei Mississippi, drei Mississippi«, passt in etwa, aber im Zweifelsfall zählen Sie lieber langsamer als schneller.
14. Im Gespräch mit dem Autor, Januar 2021.

Kapitel 10: *Breath-Body-Mind*

1. Im Gespräch mit dem Autor, 2018.
2. So effektiv, dass ich mich 2020 als Lehrer zertifizieren ließ.

3. Im Gespräch mit dem Autor, Juli 2020.
4. Bergland, C. (2016), »Vagus Nerve Stimulation Dramatically Reduces Inflammation«: https://www.psychologytoday.com/intl/blog/the-athletes-way/201607/vagus-nerve-stimulation-dramatically-reduces-inflammation [abgerufen: 30. Juni 2021].
5. Professor Stephen Porges, berühmt für seine Polyvagal-Theorie, entdeckte, dass langsames, tiefes Atmen abgesehen von der internen elektrischen Stimulation der einfachste Weg ist, den Vagusnerv zu stimulieren.
6. Carter, J.J., und Byrne G.G., »PTSD Australian Vietnam Veterans: Yoga Adjunct Treatment, Two RCTs: MCYI and SKY«, *National Academies Press,* 13. Juli 2012 (bzw. *Proceedings World Conference Expanding Paradigms: Science, Consciousness and Spirituality,* S. 49–62. New Delhi, India: All India Institute of Medical Sciences, 2006).

Kapitel 11: Albträume

1. Das erinnert an das *»Tibetische Totenbuch«,* in dem steht: »Jede Woche am selben Tag, an dem der Tod eintrat, werden die Toten erneut sterben.«
2. Havens, J. (2018), »Planned Dream Intervention Research Paper – Accepted Manuscript«: www.researchgate.net/publication/330193927 [abgerufen: 30. Juni 2021].
3. Im Gespräch mit dem Autor, August 2016.
4. Carr, M. (2016), »Nightmares After Trauma: How Nightmares in PTSD Differ from Regular Nightmares«: www.psychologytoday.com/gb/blog/dream-factory/201603/nightmares-after-trauma [abgerufen: 30. Juni 2021].
5. Carr, M. (2014), »What's Behind Your Recurring Dreams? Why Dreams Generated by Long-Ago Stress Can Keep Coming Back«: www.psychologytoday.com/gb/blog/dream-factory/201411/whats-behind-your-recurring-dreams [abgerufen: 30. Juni 2021].
6. Im Gespräch mit dem Autor, Juli 2020.
7. Walker, M. (2018), *Why We Sleep*. London: Penguin, S. 211.
8. Anwar, Y. (2011), »Dream Sleep Takes Sting Out of Painful Memories«: https://news.berkeley.edu/2011/11/23/dream-sleep/ [abgerufen: 30. Juni 2021].
9. Valli, K., et al. (2005), »The Threat Simulation Theory of the Evolutionary Function of Dreaming: Evidence from Dreams of Traumatized Children«: https://pubmed.ncbi.nlm.nih.gov/15766897/ [abgerufen: 30. Juni 2021].
10. Antti Revonsuo in *Horizon* (2009): »Why Do we Dream?«, BBC Television.
11. Anwar, Y., »Dream Sleep Takes Sting Out of Painful Memories«, op. cit.

Kapitel 12: Nachtangst und Schlaflähmung

1. Diese fehlende narrative Erinnerung scheint darauf zurückzuführen zu sein, dass die Neuronen im Neokortex (dem Zentrum des Gehirns für höhere geistige Funktionen) im Tiefschlaf weniger aktiv sind.
2. Obwohl dies die Eltern in der Regel mehr beunruhigt als die Kinder selbst, ist sie normalerweise kein Grund zur Sorge. Meistens wird sie durch ein heranreifendes Nervensystem und nicht durch ein zugrunde liegendes Trauma ausgelöst und vergeht in der Regel, wenn das Kind heranwächst.
3. Denis, D., et al. (2018), »A Systematic Review of Variables Associated with Sleep Paralysis«, *Sleep Medicine Reviews* 38: 141–157.
4. Im Gespräch mit dem Autor, Januar 2021.
5. Nach Meinung von Ryan Hurd ist dies der Grund dafür, warum College-Studenten häufiger als fast jede andere Gruppe von gelegentlichen Schlaflähmungen betroffen sind; sie sind oft gestresst und bekommen nicht genug Schlaf.
6. Im Gespräch mit dem Autor, Januar 2021.

Kapitel 13: Übungen zur Albtraum-Integration

1. Rinpoche, T.W. (1998), *The Tibetan Yogas of Dream and Sleep*. New York: Snow Lion Publications, S. 102.
2. Roderik, J.S.G., und Band, G.P.H. (2018), »Breath of Life: The Respiratory Vagal Stimulation Model of Contemplative Activity«: www.ncbi.nlm.nih.gov/pmc/articles/PMC6189422/ [abgerufen: 1. Juli 2021].
3. Weil, A. (2016), »Three Breathing Exercises and Techniques«: www.drweil.com/health-wellness/body-mind-spirit/stressanxiety/breathing-three-exercises/ [abgerufen: 1. Juli 2021].
4. Barrett, D. (1993), »The Committee of Sleep: A Study of Dream Incubation for Problem Solving«: www.researchgate.net/publication/254735243 [abgerufen: 1. Juli 2021].
5. Park, W. (2021), »Why We Shouldn't Be Afraid of Nightmares«: www.bbc.com/future/article/20210330-why-we-shouldnt-be-afraid-of-nightmares [abgerufen: 1. Juli 2021].
6. Die meisten Menschen träumen in visuellen Bildern. Indem wir ein visuelles Bild des Traums erschaffen, liefern wir dem Unterbewusstsein eine Vorlage für die Arbeit im Wachzustand. Dieser Schritt des Prozesses trägt auch dazu bei, eine Hirnregion, die als visueller Kortex bezeichnet wird, zu aktivieren – das ist eben die Hirnregion, die aktiviert wird, wenn wir träumen.
7. Renner, R. (2020), »The Pandemic is Giving People Vivid, Unusual Dreams«: www.nationalgeographic.com/science/article/coronavirus-pandemic-is-giving-people-vivid-unusual-dreamshere-is-why [abgerufen: 1. Juli 2021].

8. Ibid.
9. Sharma, V.K., et al. (2013), »Effect of Fast and Slow Pranayama on Perceived Stress and Cardiovascular Parameters in Young Health-Care Students«, *IJOY,* 6(2): 104–110.
10. André, C. (2019), »Proper Breathing Brings Better Health«: www.scientificamerican.com/article/proper-breathing-brings-better-health/ [abgerufen: 1. Juli 2021].
11. Im Gespräch mit dem Autor, 2014.

Kapitel 14: Mit Monstern Freundschaft schließen

1. Nunez, K. (2019), »Lucid Dreaming: Controlling the Storyline of Your Dreams«: www.healthline.com/health/what-is-lucid-dreaming#when-it-occurs [abgerufen: 1. Juli 2021].
2. Ein luzider Traum kann einen sehr starken Placebo-Effekt haben, und es gibt Dutzende von Berichten aus erster Hand über Menschen, die durch luzides Träumen körperliche Beschwerden geheilt haben.
3. Die Praktiken des luziden Träumens, die im tibetischen Buddhismus zu finden sind, werden als »Traum-Yoga« bezeichnet. »Yoga« bedeutet »Vereinigung«, und beim Traum-Yoga geht es darum, in unseren Träumen unseren Geist eins werden zu lassen.
4. Eine Studie der Universität Heidelberg, Deutschland, und der Universität Bern, Schweiz, kam zu dem Schluss, dass »luzide Träume ein großes Potenzial für Sportler als Trainingsmethode haben, weil luzides Träumen in einer perfekten Simulation die reale Welt nachahmt«, aber ohne die Beschränkungen, die die Realität mit sich bringt: Erlacher, D., et al. (2012), »Frequency of Lucid Dreams and Lucid Dream Practice in German Athletes«: www.researchgate.net/publication/230727513 [abgerufen: 1. Juli 2021].
5. Voss, U., et al (2009), »Lucid Dreaming: A State of Consciousness with Features of Both Waking and Non-Lucid Dreaming«, *Sleep,* 32(9): 1191–1200.
6. Max-Planck-Gesellschaft (2012), »Lucid Dreamers Help Scientists Locate the Seat of Meta-Consciousness in the Brain«: http://www.sciencedaily.com/releases/2012/07/120727095555.htm [abgerufen: 1. Juli 2021].
7. Dresler, M., et al. (2011), »Dreamed Movement Elicits Activation in the Sensorimotor Cortex«, *Current Biology* 21(21): 1833–1837.
8. Erlacher, op. cit.
9. Zadra, A.L., und Pihl, R.O. (1997), »Lucid Dreaming as a Treatment for Recurrent Nightmares«: www.ncbi.nlm.nih.gov/pubmed/8996716 [abgerufen: 1. Juli 2021].
10. Ibid.
11. Ibid.

12. Spoormaker, V.I. (2006), »Lucid Dreaming Treatment for Nightmares: A Pilot Study«: https://pubmed.ncbi.nlm.nih.gov/17053341 [abgerufen: 1. Juli 2021].
13. European Science Foundation (2009), »New Links Between Lucid Dreaming and Psychosis Could Revive Dream Therapy in Psychiatry«: www.sciencedaily.com/releases/2009/07/090728184831.htm [abgerufen: 1. Juli 2021].
14. Mota-Rolim, S.A., und Araujo, J.F. (2013), »Neurobiology and Clinical Implications of Lucid Dreaming«: www.ncbi.nlm.nih.gov/pubmed/23838126 [abgerufen: 1. Juli 2021].
15. Freitas de Macêdo, T.C., et al. (2019), »My Dream, My Rules: Can Lucid Dreaming Treat Nightmares?«: www.ncbi.nlm.nih.gov/pmc/articles/PMC6902039/ [abgerufen: 1. Juli 2021].
16. Eine Umarmung ist ein universeller und archetypischer symbolischer Ausdruck von Liebe und Akzeptanz. Wenn Sie also »Ihre Monster umarmen« können, haben Sie, wie ich in meinem TED-Vortrag 2011 erklärt habe, das Potenzial, Traumata auf einer sehr tiefen Ebene zu integrieren.

Kapitel 15: Praktiken für das luzide Träumen

1. LaBerge, S., und Rheingold, H. (2009), *Exploring the World of Lucid Dreaming*. New York: Ballantine Books.
2. Ibid.
3. Rinpoche, T. (2008), *Dream Yoga* (DVD), E-Vam Institute.

Zum Abschluss

1. Morley, C. (23. April 2019), »PTSD Treatment for Veterans«, www.youtube.com/watch?v=GT70TiLFym4 [abgerufen: 1. Juli 2021].

Anhang

1. Oregon State University (2011), »Study: Physical Activity Impacts Overall Quality of Sleep«: https://synergies.oregonstate.edu/2011/study-physical-activity-impacts-overall-quality-ofsleep/ [abgerufen: 1. Juli 2020].
2. Horne, J.A., und Reid, A.J., »Night-Time Sleep EEG Changes Following Body Heating in a Warm Bath«: https://pubmed.ncbi.nlm.nih.gov/2578367/ [abgerufen: 1. Juli 2021].
3. »Reading ›Can Help Reduce Stress‹« (2009), *Daily Telegraph,* 30. März.
4. Dyche, J., et al. (2012), »Effects of Power Frequency Electromagnetic Fields on Melatonin and Sleep in the Rat«, *Emerging Health Threats,* 5(1).
5. Drake, C., et al. (2013), »Caffeine Effects on Sleep Taken 0, 3, or 6 Hours before Going to Bed«: https://jcsm.aasm.org/doi/10.5664/jcsm.3170 [abgerufen: 1. Juli 2021].

Danksagung

Es gibt so viele Menschen, denen Dank und Anerkennung gebührt, weil sie dieses Buch ermöglicht haben.

Erstens, meine Lehrer Lama Yeshe Rinpoche und Rob Nairn, die beide Traumata, Albträume und Verluste erlitten haben und beide den Mut fanden, sich dadurch transformieren zu lassen. Alles in diesem Buch ist von ihren Lehren inspiriert.

Zweitens möchte ich Keith McKenzie danken, dem Mann, der mich dazu gebracht hat, mit Veteranen und Militärangehörigen zu arbeiten.

Ein weiteres großes Dankeschön geht an Sunil, Kev, Keith, Cal, Generalleutnant Rob Magowan und alle Mitarbeiter des Defence Buddhist Network, die mich in den letzten fünf Jahren so sehr unterstützt haben.

Wir danken darüber hinaus dem Winston Churchill Memorial Trust für das Stipendium und all denjenigen, die in dem Dokumentarfilm zu sehen sind, darunter Cliff Grady, Leo Joslin, Nick Mutafis, Stephanie Lopez sowie Dan und Perry vom Veterans' Yoga Project.

Danke an all die großartigen Veteranen der Samye Ling Veterans' Mindfulness Retreats, darunter Tommy Addison, Matt Deeming, Byran, Chris Dunlop, Johnny Cashman und die genialen Lehrer Penny Horner, Bill Paterson sowie Staffelführerin Fi Thompson.

Weiterhin danke ich Tony und Paula von Forward Assist und James Scurry von Safely Held Spaces, Zia Alley für die Schreibsessions im Lockdown und die Rückmeldungen in meinen dunkelsten Zeiten, dem wunderbaren Chris Lavin (Dynamic White Stag) und den Brüdern vom Mankind Project.

Danke an Mantis Clan und Waffles, Tim, den Therapeuten, und alle, die mir geholfen haben, mich nach diesem Jahr, in dem mein Ego zerbrach, wiederzufinden. Danke an diesen Moment des Tiefpunkts, der mir gezeigt hat, wofür ich leben sollte.

Ein weiteres Dankeschön geht auch an all diejenigen, deren Arbeiten in diesem Buch enthalten sind, unter anderem Dr. Heather Sequeira, Uma Dinsmore-Tuli, Dr. Richard Miller, Stephen Elliott, Dr. Patricia Gerbarg und Dr. Richard Brown, Dr. Michelle Carr, Ryan Hurd und Justin Havens.

Vielen Dank an alle, die uns ihr »Feedback aus der Praxis« gegeben haben, und für die Fallstudien zum luziden Träumen von Ivan, Fiona, Robert und Ahmed (obwohl der Name geändert wurde, bleibt deine Seele in der Geschichte, Bruder).

Danke an Ya'Acov Darling Khan und Tim Freke, die mir die Tür zu Hay House geöffnet haben, und an Michelle Pilley, die mich hereingelassen hat. Danke an Lizzie Henry für die unermüdliche redaktionelle Arbeit und an Jo, Julie, Rachel, Alexandra, Leanne, Diane, Susie, Katherine, Tom, Portia, Lizzi und all die anderen im genialen Team von Hay House für all die harte Arbeit an diesem Projekt.

Danke an Jade, meine Mutter, meinen Bruder, meinen Vater und meine Vorfahren. Und ich danke all jenen, die mit mir den eher unüblichen, weniger begangenen Weg gegangen sind.

Charlie Morley
Sommersonnenwende 2021

Kommentare zum vorliegenden Buch

»Sowohl Gesundheitsdienstleister als auch Menschen mit Schlafproblemen werden herausfinden, wie sie wirkungsvolle Techniken wie Achtsamkeit, Atmung und luzides Träumen miteinander kombinieren können; das Ganze wird durch ergreifende Beispiele aus Charlies Arbeit mit Veteranen veranschaulicht.«

Patricia Gerbarg, M.D., Co-Autorin von *»The Healing Power of the Breath«* und Assistenzprofessorin für klinische Psychiatrie am New York Medical College

»Von Charlie zu lernen, fühlte sich an, als würde er mich an die Hand nehmen und mich auf eine Entdeckungsreise durch meinen eigenen Geist führen. Ich empfehle ihn nicht nur wegen seiner fachlichen Kompetenz, sondern vor allem wegen seiner einzigartigen Fähigkeit, auf unterhaltsame und fesselnde Weise zu unterrichten; dadurch erzielt er bei seinen Schülern echte Ergebnisse.«

Vishen Lakhiani, *»New York Times«*-Bestsellerautor, Gründer von Mindvalley

»Dies ist ein sehr informatives Buch, verfasst von einem authentischen Lehrer mit tiefem Wissen. Die von ihm beschriebenen Praktiken können den Schlaf und das geistige Wohlbefinden stark zum Besseren verändern. Ich gehe davon aus, dass dieses Buch vielen Menschen mit Schlafproblemen helfen wird, und ich werde es auch meinen eigenen Patienten empfehlen.«

Heather Sequeira, Ph.D., Psychologin, von der British Psychological Society (BPS) qualifiziert

»Charlie Morley ist mein Überbringer einer freudigen Botschaft. In diesem Buch erklärt er, wie ihn seine eigenen Erfahrungen mit Leiden und Traumata motiviert haben, anderen Menschen mit ähnlichen Schwierigkeiten zu helfen. Als buddhistischer Lama habe ich größten Respekt vor jemandem, der nicht nur seine eigenen Probleme überwindet, sondern sie dazu nutzt, anderen besser helfen zu können.«

Lama Yeshe Losal Rinpoche, Abt des buddhistischen Klosters Kagyu Samye Ling

»Charlies Pionierarbeit auf dem Gebiet der Achtsamkeit im Hinblick auf Schlaf und Träume hat bei Angehörigen des britischen Militärs bereits große Erfolge erzielt. Ich bin Charlie sehr dankbar für die Arbeit, die er bisher geleistet hat und, wie ich weiß, auch weiterhin leisten wird.«

Lt. General R.A. Magowan CB, CBE, stellvertretender Befehlshaber des britischen strategischen Kommandos und Generalkommandant der Royal Marines

»Dieses Buch veranschaulicht genial und praxisorientiert, warum und wie wir unser autonomes Nervensystem selbst regulieren können, um gesund schlafen zu können und unser Wohlbefinden zu steigern, und vermittelt gleichzeitig die heilige Natur dieses Unterfangens.«

Garret Yount, Ph.D., molekularer Neurobiologe, Institute for Noetic Sciences

»Charlies Lehren sind ein Leuchtfeuer der Hoffnung. Für alle, die mit posttraumatischem Stress, Albträumen oder einfach Schlafstörungen zu kämpfen haben, ist dies genau das Buch, auf das sie gewartet haben.«

James Scurry, Core-Process-Psychotherapeut und Mitbegründer von Safely Held Spaces

»Ein erhellender Bericht über die aktuelle Wissenschaft und die alten Weisheiten zum Thema ›Schlaf‹. Dies ist ein freundlicher Leitfaden für alle nächtlichen Krieger, von dem Schläfer allerorten profitieren werden.«

Uma Dinsmore-Tuli, Ph.D., Mitbegründerin des Yoga Nidra Network und Autorin von *»Yoga Nidra Made Easy«*

»Wow, Charlie Morley zeigt anhand einer machtvollen Mischung aus Spiritualität und wissenschaftlicher Forschung auf, wie Sie das Geheimnis des Schlafes zu einem ganz neuen Leben erwecken kann.«

Robert Holden, Ph.D., Autor von *»Shift Happens!«*

»Ich wünschte, ich hätte Zugang zu dieser Art von Material gehabt, als ich aus Afghanistan zurückkehrte.«

S. Williamson, Marineoffizier beim 45 Commando Royal Marines

»Charlie gibt uns die Wissenschaft und das Know-how an die Hand, um Traumata zu integrieren, das Nervensystem zu beruhigen, besser zu atmen und ruhig zu schlafen. Auf dieses Buch kann man immer wieder zurückgreifen.«

David Hamilton, Ph.D., Autor der Bestseller *»How Your Mind Can Heal Your Body«* und *»Warum übernatürliche Methoden funktionieren«*

»Dieses Buch sollte Pflichtlektüre für alle sein, die Menschen mit posttraumatischen Stresssymptomen helfen wollen. Es könnte zudem das Leben aller, die mit Schlaflosigkeit zu kämpfen haben, verändern.«

Matthew Green, Autor von *»Aftershock: Fighting War, Surviving Trauma and Finding Peace«* bzw. *»Aftershock: The Untold Story of Surviving Peace«*

»Jeder verliebt sich in Charlies Arbeit. Und warum? Weil sie Liebe ausstrahlt. Und gerade, wenn man denkt, dass er das eigentlich nicht mehr toppen kann, legt er sein bisher stärkstes Werk vor. Ich würde jedem raten, dieses Buch zu lesen, ganz gleich, in welcher Lebenssituation er oder sie sich befindet, denn ich garantiere Ihnen, dass Sie damit Ihr Leben dramatisch verändern können.«

Keith McKenzie, Fallschirmjäger-Veteran und buddhistischer Seelsorger

Über den Autor

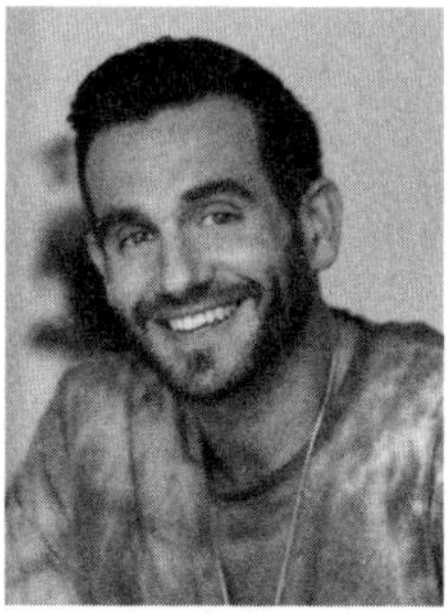

Charlie Morley ist Bestsellerautor und Lehrer für luzides Träumen, Schattenintegration und *»Mindfulness of Dream & Sleep«*. Er träumt seit über 20 Jahren luzide und wurde 2008 von Lama Yeshe Rinpoche autorisiert, im Rahmen der Kagyu-Schule des tibetischen Buddhismus zu lehren. Seitdem sind seine Bücher in mehr als 15 Sprachen übersetzt worden.
Charlie hat Workshops und Retreats in mehr als 20 Ländern geleitet; er hat an den Universitäten Oxford und Cambridge Vorträge gehalten und seine Erkenntnisse über achtsames Träumen und Schlafen auf dem Achtsamkeitssymposium des britischen Verteidigungsministeriums vorgestellt. Im Jahr 2018 erhielt er ein Winston-Churchill-Fellowship-Stipendium zur Erforschung der PTBS-Behandlung bei Militärveteranen und leitet weiterhin Workshops und Retreats für Menschen mit traumabedingten Schlafstörungen.
Charlie ist qualifizierter Lehrer für Yoga Nidra und *Breath-Body-Mind* und war leitender Berater für wissenschaftliche Studien über luzides Träumen zur Behandlung von Albträumen und PTBS am Schlaflabor der Universität Swansea und am Institute of Noetic Sciences.
Bevor er in seinen Zwanzigern ein Hip-Hop-Tanzkollektiv leitete, arbeitete er als Schauspieler und Drehbuchautor.
Wenn er nicht gerade unterrichtet, hat er Spaß am Kickboxen und Surfen und tut so, als würde er meditieren.

www.charliemorley.com
www.morley.nxl-verlag.de

Kurse

Ich möchte Sie persönlich einladen, sich mit mir auf Instagram *(Charlie_Morley_Lucid_Dreaming)* oder Facebook *(Charlie Morley-Lucid Dreaming)* zu verbinden, denn ich freue mich immer, von meinen Leserinnen und Lesern zu hören.
Noch besser wäre es, wenn ich Sie entweder persönlich oder online bei einem Live-Workshop oder bei den kostenlosen Online-Drop-ins für luzide Träume treffen würde, die ich jeden Monat veranstalte. Die Details zu all diesen Veranstaltungen finden Sie unter *www.charliemorley.com.*

Mein **Onlinekurs »Luzides Träumen – Der 7-stufige Vertiefungskurs«** ist auch auf Deutsch erhältlich. Weitere Informationen dazu finden Sie unter *www.morley.nxl-verlag.de.*

Erfahren Sie, wie Sie die Schatzkiste des menschlichen Potenzials für sich öffnen!

Alex Howard

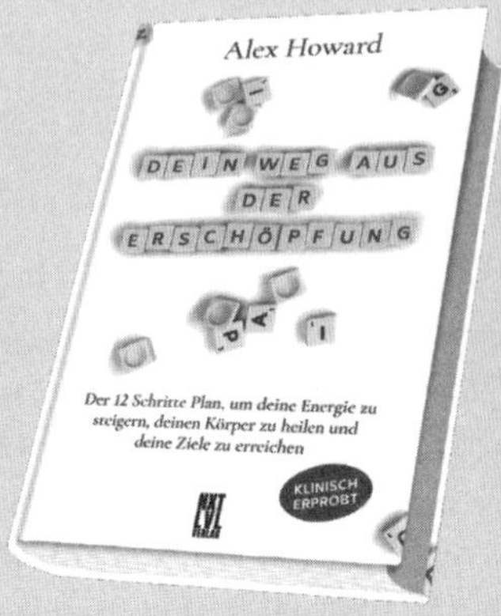

DEIN WEG AUS DER ERSCHÖPFUNG

Der 12-Schritte-Plan, um deine Energie zu steigern, deinen Körper zu heilen und deine Ziele zu erreichen

- Nie wieder erschöpft sein – wie Sie Ihre Müdigkeit überwinden und neue Energie freisetzen
- So überwinden Sie Ihre chronische Müdigkeit – nicht nur durch Lindern der Symptome, sondern durch Überwinden der tieferen Ursachen

Gehen Sie der Ursache Ihrer chronischen Erschöpfungsdiagnose auf den Grund und entdecken Sie einen klinisch erprobten 12-Schritte-Plan zur Heilung, Genesung und Transformation! Das Leben mit Müdigkeit kann sich hoffnungslos und verwirrend anfühlen, da sich traditionelle medizinische Ansätze oft auf die Behandlung der Symptome konzentrieren, anstatt die zugrunde liegenden Ursachen zu verstehen und anzugehen. Aber Heilung ist möglich, wenn Sie lernen, Ihre Müdigkeit zu entschlüsseln und die richtigen Maßnahmen in der richtigen Reihenfolge zur richtigen Zeit zu ergreifen.

Der Autor Alex Howard ist Therapeut und Unternehmer mit einer Leidenschaft für mutige Projekte, die dazu beitragen, die Welt zu einem besseren Ort zu machen. Als Gründer und CEO von The Optimum Health Clinic (OHC) leitet er ein Forschungsteam, das regelmäßig neueste wissenschaftliche Erkenntnisse in einer Reihe führender Fachzeitschriften veröffentlicht. Seit 2005 leitet er das »Therapeutic Coaching Practitioner«-Programm, in dem die nächste Generation von Psychologen ausgebildet wird. 2015 gründete er die führende Online-Videoplattform Conscious Life, und seit März 2020 dokumentiert er seine therapeutische Arbeit in seiner YouTube-Serie »In Therapy with Alex Howard«.

ISBN 978-3-949458-40-8

Janis Budde

MINDFUL

Wie moderne Meditation dein ganzes Leben verändert

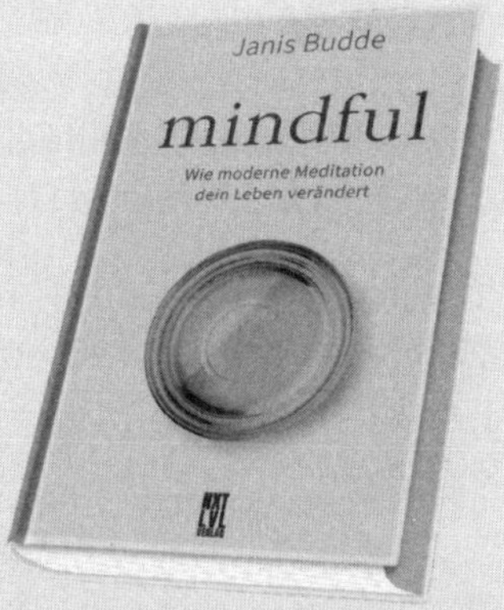

- Die einfache und praktische Anleitung zu mehr Achtsamkeit im Alltag
- So geht Meditation heute – einfach und verständlich erklärt
- Ein Leben im Einklang mit sich selbst führen – Janis Budde erklärt, wie das geht

Der Lebendigkeitsforscher und Gesundheitsunternehmer Janis Budde wirft die verstaubten Konzepte über Meditation auf den Komposthaufen der Esoterik-Szene, denn wirksame Meditation ist für ihn ein Zusammenspiel aus moderner Forschung und uralter Tradition. Eine komplett praktische und einfache Kunst, die auf Anhieb den Geist beruhigt, die Emotionen befreit und den Körper in Einklang bringen kann. Und das Beste dabei: Jeder kann sie sofort lernen und im Alltag umsetzen. »Mindful« zeigt, wie es genau funktioniert, und spart dabei nicht mit einer für das Thema unverblümten Direktheit.

Janis Budde ist ein deutscher Unternehmer und Biohacker. Seit seiner Jugend beschäftigt er sich mit den Themen »Gesundheit« und »Leistungsfähigkeit«. Die Erkenntnisse, die er aus Tausenden Gesprächen mit seinem Netzwerk aus Ärzten, Biologen, Coaches und aus etlichen Selbstversuchen gewann, teilt er seit 2015 im Magazin »Primal State«. Seine Inhalte und Unternehmungen werden außerdem regelmäßig von Medien wie der Men's Health, Galileo, BrandEins, Business Punk und vielen weiteren gefeatured.

ISBN 978-3-949458-43-9

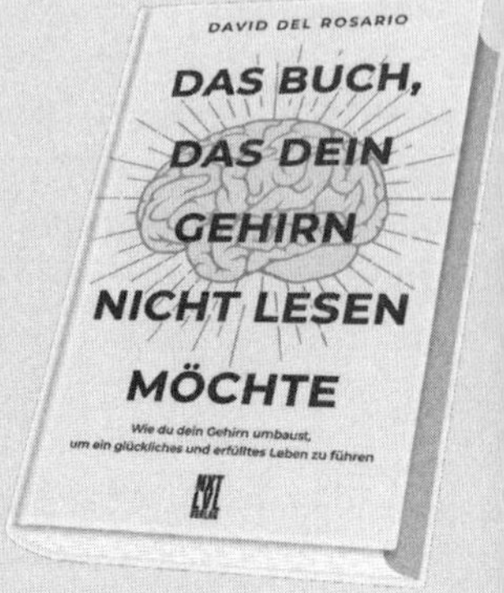

ISBN 978-3-949458-37-8

David R. Hamilton, Ph.D.

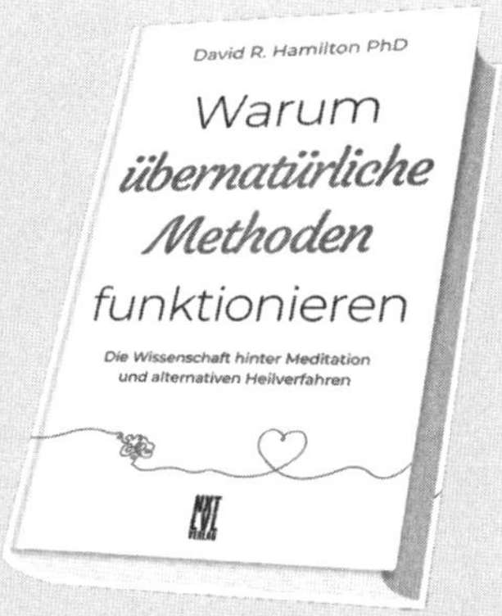

WARUM ÜBERNATÜRLICHE METHODEN FUNKTIONIEREN

Die Wissenschaft hinter Meditation
und alternativen Heilverfahren

- Übernatürliche Methoden funktionieren – Gesundheitsexperte David R. Hamilton erklärt warum
- Die längst überfällige wissenschaftliche Erklärung alternativer Heilmethoden
- Jahrtausendelange Erfahrung und wissenschaftliche Studien bestätigen: Alternative Heilmethoden funktionieren

Warum sollen wir meditieren? Wie können Kristalle Geist und Körper heilen? Was macht Visualisierung so kraftvoll und effektiv? Übernatürliche Methoden, alternative Heilverfahren und spirituelle Praktiken werden oft belächelt, aber ihre Ergebnisse lassen sich meist deutlich nachweisen und haben sich bereits jahrtausendelang bewährt. David R. Hamilton gibt eine wissenschaftliche Bestätigung für ihre physische, emotionale und energetische Heilkraft. Er erklärt sie auf sowohl unterhaltsame als auch seriöse Weise und regt zum Nach- und Umdenken an.

David R. Hamilton arbeitete nach seiner Promotion in Biochemie in der Pharmaindustrie. Er war fasziniert vom Placebo-Effekt und davon, wie unser Geist und unsere Emotionen unseren Gesundheitszustand beeinflussen können. Er vertiefte seine Forschung in diesem Bereich und stellt seine wissenschaftlichen Erkenntnisse in seinen Büchern vor. Heute ist er nicht nur Wissenschaftler, sondern Bestsellerautor, erfolgreicher Speaker, Gesundheitsexperte und einer der bekanntesten Motivationstrainer Englands.

ISBN 978-3-949458-27-9